INDEX MÉDICAL

DES PRINCIPALES

STATIONS THERMALES

ET

CLIMATIQUES DE FRANCE

BIBLIOTHÈQUE NATIONALE — R. F. — IMPRIMÉS

Index Médical

DES PRINCIPALES

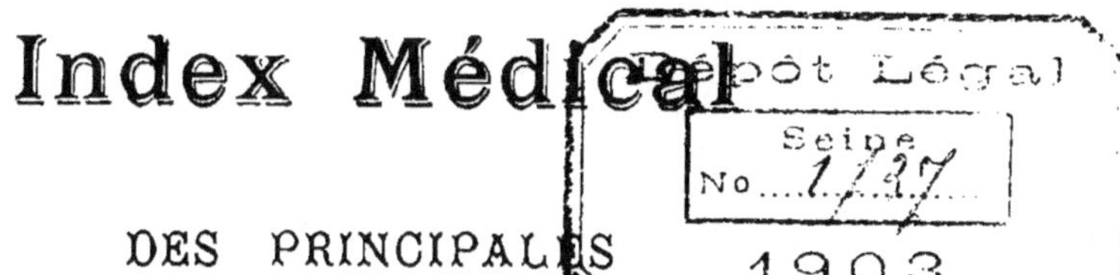

STATIONS THERMALES

ET

CLIMATIQUES DE FRANCE

PUBLIÉ

*par le Syndicat général
des Médecins des Stations Balnéaires
et Sanitaires de France*

PARIS

JEAN GAINCHE, IMPRIMEUR-ÉDITEUR

15, rue de Verneuil, 15

1903

Droits de traduction et de reproduction réservés.

Dépôt Légal
Seine
No 1737
1903

INTRODUCTION

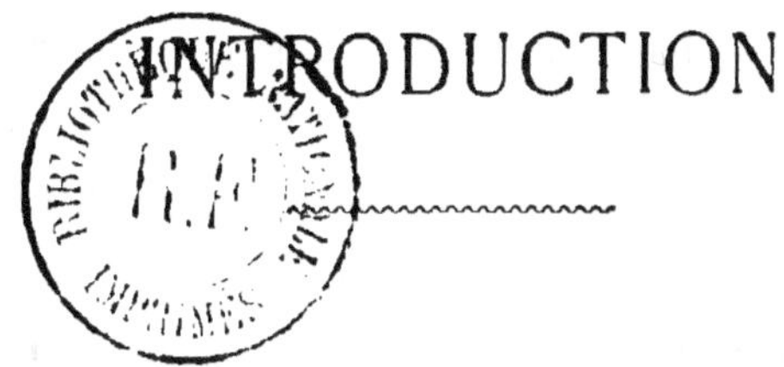

La France possède des eaux minérales de toutes les classes, des stations climatiques très variées, et elle offre pour la cure marine des plages nombreuses, ensoleillées, dont quelques-unes sont utilisables pendant la majeure partie de l'année.

Certes, nous apprécions les stations chlorurées-carbonatées de l'Allemagne et leurs eaux-mères justement renommées, les bicarbonatées, sulfatées et chlorurées d'Autriche-Hongrie, les nombreuses sul-furo-chlorurées d'Espagne, du Portugal et d'Italie, les ferrugineuses de la Belgique, les sources diverses de Suisse, de Roumanie, d'Angleterre, ainsi que les richesses hydrologiques du Caucase.

Mais il n'est pas de pays qui présente, à lui seul, l'ensemble hydrominéral et climatique vraiment merveilleux de la France.

Aussi, après avoir reconnu dans les eaux minérales les agents modificateurs par excellence des états chroniques, Gubler et Max Durand-Fardel ont-ils pu soutenir qu'il n'existait pas d'indication thérapeutique qui ne pût être heureusement remplie aux eaux minérales françaises.

Où trouver, en effet, des groupes comparables à celui du Plateau Central, à ceux des Vosges, des Alpes, des Cévennes, des Pyrénées ?

Où rencontrer, avec leurs variétés de température
et de minéralisation, dans un climat plus favorable,
à des altitudes diverses, des bicarbonatées sodiques
telles que Vichy et Vals ; — des bicarbonatées
sodiques ferrugineuses comme le Boulou ; — des
bicarbonatées calciques comme Royat, Pougues,
Alet, Saint-Alban ; — des bicarbonatées chlorurées
comme Châtel-Guyon? Gardons-nous d'omettre les
eaux alcalines, de plus faible minéralisation, mais si
efficaces, de Plombières, Lamalou, Néris, du Mont-
Dore, d'Évian, d'Ussat.

Ne suffit-il pas d'énoncer les noms de Contrexeville, Vittel, Martigny, à l'Est ; de Bagnoles-de-
l'Orne à l'Ouest ; de Bagnères-de-Bigorre et d'Aulus
au Midi, pour attester nos richesses en sulfatées
sodiques, calciques et magnésiennes, de valeur
éprouvée? Citons aussi avec honneur les noms de
Montmirail, sulfatée mixte, et de Saint-Christau,
sulfatée cuivreuse.

Après avoir indiqué une place spéciale pour les
eaux chlorurées, bicarbonatées, arsenicales de la
Bourboule, après avoir rappelé les eaux ferrugineuses de Bussang, de Forges-les-Eaux, de Luxeuil
et d'Orezza, les boues végéto-minérales de Dax,
Barbotan, Balaruc et Saint-Amand ont droit encore
à une mention particulière.

Il convient de mettre en relief, pour leurs remarquables effets, les chlorurées sodiques fortes et les
eaux-mères de Salies-de-Béarn, Biarritz-Briscous,
La Mouillère, Salins-du-Jura, Bourbonne-les-Bains.

Signalons aussi les chlorurées sodiques moyennes

de Bourbon-l'Archambault, de Préchacq, les chlorurées sulfatées de Brides et de Saint-Gervais, puis les sources de minéralisation plus faible de Luxeuil, de Bourbon-Lancy.

On trouve enfin dans les Alpes : Aix et Allevard, sulfurées calciques; dans les Pyrénées : Cambo; et aux portes de Paris : Enghien et Pierrefonds.

Autre point capital à bien connaître. — La France possède seule les véritables sulfurées. Parmi les sodiques : Saint-Honoré (Nièvre), Bagnols (Lozère), Uriage (Isère), et, aux Pyrénées, le magnifique groupe sulfuré et sulfhydrique thermal et hyper-thermal, comprenant, entre autres stations, de l'Est et de l'Ouest : Amélie, Molitg, La Preste, Ax, Luchon, Barèges, Saint-Sauveur, Cauterets, Eaux-Bonnes, Eaux-Chaudes.

A citer aussi Challes, parmi les sulfurées sodiques de forte minéralisation, mais froides.

Ces quelques exemples, pris dans la liste longue des sources françaises dont les effets sont éprouvés, montrent combien il est nécessaire que les indica-tions de ces stations soient connues de tous les praticiens français et étrangers.

Aussi, le *Syndicat général des Médecins des stations balnéaires et sanitaires de France*, qui a déjà si largement contribué à améliorer l'hygiène des stations, à faciliter leur accès, à faire compléter l'outillage balnéo-thérapique des thermes, à rendre plus confortables les voyages des malades, a-t-il résolu de fournir au Corps médical un tableau succinct, mais tout à fait digne de son attention, des propriétés et des indications des diverses stations françaises.

Pour la première fois, peut-être, depuis la publication un peu ancienne du « Dictionnaire des eaux minérales », le lecteur trouvera dans ce livre un exposé général des eaux minérales et des stations climatiques de France dégagé de toute arrière-pensée industrielle, comme le prouve l'absence de toute annonce et de toute réclame.

Le bureau du *Syndicat général* présente cet « Index » au public médical avec confiance et avec la certitude d'exprimer l'opinion discutée de tous ses membres.

Tous n'ont eu pour but que d'esquisser, pour leurs confrères français et étrangers, un état réel des moyens thérapeutiques en leur pouvoir et des résultats habituels obtenus, soit immédiatement, soit à longue portée.

Inspiré par la bonne foi, dicté par une expérience éclairée, cet « Index » servira ainsi les intérêts des stations en indiquant aux médecins le parti qu'ils en peuvent tirer, au grand bénéfice de leurs malades et du bon renom de l'Hydrologie française.

ALBERT ROBIN.

BUREAU DU SYNDICAT

Président :

M. Albert ROBIN.

Vice-Présidents :

MM. BOULOUMIÉ, FERRAS, JANICOT.

Assesseurs :

MM. BAUDOUIN, CAZAUX (Marcellin), DEDET, DEPIERRIS, FREDET, PHILBERT, SÉNAC-LAGRANGE.

Secrétaire Général :

M. BOURSIER (Aug.).

Trésorier :

M. BINET.

Commission de l'Index Médical :

MM. BAUDOUIN, DEDET, DEPIERRIS, FREDET, JANICOT, VIDAL.

LISTE DES MEMBRES

DU

SYNDICAT GÉNÉRAL DES STATIONS BALNÉAIRES

ET SANITAIRES DE FRANCE

MM.

Albert-Weill, à Paris.

Andral, à Pau (Basses-Pyrénées).

Arbois de Jubainville (d'), à Salins-Moutiers (Savoie).

Armaingaud, à Arcachon et Bordeaux.

Aube, à La Bourboule (P.-de-D.).

Audubert, à Luchon (Hte-Gar.).

Auphan (V.), à Ax-les-Termes (Ariège).

Baradat, à Cannes (Alpes-Mar.).

Barbaud (Ch.), à Hammam R'Ihra (Algérie).

Barrabé, à Bagnoles-de-l'Orne.

Barrié, à Luchon (Haute-Garonne).

Bartoli, à Châtel-Guyon (Puy-de-Dôme).

Bastian, à Saint-Gervais (Savoie).

Baudouin (Georges), à Paris.

Baup, à Divonne.

Beaudonnet, à Vichy (Allier).

Belugou (A.), à Lamalou (Hérault).

Bénard (Paul), à St-Christau (Bas.-Pyrénées).

Béni-Barde, à Paris.

Benoît, au Martouret (Drôme).

Benoît, à Néris (Allier).

Berlioz, à Paris.

Bernard (Félix), à Plombières (Vosges).

Berthomier (Claude), à Vichy (Allier).

Binet (Maurice), à Saint-Honoré (Nièvre).

Bétous, à Barèges.

Blanc (L.), à Aix-les-Bains (Savoie).

Blondel, à Paris.

MM.

Bonnet (Saint-René), à Châtel-Guyon (Puy-de-Dôme).

Bonnus, à Divonne (Ain).

Bordet (G.), à Evian (Haute-Savoie).

Bottentuit, à Plombières (Vosges).

Boucher, à Ax (Ariège).

Bouchinet, à Royat (Puy-de-Dôme).

Bouloumié (Pierre), à Vittel (Vosges).

Boursier (Aug.), à Contrexeville (Vosges).

Bouyer (Ach.), à Cauterets (H.-P.).

Breuillard, à St-Honoré (Nièvre).

Brinon (de) (Achille), au Mont-Dore (P.-de-D.)

Brulard, à Vichy.

Cahen (Georges), à Vichy.

Caulet, à Paris.

Cazalis (Joseph), à Cannes.

Cazalis (Henri), à Aix-les-Bains (Savoie).

Cazaux (Marcellin), aux Eaux-Bonnes (B.-P.)

Cazy (Pierre), à Evaux-les-Bains (Creuse).

Censier (E.), à Bagnoles-de-l'Orne.

Chabannes (R.), à Vals (Ardèche).

Chabory (Léon), au Mont-Dore (Puy-de-Dôme).

Charles, à Gérardmer (Vosges).

Chatar, à la Bourboule (P.-de-D.).

Chatin, à Uriage (Isère).

Chauvet, à Royat (Puy-de-D.).

Chuquet (A.), à Cannes.

Cochez, à Alger.

Colin, à Contrexeville.

Compagnon (J.), à Salins (Jura).

LISTE DES MEMBRES

MM.

Contal, à Contrexeville (Vosges).
Coste, à Beaulieu (Alpes-Marit.).
Cottet, à Evian-les-Bains (Haute-Savoie).
Creyx, à Bagnols-de-Lozère.
Cuq, à Balaruc (Hérault).
Dardel, à Aix-les-Bains (Savoie).
Darrosse (Alf.), à Préchacq-les-Bains (Landes).
Dedet, à Martigny-les-Bains (Vosg.).
Dejeanne, à Bagnères-de-Bigorre (Htes-Pyr.).
De la Prade, à Thonon et Nice.
Delastre, à Brides-les-Bains (Savoie).
Deléage (F.), à Vichy (Allier).
Delfau (G.), à Capvern-les-Bains (Htes-Pyr.).
Depierris, à Cauterets (Htes-Pyr.).
Doit-Lambron, à Luchon (H.-G.).
Donadieu, à Lamalou (Hérault).
Doyon (A.), à Uriage (Isère).
Dresch, à Ax-les-Thermes (Ariège).
Druène, à St-Sauveur (Htes-Pyr.).
Ducrohet (S.), à St-Nectaire (Puy-de-Dôme).
Dufau, à Luchon (Hte-Garonne).
Duhourcau, à Cauterets (Htes-P.).
Durand-Fardel (Ray.), à Vichy (Allier).
Estradère, à Luchon (Hte-Gar.).
Eymery, à la Bourboule (P-de-D.).
Faure (Maurice), à Paris.
Ferras, à Luchon (Haute-Garonne).
Ferras (Jean), Luchon (Haute-Garonne).
Fiessinger, à Paris.
Forestier, à Aix-les-Bains (Savoie).
Forgeot (G.), à St-Raphaël (Var).
Fredet (E.), à Royat (P.-de-D.)
Frémont, à Vichy.
Froussard, à Plombières (Vosges).
Fugairon (Louis), à Ax (Ariège).
Galland-Gleize, à Vittel (Vosges).
Gallard, à Biarritz (Basses-Pyr.).
Gandil (P.), à Nice (Alp.-Marit.).
Gandy (Paul), à Bagnères-de-Bigorre (H.-P.).
Garrigou (F.), à Toulouse (H.-G.).

MM.

Gay, à Bourbonne (Hte-Marne).
Giresse, à Vernet-les-Bains (P.-O.).
Gorsse (de), à Luchon (H.-G.).
Goubeau, à Luchon (H.-G.).
Goudard, à Pau (Basses-Pyrénées).
Graux, à Contrexeville (Vosges).
Guéridaud, à St-Gervais (Savoie).
Guiter, à Cannes (Alpes-Maritimes).
Guyénot, à Aix-les-Bains (Savoie).
Hameau (A.), à Arcachon (Gironde).
Hamaide, à Plombières (Vosges).
Hannequin, à Bagnoles (Orne).
Hérard de Bessé, à Pougues (Nièvre).
Héraud, à Luxeuil (Haute-Saône).
Janicot (J.), à Pougues (Nièvre).
Joal, au Mont-Dore (Puy-de-Dôme).
Jardet, à Vichy (Allier).
Jourdanet, à Uriage (Isère).
Joyeux, à Bourbonne (Hte-Marne).
Labatut, à Dax (Landes).
Laffargue, à Bagnères-de-Bigorre (Htes-Pyrénées).
La Garde (A. de), à Bagnères-de-Bigorre (Htes-Pyrénées).
Laissus, à Brides-les-Bains (Sav.).
Lalesque, à Arcachon (Gironde).
Lamarque (A.), à Cauterets (H.-P.).
Lamarque (Henry), à Bordeaux.
Langenhagen (de), à Luxeuil (Hte-Saône).
Langenhagen (Paul de), à Menton (Alp.-Mar.), et à Lamotte-les-Bains (Isère).
Larauza (Albert), à Dax (Landes).
Laussedat (H.), à Royat (P-de-D.).
Lavarenne (de), à Luchon (H.-G.).
Lavergne (Fernand), à Biarritz (Basses-Pyrénées).
Layré, à Luchon (Haute-Garonne).
Le Juge de Segrais (E.), à Luchon (Haute-Garonne).
Leredde, à Paris,
Leriche (Léon), aux Eaux-Bonnes (Basses-Pyr.), et à Meung (Loiret).
Leudet (L.), aux Eaux-Bonnes (Bas.-Pyr.).
Linossier, à Vichy (Allier).

LISTE DES MEMBRES

MM.

Lobit, à Biarritz (Basses-Pyrénées).

Loustaud-Chatenet, à Salins (Jura).

Macqrez, à Saint-Sauveur (H.-Pyr.)

Malibran, à Menton (Alpes-Mar.).

Massiat (de), à Moligt (Pyr.-Or.).

Massina, à Vernet-les-Bains (Jura).

Mathon (A.), à Forges-les-Eaux (Seine-Infér.).

Matton (René), à Salies-de-Béarn (Bas.-Pyr.).

Maturié, à Menton (Alpes-Marit.).

Maurel (P.), à la Bourboule (Puy-de-Dôme).

Mazeran, à Châtel-Guyon (P.-de-Dôme).

Miquel-Dalton, à Cauterets (Htes-Pyrénées).

Monard, à Aix-les-Bains (Savoie).

Morice (G.), à Néris (Allier).

Mouly (Jean), à Aulus (Ariège).

Nicolas, à la Bourboule (Puy-de-D.)

Niepce, à Allevard (Isère).

Nivière, à Vichy (Allier).

Odin (Marius), à Nice et Saint-Honoré.

Onimus, à Bussang et Monte-Carlo.

Palas (Fr.), aux Eaux-Bonnes (Basses-Pyrénées).

Pauliet, à Arcachon (Gironde).

Pédebidou (Ad.), à Cauterets (Htes-Pyrénées).

Pélon, à Luchon (Haute-Garonne).

Percepied (E.), au Mont-Dore (Puy-de-Dôme).

Pessez, à Châtel-Guyon (Puy-de-Dôme).

Petiau (G.), à Challes (Savoie).

Petit (C.-A.), à Royat (Puy-de-Dôme).

Peyrot, à Néris (Allier).

Philbert (E.), à Brides-les-Bains (Savoie).

MM.

Piatot (D.), à Bourbon-Lancy (Saône-et-Loire).

Pompéani, à Ajaccio (Corse).

Porge, à St-Nectaire (Puy-de-Dôme).

Portes, aux Eaux-Bonnes (B.-Pyr.).

Ranse (F. de), à Néris (Allier).

Regnault (P.), à Bourbon-l'Archambault (Allier).

Riberolles (Em.), à la Bourboule (Puy-de-D.).

Robert (Constant), à Pau (B.-Pyr.).

Robin (Albert), à Paris.

Roland (F.), à Divonne (Ain).

Rosenblith (J.), à Royat (Puy-de-Dôme).

Sabail, à Saint-Sauveur (H.-Pyr.).

Sadler (Auguste), à Hyères (Var).

Sarazin (A.), à la Bourboule (Puy-de-Dôme).

Sardou, à Nice (Alpes-Maritimes).

Schlemmer, au Mont-Dore (Puy-de-Dôme).

Sénac - Lagrange, à Cauterets (Htes-Pyrénées).

Sollaud, à Vichy (Allier).

Taberlet, à Evian (Haute-Savoie).

Thibout, à Enghien (Seine-et-O.).

Thiroux (Hector), à Saint-Amand (Nord).

Torchut (V.), à Royan (Charente-Inférieure).

Torrès (de), à Luchon (Hte-Gar.).

Vaucher, à Bagnoles-de-l'Orne.

Verdalle, à la Bourboule et Cannes.

Verdenal, à Eaux-Chaudes (Bas.-Pyrénées).

Veyrières (Félix), à la Bourboule (Puy-de-Dôme).

Vidal, à Paris.

Vidard (Edouard), à Divonne (Ain).

Vignaux (Clément), à Luchon (Hte-Garonne).

Willemin, à Vichy (Allier).

AIX-LES-BAINS

(Savoie)

Sulfurées calciques, thermales

Le traitement thermal d'Aix-les-Bains est essentiellement *externe* et consiste en douche chaude combinée au massage dite *douche-massage*, qui est la pratique thermale principale, et en *Etuves de vapeur naturelle* générales (Bouillon) ou locales (Berthollet), qui sont les pratiques complémentaires, auxquelles on ajoute suivant les cas la *boisson*, le *bain*, la *pulvérisation*, etc.

L'établissement thermal, propriété de l'Etat, est régi par un représentant de l'Etat. Le service y est assuré par un personnel de plus de 200 employés, dont une centaine de masseurs et masseuses.

Entièrement restauré en 1898 et doté d'une annexe de luxe, l'établissement comprend 46 salles de douche-massage générale, 7 de douche-massage locale, 6 bains de vapeur (Berthollet), 12 étuves de vapeur (Bouillon), 2 salles d'hydrothérapie, 45 baignoires, 6 piscines, et des salles de pulvérisation, entéroclyse, etc.

Deux sources thermales fournissent l'énorme débit de quatre millions de litres en 24 heures: l'une, dite source de *Soufre*, l'autre, dite source d'*Alun*.

Elles émanent du terrain néocomien, ont très vraisemblablement la même origine et ne représentent probablement que deux branchements d'un canal souterrain d'abord unique.

CARACTÈRES PHYSIQUES ET CHIMIQUES. — L'eau thermale est claire, limpide, d'odeur légèrement sulfureuse, de réaction alcaline, de densité 1,0024 à 1,0025; elle marque 4° au sulfhydromètre de Dupasquier et a une température de 45° à la source de Soufre, de 46° à celle d'Alun. Elle contient en suspension des flocons et des filaments blanchâtres de barégine, matière organique grasse et onctueuse qui la rend essentiellement propre au massage.

La composition chimique des deux sources thermales est sensiblement la même, ainsi que le prouve l'analyse faite par

M. Willm en 1878. La source d'Alun ne contient pas trace de ce corps ; la routine seule a laissé prévaloir cette dénomination défectueuse.

MODES D'EMPLOI. — La pratique essentielle de la cure d'Aix, celle qui lui imprime son cachet si spécial, est *la dou-che-massage générale ou locale;* le traitement est complété, selon les cas, par les étuves de vapeur, les bains en baignoires ou en piscines, par l'usage de l'eau de Marlioz, par les pratiques de l'institut Zander, et enfin par les cures d'air.

Bien que les eaux d'Aix aient été connues et utilisées par les Romains, la pratique du massage sous l'eau, *la douche-massage,* comme on l'appelle couramment, ne date guère de plus d'un siècle. Le Dr Daquin relate que cette pratique du massage fut rapportée d'Egypte à Aix par des personnes revenant de l'expédition de Bonaparte. (Les eaux thermales d'Aix en Savoie. Chambéry, 1808).

DOUCHE-MASSAGE GÉNÉRALE. — Les appareils de douche sont au nombre de deux. Le premier, destiné à doucher les membres, fonctionne avec une pression élevée, mais variable, suivant l'étage de l'établissement où se trouve la douche ; soit de 14 mètres au soubassement, de 9 mètres au premier étage, de 6 mètres au deuxième. Le second, destiné à doucher la partie supérieure de la poitrine et du dos, ne fonctionne, à quelque étage que ce soit, que sous une pression faible (boîte de mélange ouverte à l'air libre et située à 1 m. 65 de hauteur).

Les appareils de massage se composent d'un banc et d'une planche. Le banc est bas, muni d'un siège de forme très allongée et d'un petit accoudoir. La planche est destinée à improviser une table en plan incliné sur laquelle le baigneur se place à plat ventre.

L'opération de la douche-massage comprend trois temps :

Premier temps. — Le patient est assis sur le banc de massage. Arrosage et massage sous l'eau, par un ou deux masseurs, des masses musculaires des membres, du dos, du cou, des épaules. La durée est de six à huit minutes.

Deuxième temps. — Le malade est couché sur la table de massage. La même pratique est exécutée par un seul masseur au niveau des masses musculaires dorso-lombaires, des hanches et de la face postérieure des cuisses. La durée est de deux à quatre minutes.

Troisième temps. — Le sujet est debout. L'opération est

terminée par une douche à jet percutant très courte. Cette douche est donnée chaude, froide ou écossaise, suivant les indications.

Le baigneur est alors enveloppé dans le *maillot* et porté en chaise à son hôtel dans son lit. Dans certains cas il peut rentrer à pied.

DOUCHE LOCALE. — Les salles de douches locales comportent une douche en jet vertical, et un écran de bois percé d'orifices au travers desquels le malade passe le bras ou la jambe ; il n'a pas besoin de se déshabiller complètement ; l'articulation malade est soigneusement isolée, et le masseur la soumet, sous l'eau, à un massage en friction.

ÉTUVES DE VAPEUR. — Les étuves de vapeur à Aix-les-Bains sont de deux sortes : les unes générales, dites « Bouillons », les autres locales, dites « Berthollet ».

Bouillon. — C'est une étuve de vapeur générale, consistant en une petite chambre remplie par la vapeur que dégage naturellement de l'eau thermale à 45° centigrades en tombant sous forme de pluie. La température de cette vapeur peut atteindre 42° au maximum.

Le Bouillon peut être donné seul, mais le plus ordinairement on l'utilise conjointement avec la douche-massage générale ; et, à cet effet, chaque bouillon correspond directement avec une douche. Le séjour au bouillon, variable de trois à dix minutes, provoque une abondante sudation. Suivant les indications médicales, ce séjour précède ou suit la douche.

Berthollet. — L'installation des appareils dits « Berthollet » est particulière à Aix-les-Bains; elle n'est du reste possible que dans une station qui dispose d'une aussi grande quantité d'eau thermale : l'ensemble des douches Berthollet consomme, en effet, 1.800.000 litres d'eau thermale par jour.

La vapeur est recueillie dans des caissons où sa température varie de 40 à 42° centigrades.

Dans l'étuve générale en caisse, on place le corps entier moins la tête.

Les étuves locales des membres consistent en appareils appropriés pour recevoir les parties malades. Le bain local de vapeur dure vingt minutes ; selon les cas il est suivi ou non d'un massage à sec d'une dizaine de minutes de durée.

Bains. — Le bain en baignoire ou en piscine constitue aussi une pratique complémentaire du traitement thermal.

Les piscines, notamment, conviennent fort bien aux exercices d'assouplissement des articulations ; elles rendent surtout de grands services dans les cas d'affections articulaires des membres inférieurs.

Il convient d'ajouter, pour en terminer avec la description du traitement thermal, que dans certains cas il y a utilité à prolonger l'action des opérations subies à l'établissement par une sudation à domicile. A cet effet, à leur sortie de la douche, les malades sont enveloppés dans un peignoir de flanelle, un drap et une couverture : une fois dans ce maillot (c'est le terme consacré), ils sont emmenés en chaise à porteurs jusqu'à leur domicile et déposés dans leur lit. Les malades qui n'ont pas besoin de « maillot » s'habillent et rentrent à pied à leur domicile pour se reposer une heure environ.

Pratiques accessoires. — Les unes, hydrothérapie, entéroclyse, n'offrent rien qui soit particulier à la station d'Aix ; les autres : inhalation, pulvérisation, douche nasale relèvent particulièrement de l'établissement voisin de Marlioz.

Boisson. — Quoique accessoire du traitement, elle a son importance, puisqu'il faut faciliter l'élimination par l'émonctoire rénal des déchets organiques que le traitement met en liberté. La boisson, suivant les cas, est *chaude*, l'eau thermale elle-même, qui n'est point désagréable au goût et se digère très bien à dose de 2 à 3 verres (de 150 gr.) ; ou *froide*, et alors c'est l'eau de Saint Simon ou l'eau Massonnat qui est prescrite. Ces deux eaux de composition analogue permettent aux goutteux et aux rhumatisants de faire la cure interne.

ACTION PHYSIOLOGIQUE DU TRAITEMENT THERMAL. — *L'action sur la nutrition*, d'après les recherches urologiques faites, consiste en :

1° Diminution pendant la période des douches du volume des urines et apparition très fréquente d'un dépôt de nature uratique pouvant, par son abondance, réclamer l'intervention d'adjuvants diurétiques (eau thermale en boisson, par exemple) ;

2° Augmentation de l'élimination des matériaux solides pris en totalité et des résidus minéraux et organiques considérés chacun en particulier, mais élévation progressive du coefficient de déminéralisation, c'est-à-dire du rapport du résidu minéral au résidu total.

3° Suractivité des oxydations azotées et sulfurées démontrée par l'élévation des rapports de l'azote de l'urée à l'azote total d'une part ; du soufre acide (sulfates et phénols, sulfates pris en bloc) au soufre total, d'autre part ;

4° Diminution très sensible du phosphore organique, l'acide phosphorique des phosphates ne variant que dans de faibles limites ;

5° Augmentation considérable de l'élimination de l'acide urique ;

6° Chez les diabétiques et phosphaturiques goutteux ou rhumatisants, diminution notable du sucre et des phosphates.

En résumé, l'effet de la douche-massage d'Aix consiste en une modification profonde de la nutrition.

ACTION SUR LA CIRCULATION. — Cette action est importante à connaître, car souvent le médecin se demande s'il peut envoyer à Aix ses rhumatisants ou goutteux quand ils sont atteints de complications cardiaques. Or l'expérimentation démontre, que la douche-massage diminue la tension artérielle ; ainsi, les cardiaques rhumatisants et goutteux non seulement améliorent leur état diathésique, mais souvent encore voient leurs troubles cardiaques très amendés, comme de nombreuses observations l'ont démontré longtemps avant les affirmations des médecins allemands et autrichiens.

ACTION MÉCANIQUE. — La douche-massage n'a pas seulement une action de contact, comme tous les traitements balnéaires, mais elle a encore une action mécanique qui joue un rôle important dans les maladies articulaires. Cette action mécanique provoque une absorption interstitielle dans les tissus en accélérant le passage de la lymphe dans les lymphatiques.

ACTION SUR LE SYSTÈME NERVEUX. — Il a été souvent affirmé que le traitement d'Aix-les-Bains produit des effets très excitants. Cela est vrai pour les malades qui, croyant que le plus est le mieux, exagèrent les pratiques thermales ; mais, en réalité, on peut, suivant les méthodes employées, obtenir à volonté des effets excitants ou sédatifs ; c'est au médecin d'être juge de l'opportunité de telle méthode.

INDICATIONS. — Elles se groupent naturellement en médicales et chirurgicales.

a) INDICATIONS MÉDICALES. — 1° *Rhumatisme chronique diathésique* — qu'il soit héréditaire ou acquis, il est une des principales indications de la cure d'Aix ; sous toutes ses formes ;

Articulaire : avec épaississement péri-articulaire ; raideurs, synovites tendineuses ;

Musculaire : épaules, lombes, *lombago* musculaire ;

Névralgique : névralgie intercostale, brachiale, sciatique ;

Nodosités d'Heberden qui relèvent du rhumatisme et de la goutte.

2° *Goutte articulaire chronique.* — Après le rhumatisme, c'est l'une des indications fondamentales de la cure d'Aix.

La goutte atonique avec manifestations articulaires : empâtements, raideurs, est une indication très nette de la cure d'Aix, fondée sur l'observation des nombreux goutteux anglais qui depuis longtemps préfèrent la cure externe à la cure interne. La boisson des eaux St-Simon et Massonnat est utilisée pour la cure interne.

Le *diabète arthritique* peut bénéficier aussi de la douche-massage d'Aix, à une certaine période chez les sujets florides.

3° *Polyarthrite déformante*, ou ostéo-arthrite déformante (rheumatoïd arthritis des Anglais). Est justiciable de la cure d'Aix, au début, avant l'apparition des lésions d'ostéo-arthrite.

Dans certains cas, des cures répétées arrêtent l'évolution de la maladie. Mais le succès n'est pas assuré comme dans les autres rhumatismes.

4° *Faux-rhumatismes* ou *suites des pseudo-rhumatismes infectieux :* du rhumatisme articulaire aigu, des angines, de la blennorrhagie, etc.

Les raideurs ou ankyloses partielles qui suivent ces affections, sont remarquablement modifiées par les douches-massages. Les lésions valvulaires bien compensées ne contre-indiquent pas la cure d'Aix chez ces malades.

5° *Les névralgies, la sciatique* sont également une des indications capitales de la douche-massage d'Aix. La sciatique névralgie, et même dans ses formes graves de névrite, est un des succès les plus constants de cette cure. Les autres névralgies : *intercostales, brachiales* sont pareillement améliorées ou guéries.

6° *Les névrites périphériques*, d'origines diverses (alcoolique), avec amyotrophie, troubles trophiques cutanés, empâtement, rétractions fibro-tendineuses, sont remarquablement améliorées par la cure de douches-massages alternée avec celle d'électrothérapie à intervalles de 2 à 3 mois.

7° *La syphilis* trouve à Aix la médication organisée dans les stations sulfureuses : traitement intensif par les frictions mercurielles (8 à 12 gr. d'onguent par jour), ou injections avec ou sans iodure. La suractivité de la nutrition, sous l'influence des douches-massages avec sudations, explique la tolérance des malades.

8° *Synovites tendineuses simples* et atrophie musculaire. Toutes ces affections qui compliquent les fractures des membres, les luxations, les opérations, sont notamment modifiées par les douches-massages aidées des bains de vapeur et de la mécanothérapie.

9° *Le torticolis et le lombago articulaire*, le plus souvent sous la dépendance du rhumatisme ou de la goutte ;

10° *L'arthrite de la hanche*, soit la forme simple, chez l'adulte, soit la forme grave, ostéo-arthrite, chez le vieillard, sont pareillement améliorées.

b) INDICATIONS CHIRURGICALES. — Ce sont toutes les affections articulaires consécutives aux traumatismes.

1° *Arthrites chroniques simples*.soit sèches, soit hydarthroses.

2° *Raideurs articulaires*, à tous les degrés, jusqu'à l'ankylose (ostéo-arthrites).

3° *Les suites des phlébites des membres* : empâtement, raideurs articulaires, troubles trophiques, cutanés, sont encore une indication de la douche-massage.

CONTRE-INDICATIONS. — *Les poussées aiguës* dans les arthropathies de toutes natures, rhumatisme, goutte, etc., contre-indiquent évidemment la douche-massage.

D'autres affections contre-indiquent également le traitement d'Aix, à savoir : la tuberculose sous toutes ses formes (synoviale articulaire, osseuse, viscérale) ; les affections du cœur mal compensées ; les maladies du rein avec insuffisance rénale ; les suppurations des voies urinaires et les varices volumineuses avec coagulation sanguine.

Les affections chroniques simples des voies respiratoires, les bronchites, l'asthme, l'emphysème nécessitent quelques précautions faciles à prendre.

Devront être également l'objet d'une surveillance particulière : les athéromateux, les malades qui ont de la tendance à la congestion, à l'apoplexie ; les sujets atteints de nervosisme exagéré ; les hommes âgés atteints d'hypertrophie prostatique, avec rétention incomplète d'urine ; les femmes atteintes de fibromyômes utérins donnant lieu à des métrorragies ; enfin les malades ayant souffert de lithiase biliaire.

ADJUVANTS DE LA CURE D'AIX

1° MARLIOZ. — L'établissement de Marlioz est situé à 1 kilomètre d'Aix, sur la route de Chambéry, desservi par des omnibus et tramways qui font le trajet en sept minutes. L'eau de Marlioz est sulfureuse alcaline iodurée. Température : 14° C. ; 54° F. Le débit est de 20.000 litres dans les 24 heures.

TRAITEMENT. — L'établissement de Marlioz est organisé spécialement pour le traitement des affections des voies respiratoires.

1° *Pulvérisation*. — La *pulvérisation ordinaire* est faite au moyen de 12 pulvérisateurs en métal Bourbouze.

1° La pulvérisation à la palette, d'une extrême finesse ;

2° La pulvérisation au tamis de platine, qui est plus grossière ;

La *pulvérisation à la vapeur* est faite par l'appareil de Siegle.

Douches locales. — Elles varient suivant l'usage et l'organe malade à soigner : oreilles, nez, arrière-gorge, etc.

Pour compléter ces différents services il a été créé des cabines d'isolement.

3° *Inhalation*. — Dans les salles d'inhalations le malade respire le gaz sulfhydrique qui se dégage de l'eau ;

4° *Gargarisme*. — Les salles de gargarismes se composent de cuvettes, en marbre blanc, lavées constamment à l'eau courante.

INDICATIONS DES EAUX DE MARLIOZ. — 1° Les affections de la gorge et des voies respiratoires : bronchite chronique ; catarrhe des bronches ; angine granuleuse chronique, végétations adénoïdes du pharynx nasal, hypertrophie des amygdales ;

2° Les affections du nez : catarrhe chronique de la muqueuse nasale ; et des oreilles : catarrhe chronique simple de la caisse, etc. ;

3° La scrofule, le lymphatisme, les engorgements glandulaires, etc. Les eaux de Marlioz conviennent parfaitement aux enfants lymphatiques anémiés par le séjour des villes ;

2° SOURCES SAINT-SIMON ET MASSONNAT. — Employées surtout comme eaux de table, ces eaux, par leur faible minéralisation, par la présence de sels de magnésie, conviennent parfaitement aux estomacs délicats et fatigués, aux dyspeptiques, aux lithiasiques de toute manière, aux goutteux.

Leur action et leurs indications se rapprochent de celles des eaux d'Evian.

3° INSTITUT ZANDER. — La mécanothérapie Zander est un complément utile, et dans certains cas nécessaire, de la cure d'Aix-les-Bains.

A l'Institut Zander se trouve annexé un établissement de bains médicamenteux, parmi lesquels les bains effervescents dits « de Nauheim » et un service d'électrothérapie comprenant l'électricité statique, galvanique et faradique, et toutes leurs applications : bain électrique, bain de lumière, bains Dowsing, courants sinusoïdaux, de haute fréquence ; un service de radiographie, radioscopie, etc.

4° STATIONS CLIMATIQUES. — Au-dessus d'Aix, desservies par le chemin de fer du Revard, s'élèvent deux stations climatiques.

La première, celle de Pugny-Corbières, à 620 mètres d'altitude, est située sur le versant sud-ouest du mont Revard, et domine Aix et le lac du Bourget. Cette station, de moyenne altitude, fort bien aménagée, convient admirablement, par son bon air, son exposition, sa situation abritée et son calme, aux convalescents, aux débilités, aux anémiques, aux baigneurs qui désirent se reposer à la fin de leur cure thermale.

La deuxième, de grande altitude, est située au sommet du mont Revard (1.568 mètres), d'où l'on jouit d'une vue merveilleuse sur 200 kilomètres de montagnes — chaîne du Mont Blanc, Alpes de la Vanoise, de la Maurienne et de la Tarentaise, massifs de la Grande-Chartreuse.

Une troisième station climatique existe au col du Chat ; elle est de moyenne altitude et offre une vue splendide sur le lac et les Alpes.

Aix-les-Bains, chef-lieu de canton, ville de 8.300 habitants.
A 581 kilomètres de Paris, sur la grande ligne d'Italie par le

Mont-Cenis, trains rapides faisant le trajet Paris-Aix en 8 heures; train de luxe. Prix de Paris : 1re classe, 65 fr., 2e classe, 44 fr.

Téléphone avec Lyon, Paris, etc., et Genève.

Altitude : 258 mètres. Vallée large de 12 à 15 kilomètres, orientée du N. O. au S. E.; la ville au pied du Mont Revard à l'exposition midi et couchant, au bord du lac du Bourget.

En raison de l'orientation de la vallée et de l'exposition de la ville, le climat est doux et tempéré, sec (jamais de brouillards), presque méditerranéen, car dès le mois de mars et jusqu'à la fin de novembre la température est agréable, ce qui permet à Aix d'avoir une *saison de printemps*, avril-mai, et une *saison d'automne*, septembre-octobre, très fréquentées par les Anglais, Américains. Grâce aux brises des montagnes et du lac, les chaleurs ne sont jamais excessives; les nuits, les matinées et soirées sont toujours fraîches. A la période de la canicule, la chaleur, au milieu du jour, ne dépasse guère 26° à 27°.

Drainage parfait par le système du tout à l'égout, service de désinfection, service d'isolement. Trois hôpitaux : un hôpital général pour les malades du pays, l'*hospice de la reine Hortense* (120 lits) et l'*Asile Evangélique* (40 lits), exclusivement destinés aux baigneurs indigents; prix par jour, tout compris: 2 fr. 75.

La vallée d'Aix, très large, bordée de montagnes boisées, de 1.500 à 1.600 mètres, encadrant le lac du Bourget (long de 18 kilomètres sur 4 à 5 de large), largement ouverte au N. O. et au S. E., ayant vue sur les Alpes de Maurienne et Dauphiné, couronnées de glaciers (altitude 3.000 à 3.500 mètres), constitue l'un des plus beaux sites des Alpes.

Le chemin de fer à crémaillère du Mont Revard, avec les deux stations d'altitude qu'il dessert, hôtel des Cerbières (650 m.), hôtel du Mont Revard (1.568 m.), est une ressource précieuse pour le malade comme pour le touriste. Trajet total : 1 heure. Vue superbe sur le Mont Blanc et toutes les Alpes de Savoie et Dauphiné.

Hôtels : toute la série, depuis les plus luxueux jusqu'aux plus modestes. Prix de pension : de 6 ou 7 fr. à 15 ou 18 fr. Villas. Maisons particulières.

Bureau de renseignements gratuits, place de la Mairie, tenu par le Syndicat d'initiative de la Savoie. S'y adresser.

Eglise catholique, église réformée française, église protestante anglaise.

Grand Cercle d'Aix, fondé en 1848, le plus bel établissement du genre : depuis le 15 avril jusqu'au 1er novembre. Opéra, opéra-comique, concerts, fêtes de nuit.

Casino de la Villa des Fleurs, remarquable par ses jardins, ses halls merveilleux : concerts, fêtes de nuit, music-hall.

Courses de chevaux. Régates sur le lac. Tir aux pigeons.

Excursions : infiniment variées : bateaux à vapeur, à voile, services de voitures et tramways conduisant au lac, etc.

Routes excellentes pour la bicyclette, l'automobile.

Le privilège qu'a Aix d'avoir une saison de printemps (15 avril-15 juin) et une d'automne (15 septembre à fin octobre), permet aux familles d'y trouver à ces époques le calme et l'agrément à la fois.

Les médecins et leur famille, les employés de l'Etat, les officiers en activité ou en retraite et leur famille jouissent de la gratuité ou demi-gratuité du traitement thermal.

Médecins :

MM. Blanc*, Cazalis*, Chaboud, Coze, Dardel*, Fiquet, Folliet, Forestier*, Françon, Gaston, Goddard, Guilland, Guyenot*, Klef-stad-Sillonville, Laban, Linn, Macé, Marty, Monard*, Petit, Rendall, Rumpelmayer (Mme), Voisin.

AJACCIO

(Corse)

LA VILLE, LA FLORE, LE SOL. — Une dentelure de hautes montagnes entoure Ajaccio comme d'une collerette merveilleusement ajourée. Le ruissellement des rayons solaires estompe les pans abrupts et fait mieux ressortir la grâce des collines aux lignes élégantes, toutes tapissées de verdure et se continuant insensiblement jusqu'à la ville. Ajaccio étale à leurs pieds ses blanches maisons et ses rues aérées et spacieuses. L'immense saphir du golfe scintille dans l'écrin des monts violets et termine le paysage en un lointain infini où se confondent le bleu de la mer et le bleu du ciel. Une douce lumière vous enveloppe et dans l'air suavement attiédi flottent, avec les senteurs salines, les arômes pénétrants des myrtes et des lentisques.

Partout des fouillis de végétation tropicale attestent l'influence bienfaisante de cette délicieuse chaleur hivernale. Le palmier, l'ananas, le bananier acquièrent vite un développement considérable. Toutes les variétés d'orangers et de citronniers se cultivent en plein champ, sans autre protection que la clémence de l'air ; les pêchers, les caroubiers, les figuiers produisent abondamment des fruits savoureux.

Une autre qualité non moins importante de cette station d'hiver est tirée de la constitution de son sol. On sait que les roches compactes du terrain siliceux ne se laissant pénétrer ni par l'eau ni par les souillures, assurent la salubrité du sol. Elles ont, en outre, la propriété de ne produire aucune poussière, avantage immense sur les terrains calcaires pour qui connaît l'action presque meurtrière de la présence de particules dans l'air sur les phtisiques.

A Ajaccio, à l'inverse du littoral méditerranéen où il est crayeux, le sol est exclusivement granitique. Quelque fort qu'il soit, le vent ne pourra entacher la pureté de l'atmosphère ni produire ces effets de neige si fréquemment observés ailleurs, où tout se recouvre alors d'un manteau blanc de poussière.

La légère inclinaison du sol assure aussi le facile écoulement des eaux. De sorte qu'au granit sur lequel elle repose, Ajaccio doit de présenter un air indemne de poussières et un sol exempt de toute stagnation comme de toute infiltration plus ou moins délétère.

Les eaux issues de massifs granitiques ne peuvent présenter aucune surcharge de sels calcaires. Fraîches et limpides, elles renferment toutes les qualités de l'eau potable.

Sur ce sol sec, au milieu de palmiers, d'oliviers et de pins s'élèvent les hôtels destinés aux hivernants. Merveilleusement disposés ils ont toutes leurs chambres orientées vers le Midi. Des vérandas et des kiosques peuvent offrir un abri au malade et lui permettre d'accomplir la cure d'air et la cure de repos d'une façon vraiment agréable devant le lac d'azur qui baigne les ciselures élégantes de la côte.

TEMPERATURE. — La moyenne de la température hivernale est de 13°. La différence est sensible avec Nice, Hyères, Cannes et Menton où elle ne dépasse pas 9°. Mais à côté d'un chiffre thermique élevé, Ajaccio présente une qualité plus importante encore, l'uniformité de la température. Pendant plusieurs hivers, nous avons relevé la température à 7 heures et 10 heures du matin, à 1 heure, 4 heures, 7 heures et 10 heures du soir et nous avons constaté qu'il existe à Ajaccio une variation thermique diurne.

Cette variation est due à l'abaissement de la température au moment du coucher du soleil. Mais tandis que sur toute la Riviera elle est au moins de 5°, qu'elle est à Madère de 3° et à Alger de 4° 50, à Ajaccio l'écart maximum ne dépasse pas 2°. Cette diminution thermique commence à se produire vers 3 heures pour atteindre son maximum à 4 heures, puis la température remonte, elle s'égalise et les soirées sont remarquables par leur tiédeur. Les différences journalières ne sont guère sensibles. Quant aux périodes mensuelles, l'écart de la température est non moins insignifiant.

PRESSION BAROMETRIQUE. — Située au bord de la mer, Ajaccio présente une pression barométrique oscillant autour de 76^{mm}. Les oscillations diurnes sont minimes et très régulières ; les courbes journalières sont à peu près identiques. La pression, après avoir passé par un minimum vers 6 ou 7 heures du matin, augmente jusqu'à une heure, baisse vers 4 heures pour remonter dans la soirée. L'amplitude des oscillations ne dépasse guère 1 millim. Sous l'influence de cette pression élevée et uniforme, l'éréthisme cardiaque s'apaise, l'anxiété respiratoire diminue et comme l'oxygénation est beaucoup plus active, il est permis de dire que le climat d'Ajaccio est, de ce chef, tonique et sédatif.

HYGROMETRIE. — La moyenne hygrométrique pendant la saison d'hiver est de 69°,2 et l'on peut dire que l'uniformité hygrométrique est aussi remarquable que l'uniformité thermique. Voici quelques moyennes mensuelles : novembre, 73°,8 ; décembre, 70°,8 ; janvier, 69° ; février, 68° ; mars 68°. En un mot, le climat d'Ajaccio doit être considéré comme modérément humide et par suite légèrement sédatif. Cette humidité modérée détend le système nerveux, apaise la surexcitation des malades et leur permet le repos. La toux, elle-même, sous son influence, diminue ; l'expectoration se trouve facilitée, puisque les bronches sont lubrifiées. A l'égard de la tuberculose pulmonaire, son action est tout aussi considérable. Merveilleux agent de sédation, elle prévient les poussées congestives et les hémoptysies.

PLUIES. — Les pluies à Ajaccio sont rares et peu abondantes. Dans les hivers réputés les plus mauvais, nous avons relevé à peine de 15 à 20 jours de pluie. Un fait digne d'être noté, c'est, en outre, le manque de continuité des pluies. Il est exceptionnel qu'une journée entière s'écoule sans que le soleil n'arrive à briller sur l'horizon.

ANEMOLOGIE. — Une ceinture de montagnes protège la ville contre les vents du Nord, si redoutables sur la côte continentale où ils se précipitent du haut des cimes glacées des Alpes. Le mistral ou vent du Nord-Ouest, qui balaie si souvent la vallée du Rhône, n'arrive à Ajaccio que très affaibli et après s'être échauffé en mer. Quant aux vents du Sud, en parvenant à Ajaccio, ils ont perdu toutes leurs qualités énervantes, grâce à l'humidité dont ils se sont chargés en passant sur une grande quantité d'eau.

FORMULE CLIMATERIQUE. — Une température hivernale oscillant autour de 13°, avec un écart maximum de 2° ; une humidité stable et modérée, des vents rares sous un ciel toujours serein, un sol granitique ne produisant aucune poussière, un air pur et vivifiant, indemne de brouillard, un cadre merveilleux de poésie et de pittoresque, c'est là la caractéristique d'Ajaccio, ce qui doit lui valoir une des premières places parmi les stations hivernales. Son climat est tonique, cela est hors de doute ; il l'est par son air sain, par sa pression barométrique élevée qui augmente l'oxygénation des tissus ; il est en même temps légèrement sédatif, puisque l'état hygrométrique avoisine à quelques dixièmes près le degré fixé par Jaccoud et Weber de l'humidité modérée et utile. Son action sera ainsi double et tandis qu'il préservera le malade des accidents congestifs, il augmentera par ses qualités tonifiantes les forces de l'organisme et l'énergie des réactions phagocytaires. Ces conclusions, la clinique les confirme pleinement. Nombreuses déjà et probantes sont les observations de tuberculeux qui, arrivés à Ajaccio en pleine période fébrile, n'ont pas tardé à voir la fièvre tomber, les crachements de sang cesser et le poids augmenter.

A côté de ces qualités intrinsèques que présente Ajaccio, un autre avantage de cette station d'hiver résulte de la topographie même de la Corse. Dans l'intérieur de l'île, à diverses altitudes, s'élèvent des stations d'été offrant la possibilité au malade de continuer sa cure pendant la saison chaude pour ainsi dire sur place.

La Corse combine les avantages de la cure maritime avec ceux de la cure d'altitude et offre aux tuberculeux qui y fixent leur home-sanatorium toutes les adjuvances climatériques.

Ajaccio, 20.000 habitants, chef-lieu de la Corse, à 16 heures de Marseille et à 12 heures de Nice.
Orientation : Sud.
Prix des hôtels : de 7 à 20 francs.
Saison : du 15 novembre au 1er mai.

Médecins :

MM. Ceccaldi, Desanti, Giocanti, Gozzi, Marietti, del Pellegrino, Petit, Pietrini, Pompéani*, Vico, Vincenti.

Officiers de santé :
MM. Guiderdoni et Melgrani.

ALET

(Aude)

Bicarbonatées calciques, thermales et froides

Situé sur la rive droite de l'Aude, au centre d'un petit vallon dont les coteaux l'entourent de verdure en été et l'abritent des vents du Nord en hiver, Alet *(Pagus electensis)* lieu de prédilection, d'après les Romains, encore nommée le « jardin du département de l'Aude », justifie amplement ces flatteuses appellations, par la beauté du site, la douceur de son climat égal et tempéré.

Altitude 200 mètres, température moyenne d'hiver 12°.

Cinq sources :

Sources Buvette et du Rocher dans l'établissement thermal : buvette, exportation, bains, douches, hôtel ; magnifique parc en terrasse au bord de la rivière.

Source Communale captée aux « Eaux chaudes » et amenée par canalisation dans un très joli parc de création récente. Buvette, exportation, bains, douches.

Source orientale utilisée seulement pour la mise en bouteilles.

Enfin source ferrugineuse froide, ni captée ni exploitée malgré sa richesse en phosphate ferreux.

CARACTERES PHYSIQUES. — Les eaux d'Alet, du moins les deux sources principales au point de vue des baigneurs, Buvette et Communale, sont tièdes, respectivement 32° et 25° , claires, limpides, à peine gazeuses, sans odeur, de goût agréable, faiblement minéralisées, 0,52 et 0,48. Les principaux éléments sont le bicarbonate et le phosphate de chaux ; traces d'arsenic et d'acide phosphorique. Les eaux d'Alet sont donc bicarbonatées calciques faibles, peu gazeuses, tièdes.

MODES D'EMPLOI. — C'est surtout en boisson qu'elles

sont utilisées ; les bains et douches sont d'un précieux auxiliaire.

ACTION PHYSIOLOGIQUE. — Ces eaux sont trop faiblement minéralisées pour exercer sur l'organisme sain une action bien marquée. Néanmoins, prises à jeun, un verre de demi en demi-heure jusqu'à concurrence de 4 à 5, elles sont légères à l'estomac, aiguisent l'appétit et provoquent rapidement une abondante diurèse. A l'état pathologique on est au contraire surpris de constater les effets merveilleux d'une eau que l'analyse chimique donnerait volontiers comme insignifiante. Ainsi, dans les gastropathies fonctionnelles et même lésionales les vomissements sont souvent arrêtés et les douleurs atténuées dès les premiers verres. Sans doute par une heureuse combinaison de ses éléments et de sa température elle constitue pour la muqueuse gastrique comme un topique, un bain sédatif qui calme l'éréthisme gastrique, le spasme du pylore, l'irritation de la muqueuse et des glandes ; dès lors les vomissements cessent et les douleurs s'apaisent, et le cycle curateur commence : l'eau ingérée en plus grande quantité, la muqueuse se nettoie, le pylore s'ouvre, l'intestin participe à cette détente, le foie n'est plus irrité sympathiquement, la diurèse s'établit abondante lavant le sang, drainant les organes des déchets toxiques qui résultent chez les dyspeptiques surtout d'une élaboration gastrique vicieuse, d'une assimilation défectueuse, d'une nutrition cellulaire déviée. Alors peut être reprise une alimentation appropriée.

INDICATIONS. — Elles se déduisent assez naturellement des considérations précédentes. Tous les organes de la digestion et leurs annexes en sont heureusement influencés dans leurs processus spasmodiques, douloureux, inflammatoires.

1º ESTOMAC. — *a)* la gastralgie pure.

b) La dyspepsie hypersthénique (hyperacidité, hyperchlorhydrie), avec pylorisme, distension, fermentation, crises.

c) L'ulcère simple, complication et même conséquence, pourrait-on dire, de l'hypersthénie. Quand on a arrêté l'hématémèse et franchi la période de repos absolu, c'est alors la boisson idéale.

2º INTESTIN. — L'entérite aiguë et chronique simples surtout accompagnées de diarrhée, la gastro-entérite des enfants au moment du sevrage, *l'entérite coloniale* et des pays chauds, l'entérite muco-membraneuse.

3° *Les congestions du foie* consécutives aux affections gastro-intestinales, les albuminuries et phosphaturies alimentaires.

4° MALADIES GÉNÉRALES. — Les chloro-anémies, les dysménorrhées des jeunes filles, les troubles de la ménopause, les longues convalescences des maladies infectieuses, le nervosisme sous toutes ses formes, la neurasthénie par hypertension chez les arthritiques, etc., etc.

CONTRE-INDICATIONS à peu près nulles.
L'eau d'Alet se conserve indéfiniment, ne trouble pas le vin, ne lui communique aucun goût ; elle constitue une excellente eau de table et une boisson utilisable dans toutes les maladies infectieuses aiguës.

Alet : 800 habitants.
A 9 kilomètres de Limoux, sur la ligne de Carcassonne à Quillan, 8 trains par jour, télégraphe, téléphone.
Altitude : 200 mètres.
Orientation : sud, sud-ouest.
Climat tempéré et égal.
Hôtels, villas, appartements meublés à portée de toutes les bourses.
Curiosités : ruines de l'antique abbaye d'Alet, joyau archéologique, vieux remparts, etc., etc., défilés et gorges d'Alet, les magnifiques forêts des Fanges, de Camplong, les gorges de la Pierre-Lys, de St-Georges, dont le pittoresque, le grandiose ne le cèdent en rien aux sites les plus courus.
Saison : toute l'année, mais plus spécialement du 1er juin au 1er novembre.

Médecin :
M. Chaubet.

ALGER

(Algérie)

Alger, capitale de l'Algérie, beau port de mer sur le versant sud de la Méditerranée, présente une situation privilégiée qui en fait non seulement une ville importante au point de vue géographique, mais encore une station hivernale remarquable, grâce à son climat tempéré.

TOPOGRAPHIE. — Alger et Mustapha sont situées par 36°,47' de latitude N. et 0°44' de longitude E. sur la côte N. de l'Afrique. Protégées par une ceinture de collines qui forment un véritable hémicycle, ces deux villes s'étendent sur le versant oriental de ces collines, disposées ainsi comme en espalier. La ville d'Alger, qui occupe l'extrémité Nord de l'hémicycle, regarde directement l'Est, alors que le fond donne abri aux demeures de Mustapha qui s'étagent sur le coteau, au milieu d'une puissante végétation tropicale.

Sans doute, la ceinture de montagnes qui protège Alger et Mustapha du côté du Nord et de l'Ouest n'a qu'une altitude médiocre, puisque le plus haut sommet, la Bouzarea, dépasse à peine 400 mètres, mais cette topographie spéciale d'une station baignant d'une part dans la mer, s'élevant d'autre part en pente douce jusqu'à 200 mètres environ, permet déjà de comprendre les différences climatériques qu'entraîne cette variété d'altitude jointe au voisinage plus ou moins marqué de la mer.

CLIMATOLOGIE. — Nous aurons surtout en vue l'étude du climat hivernal d'Alger, puisque c'est pendant la saison d'hiver que cette station est le rendez-vous des touristes et des malades.

TEMPÉRATURE. — La température d'un lieu dépend surtout de sa situation géographique et de son altitude. Alger doit donc à sa situation dans la zone prétropicale et à sa proximité de la mer un tracé thermique relativement élevé et sans grandes oscillations. Voici les températures maxima et minima de chacun des six mois d'hiver:

T. max. : Nov., 20°,1 ; Déc., 16°,5 ; Janv., 15°,7 ; Fév., 16°,6 ; Mars 19°,9 ; Avril, 20°,3.

T. min. : Nov., 12°,7 ; Déc., 9°,5 ; Janv., 9°,5 ; Fév. 9°,4 ; Mars, 10°,4 ; Avril, 12°, 2.

L'amplitude de la variation diurne est donc de 6 à 9 degrés.

Il ne suffit pas de connaître les valeurs moyennes de l'amplitude de la variation diurne ; il importe d'en connaître aussi les valeurs extrêmes, et, dans l'espèce, la valeur la plus basse afin de savoir entre quelles limites de température l'organisme malade sera appelé à osciller. Or, le thermomètre ne s'est abaissé à zéro ou au-dessous que deux fois en près d'un demi-siècle.

Pour nous résumer, la température de notre station oscille l'hiver entre 9°,5 et 20°,3 ; elle est non seulement tempérée mais relativement constante puisque les oscillations nycthémérales varient entre 6° et 9°.

Pression atmosphérique. — La courbe barométrique est loin d'être régulière et accuse des variations brusques d'un mois à l'autre dans la pression atmosphérique. En janvier, elle atteint son maximum absolu 761 m/m 82 ; elle diminue ensuite rapidement de janvier à avril, époque de son minimum absolu 756 m/m 51, pour remonter promptement pendant les mois de mai et de juin. Le mois d'avril, où l'atmosphère est le moins humide, est aussi celui où elle exerce une plus faible pression. L'amplitude moyenne des variations barométriques est assez faible : 761,82 — 756,51 = 5 m/m 31.

Les plus hautes pressions règnent visiblement pendant les mois d'hiver, assertion confirmée du reste par les moyennes des deux moitiés de l'année :

Moyenne du 1ᵉʳ novembre au 30 avril = 760 m/m 04.

Moyenne du 1ᵉʳ mai au 31 octobre = 758 m/m 98.

Régime des vents. — La direction des vents dominant dans une localité étant un des éléments constitutifs de son climat, nous devons rechercher quels sont les vents les plus fréquents pendant la période hivernale. Voici, par ordre de grandeur décroissante, les nombres représentant la fréquence des vents pour chacune des huit directions pour l'année moyenne :

N W = 231,0 ; N E = 188,4 ; W = 172,9 ; N = 157,3 ; S W = 155,7 ; E = 89 ; S E = 42,5 ; S = 35.

Le vent dominant de beaucoup à Alger est donc le Nord-Ouest ; le moins fréquent est le vent du Sud, le fameux *sirocco* qui ne se fait sentir que trente-cinq fois dans l'année, dont vingt-deux de novembre au 30 avril, période où il n'apporte pas de gêne sensible dans notre organisme.

En hiver, les vents W, N W et S W sont les plus fréquents, alors qu'en été, ils viennent plutôt de l'Est. Les vents W sont froids et souvent pluvieux, mais il importe de faire remarquer ici l'excellence de la position d'Alger-Mustapha qui est protégée des vents du Nord et de l'Ouest par le rideau de collines sur lesquelles les deux villes sont étagées. Pendant l'été, au contraire, les vents de l'Est, qui sont les vents dominants, peuvent ventiler l'agglomération et apporter un peu de fraîcheur qui tempère ainsi les ardeurs de la saison chaude.

HUMIDITÉ. — Pour faire connaître la quantité de vapeur d'eau de l'atmosphère on indique son *état hygrométrique* ou *humidité relative*. Les courbes de l'état hygrométrique montrent d'abord que l'humidité relative de l'air est plus forte le matin et le soir qu'au milieu du jour.

Avril est le mois où l'atmosphère contient le moins d'humidité, et septembre le mois le plus humide de l'année.

L'état hygrométrique oscille en somme autour de 70 m/m, n'atteignant pas ce chiffre pendant l'hiver, et le dépassant pendant l'été. A dire vrai, nous nous demandons si l'humidité d'Alger-Mustapha n'est pas en réalité plus accusée, l'hémicycle de collines s'opposant aux grands courants d'air et retenant la vapeur d'eau dans la zone habitée. Aussi la sensation d'humidité, surtout l'été, est-elle plus marquée que ne l'indique le chiffre hygrométrique, ce qui tient vraisemblablement à l'emplacement des observatoires météorologiques, moins abrités que la région que nous considérons. D'ailleurs la notion de ce degré assez prononcé n'est pas pour nous déplaire, puisque c'est entre 70 et 80 qu'il faut chercher les limites désirables de l'humidité relative moyenne ; elle est trop faible au-dessous du premier terme, elle est excessive au delà du second.

PLUIES. — C'est pendant la saison froide que les pluies sont surtout marquées à Alger, et le mois de décembre est le plus abondamment arrosé. Dans une année moyenne, il tombe plus d'eau à Alger qu'à Paris ; en effet, Alger reçoit une hauteur moyenne de pluie égale à 682,8 par an, tandis que Paris n'en a pour sa part que 593,9. Mais notre ville compte en moyenne 100 jours de pluie par an, tandis que

Paris en présente un nombre sensiblement supérieur, soit 147. Cette opposition tient à l'allure bien distincte des précipitations aqueuses dans les deux villes. A Alger, en effet, la pluie s'abat, en général, par averses plus courtes et plus abondantes qu'à Paris, et l'abondance des chutes de pluies dans notre région rappelle les averses subites et diluviennes de la zone torride beaucoup plus que la pluie fine et continue des régions océaniques de la France.

NÉBULOSITÉ — LUMINOSITÉ. — Est-il nécessaire d'insister sur la pureté de notre ciel, si souvent azuré, de rappeler l'intensité de la lumière dont l'heureuse influence sur l'activité des êtres vivants est incontestable ?

Alger doit à son voisinage de la Méditerranée et à sa latitude un climat tempéré et constant, à son orientation et à ses abris, une humidité moyenne, et une protection efficace contre les vents froids de l'hiver.

CLIMATOTHERAPIE. — On comprend aisément qu'un tel climat, par ses multiples avantages, permette aux malades, aux convalescents, aux débiles, de recouvrer la santé et les forces. C'est surtout chez nous que la cure d'air est possible, aidée de la cure de repos ; sans compter l'adjuvance de ce beau ciel et des sites pittoresques qui réjouissent les yeux et contribuent à la guérison par leur influence heureuse sur le moral des malades. Ici tous les gens, malades et bien portants, vivent dehors, en plein air ; les longues veillées dans des appartements fortement chauffés l'hiver sont inconnus. L'air pur et la lumière pénètrent partout, au grand avantage de l'hygiène et de la santé. Il faut compter avec les jours de pluie qui retiennent à la maison les personnes délicates, mais la pluie tombe plus souvent la nuit, et il est bien rare que le soleil boude pendant toute une journée entière. En plein hiver, la journée médicale est comprise entre neuf heures du matin et quatre heures du soir, car, à Alger, comme sur la Riviera, le moment du coucher du soleil s'accompagne d'un refroidissement imputable à l'intensité du rayonnement. Ce phénomène, bien que moins saisissant sur la côte africaine, est d'autant plus nettement perçu que le ciel est plus pur.

Les considérations dans lesquelles nous sommes entrés plus haut permettent de comprendre qu'Alger-Mustapha présentera des zones de qualités différentes, suivant qu'elles seront situées plus ou moins haut, qu'elles s'éloigneront plus ou moins de la mer. La zone inférieure empruntera ses qualités à l'air marin, la supérieure se ressentira plutôt de l'altitude, toutes deux détermineront une stimulation légère, une excitation dans un sens différent. L'uniformité thermique et la tranquillité atmosphérique sont réalisées à Mustapha d'une manière tellement satisfaisante que cette station ne le cède qu'à Madère sous ces deux rapports... Mustapha est plus excitant que Madère tout en étant un peu moins fortifiant.

Un climat qui possède une pareille souplesse et de telles ressources ne comporte guère de contre-indications absolues.

Tous les convalescents, les anémiques, les débilités pourront puissamment bénéficier d'un séjour d'hiver à Alger, grâce à la vie au grand air, à la puissance d'insolation, aux promenades, rendues faciles par le ciel clément.

Les tuberculeux, mieux ici qu'ailleurs, mettront en œuvre la trilogie thérapeutique : aération, repos, suralimentation. L'air pur pénétrera constamment dans la chambre du malade, aussi bien le jour que la nuit, et l'organisme n'aura pas à subir les à-coups, les oscillations souvent très préjudiciables de la température, du vent, de l'humidité. Parmi les tuberculeux, ce sont les malades à la période initiale surtout, mais aussi ceux qui présentent des signes de ramollissement, qui pourront bénéficier du climat, à condition que l'éréthisme nerveux et circulatoire ne soit pas trop marqué. Les congestifs, les hémoptoïques s'amélioreront souvent, mais ils éviteront de prolonger leur séjour au delà d'avril, époque à partir de laquelle les siroccos, devenus plus intenses et plus fréquents, sont capables d'impressionner fâcheusement les malades. En somme, la plupart des tuberculeux ont avantage à faire une cure à Alger ; et ils sont légion les tuberculeux améliorés ou guéris qui, après être venus comme malades, se sont installés dans le pays, soit par reconnaissance, soit par l'attrait du climat, et grâce aux facilités de l'existence.

Les diverses maladies des voies respiratoires, le rhumatisme, l'albuminurie, pourront être aussi améliorées. Telles sont les principales indications du climat ; il s'en faut que nous voulions le vanter outre-mesure et faire du séjour à Alger une panacée à toutes les maladies. Il importe au contraire de savoir qu'ici plus qu'ailleurs une hygiène rationnelle est nécessaire. Ainsi une cure sera incompatible avec l'exercice d'une profession fatigante ; elle nécessitera aussi un régime alimentaire en rapport avec le climat. L'alcoolisme et la syphilis sont deux périls qu'il faudra fuir à tout prix.

Distance de Paris à Alger : 1.614 kilomètres. De Marseille à Alger : 763 kilomètres.

Nombreux paquebots Alger-Marseille. Ceux de la Compagnie Transatlantique franchissent cette distance en vingt-cinq ou vingt-six heures, ce qui permet aux voyageurs partis de Paris par le rapide de 8 heures du soir de débarquer à Alger le surlendemain après déjeuner.

Pendant la saison d'hiver, trains de luxe entre Oran et Tunis par Alger, Biskra et Constantine.

Nombreux hôtels à Alger et à Mustapha, maisons de famille; appartements meublés, villas situées sur la colline de Mustapha-Supérieur. Pour les renseignements s'adresser au Comité d'Hivernage qui se tient à la disposition des étrangers.

Cour d'appel, Ecoles de Droit, de Lettres, de Sciences, de Médecine, des Beaux-Arts, de Commerce; Alger est donc une ville de ressources et un grand centre où les valétudinaires trouvent à occuper leurs loisirs ou à continuer des études interrompues par la maladie. Facilités pour les étudiants en médecine à continuer leur scolarité à Alger.

L'hôpital de Mustapha peut contenir 800 malades; il fournit des ressources cliniques de premier ordre comme on en trouve rarement dans un hôpital de province. L'étudiant en médecine, prédisposé à la tuberculose ou légèrement atteint, trouvera, avec les matériaux cliniques, les ressources pécuniaires que comportent différentes places acquises aux concours : préparateur à l'Ecole, externe ou interne à l'hôpital civil.

La saison hivernale s'étend de novembre à mai.

Médecins :

MM. Aboulker C., Aboulker H., Azoulay, Bacri, Battarel, Bernard, Barraud, Bordet, Bounhiol, Bourlier, Bouzian, Brault, Brenta, Bressy, Bruch, Beulaygue, Cabanes A.*, Cabanes E., Cabanes H., Cange, Casset, Caussidou, Cochez A., Cochez L., Collardot, Crespin, Curtillet, Darricarère, Dechenne, Decréquy, Delara, Denis, Deshayes, Ducrocq, Durrieu, Egrot, Fassina, Frisson, Gagé, Germaix, Gillot, Goinard père, Goinard fils, Grosclaude, Hanoune, Hugues, Horowitz, Jarron, Julien, Labbé, Labrosse, Laporte, Lavernhe, Leblanc, Liaras, Lubac, Machtou, Marini, Martin A., Martin E., Michel, Milliot, Moggi, Moreau, Moutet, Murat, Nissen, Pascal, Raoust, Raynaud, Rey, Rouquet, Sabadini, Saliège, Scherb, Pinelli, Soulié, Stéphann, Stumpf, Témime, Thiébaut, Thomson, Trolard, Verhaeren, Vérité, Vincent.

ALLEVARD

(Isère)

Sulfurées calciques, froides

Il n'y a qu'une source à Allevard ; elle a été captée en 1840, puis amenée à l'établissement thermal créé en même temps à trois cents mètres de là. Elle naît au sein de masses triasiques qu'elle traverse pour passer dans les calcaires noirs du lias, riches en matières bitumineuses, où se fait la réduction de ses sulfates et se constitue sa minéralisation. Le débit de la source est d'environ 130.000 litres par vingt-quatre heures.

CARACTERES PHYSIQUES ET CHIMIQUES. — L'eau d'Allevard est froide (16°), gazeuse par la présence de l'acide sulfhydrique et de l'acide carbonique. Prise à la source, elle est incolore ou plutôt d'une blancheur opaline due à une multitude de bulles d'acide carbonique ; celles-ci, en s'échappant, rendent à l'eau toute sa transparence, et laissent déposer un précipité de soufre (soufre colloïdal) à l'état d'extrême division. Elle a une odeur d'œufs pourris due à l'acide sulfhydrique, et une saveur piquante due à l'acide carbonique. Elle est légèrement acide à la sortie du robinet, et, après l'évaporation des gaz, devient bientôt alcaline.

Ce qui caractérise l'eau d'Allevard, au point de vue de sa composition, c'est *l'acide sulfhydrique libre à la dose de 24 cc 7 par litre*. Elle contient en outre de *l'acide carbonique, de l'azote, du chlorure de sodium* (o gr. 54), *du sulfate de sodium* (0.41), *du carbonate de calcium, de la silice et des traces d'arsenic*. En résumé, l'eau d'Allevard est sulfhydriquée, chlorurée, sodique et calcique, gazeuse et froide.

MODES D'EMPLOI. — La médication d'Allevard est de deux sortes : interne et externe appliquées conjointement dans tous les cas ; leur importance peut être considérée comme égale.

1° Le traitement interne consiste dans la boisson. Celle-ci est prise à la buvette de la source ou à celle de l'Etablissement, selon les effets qu'on veut produire. A la source, elle possède toutes ses qualités natives, c'est une eau vivante ; à l'Etablissement, elle est moins chargée de gaz par suite de son passage dans les tuyaux ; c'est, pour ainsi dire, un diminutif de la première. Nous avons ainsi deux moyens gradués de prescrire la boisson. Celle-ci est prise deux fois par jour, le matin, à jeun, le soir, vers les quatre heures ; les doses varient du quart de verre au verre entier.

2° Le traitement externe consiste surtout dans l'inhalation à laquelle sont soumis tous les malades. C'est de beaucoup la médication la plus suivie à Allevard, et pour ainsi dire la spécialisation de sa cure, sans préjudice de tous les autres moyens hydrologiques usités dans les stations thermales : pulvérisations, douches de gorge, de nez, gargarismes, reniflements, bains généraux, bains de pieds, douches générales, locales, écossaises, alternatives.

a) Inhalation. — Médication spéciale à Allevard, inventée par Niepce père en 1852.

Il y a deux sortes d'inhalations : la *froide*, à la température originelle, et la *tiède* à la température de 27° à 30°. Dans les salles d'inhalation froide, l'eau jaillit et retombe dans une série de vasques superposées de façon à multiplier la surface de dégagement des gaz. A sa sortie, elle ne contient plus qu'un centimètre cube de gaz. Ces salles sont au nombre de sept, et présentent, en moyenne, une capacité de 200 mètres cubes chacune ; elles sont aérées à intervalles fréquents et réguliers, et leur hygiène est très surveillée (crachoirs, aération). Les malades n'ont besoin d'aucun appareil ni vêtement spéciaux pour suivre les séances ; mais le séjour y est fractionné par séances de trois à quinze minutes, cinq à six fois par jour.

Les salles d'inhalation tiède sont au nombre de quatre. L'atmosphère de chacune d'elles est constituée par l'air atmosphérique mélangé à la vapeur d'eau sulfureuse, et aux gaz qui s'en dégagent par le même artifice qu'aux inhalations froides. La vapeur d'eau sulfureuse s'exhale d'un plancher à claires-voies, si bien qu'un brouillard épais remplit la salle. Chaque malade dépose ses vêtements dans une cabine et revêt un peignoir pour entrer dans la salle. La durée du séjour varie de vingt à quarante-cinq minutes en une seule séance, de préférence le matin.

b) Pulvérisation. — Toujours chaude, elle se fait au moyen d'appareils à vapeur semblables à ceux usités pour l'antisepsie ; deux grandes salles sont affectées à ce service ; les malades y font une à deux séances de dix à quinze minutes par jour.

e) Douches de gorge et de nez. — Deux grandes salles également sont affectées à ces appareils disposés tout autour de chacune d'elles. Ceux-ci lancent un jet d'eau horizontal presque capillaire et tiède que le malade reçoit dans la gorge, ou qu'il dirige au moyen d'un petit tube de caoutchouc dans chacune des narines.

d) Gargarismes, reniflements. — Ils se font soit à la buvette de la source, soit à celle de l'Etablissement avec l'eau sulfureuse tiède, par verrées fréquentes et successives.

e) Douches générales. — Médication très suivie à Allevard, soit pour combattre certaines manifestations arthritiques, soit surtout à titre de révulsifs avec ou sans sudation, associées aux inhalations chaudes de façon à ce que le malade passe directement de la salle d'inhalation chaude sous la douche (37 à 40°) (asthme, catarrhe bronchique, emphysème, laryngite, trachéite chronique).

La douche est aussi donnée sous la forme écossaise, alternative, locale, etc. Une salle de douche hydrothérapique est annexée.

f) Douche ascendante.

g) Bains. — Ils sont préparés avec l'eau sulfureuse pure ou mitigée, dans des proportions variables.

h) Bains de pieds et bains de jambes. — Médication révulsive très employée à 48°, 50° et de courte durée (deux à trois minutes).

ACTION PHYSIOLOGIQUE. — Il faut l'envisager sous les deux modes d'emploi de nos eaux : boisson et inhalation. Prise à l'intérieur, l'eau se digère facilement, augmente l'appétit, diminue l'acidité gastrique et urinaire, augmente la diurèse et constipe légèrement, augmente le coefficient d'oxydation organique et relève la nutrition. Elle est donc stimulante. Même par le seul usage interne, elle calme peu à peu la toux et diminue l'expectoration ; cette action est bien plus manifeste quand, à la boisson, on joint l'inhalation. Cette action est due tout entière à l'hydrogène sulfuré ; celui-ci est, comme on le sait, un agent réducteur puissant, très avide d'oxygène ; il dépose son soufre à la surface des muqueuses respiratoires, en modifie la vitalité ; la sécrétion, qu'il accroît au début, diminue le nombre des colonies microbiennes, moins par antisepsie que par stimulation des muqueuses, et relèvement de leur vitalité. Il a, en outre, une action sédative augmentée par son association à l'acide carbonique et à l'azote.

En résumé, stimulation au début, sans qu'il y ait excitation ni congestion ; sédation générale et locale à la fin du traitement ; l'eau d'Allevard est doucement stimulante et non congestive.

INDICATIONS. — L'indication dominante, générale, c'est *l'arthritisme dans ses manifestations respiratoires et dans les sécrétions des muqueuses* de cet appareil : susceptibilité bronchique, trachéite chronique, bronchite à répétition, bronchite tenace, catarrhe bronchique, emphysème, asthme, suites de grippe, de rougeole, de coqueluche, asthme des foins, toux chronique de l'adénopathie trachéo-bronchique, accidents pulmonaires de la syphilis, pleurésie mal résolue, suivie ou non de vomiques, pneumonie ayant laissé de l'induration, tuberculose pulmonaire, à la période d'imminence, tuberculose confirmée, fermée ou ouverte, à la condition d'être apyrétique, ou presque apyrétique, même s'il y a des crachats hémoptoïques, de petites excavations, pourvu que l'état général soit resté satisfaisant.

Du côté de la gorge et du nez, les pharyngites chroniques, rhinites, amygdalites lacunaires, hypertrophies amygdaliennes, hypertrophie de la glande de Lushka, végétations adénoïdes, laryngites chroniques, troubles fonctionnels du larynx.

Du côté de la peau, l'eczéma séborrhéïque, l'impetigo, l'acné, les conjonctivites chroniques, les accidents secondaires de la syphilis.

Au point de vue général, l'anémie, les convalescences, les suites d'intoxication par le plomb, etc. Une indication toute particulière tirée de l'action doucement stimulante de l'eau, c'est son emploi dans les affections respiratoires des enfants aux tendances congestives, faciles à exciter.

Les nerveux aussi trouveront à Allevard une station calmante qui n'expose pas à des phénomènes de congestion ou d'hémoptysie.

CONTRE-INDICATIONS. — *a) Formelles:* Les affections aiguës ou fébriles, ou les périodes aiguës des maladies chroniques, surtout respiratoires ; la tuberculose à la période de fièvre, ou de larges excavations, les affections du cœur non compensées, ou à la période d'asystolie, les affections des centres nerveux, le cancer, la néphrite, l'artério-sclérose avancée.

b) Relatives : La fièvre des tuberculeux si elle est due à une poussée congestive récente, ou à une résorption toxinique ; les affections du foie, des reins, la lithiase hépatique ou rénale qui peuvent être réveillées par l'usage de la boisson sous la forme de coliques hépatiques ou néphrétiques, les affections de l'estomac ou de l'intestin. Cependant la diarrhée et les troubles gastro-intestinaux de la tuberculose ne sont des contre-indications que dans la période de cachexie. Il en est de même des hémoptysies lorsqu'elles ne sont ni fréquentes ni abondantes. L'âge un peu avancé est ici, comme dans beaucoup de stations, une raison de s'abstenir.   ,

RESSOURCES HYGIENIQUES. — Cure d'air à diverses altitudes, cure de montagne, hôtel et châlets de la Ferrière et du Curtillard (1.000 mètres). Etablissement de bains de petit-lait. Bains aromatiques.

Service de désinfection des plus complets ; étuve à vapeur fixe pour literie, linge et vêtements. Autoclave au formo-chlorol pour désinfection à domicile.

Allevard, chef-lieu de canton du département de l'Isère (2.500 habitants).

A 615 kilomètres de Paris, ligne de Paris en Italie (embranchement de Chambéry à Allevard par Pont-Charra-sur-Bréda, gare d'Allevard).

Prix de Paris : 72 fr. ; 49 fr. 50 ; 31 fr. 20.

Durée minima du trajet (trains rapides) : 11 heures.

Durée moyenne (trains directs) : 14 heures.

Deux courriers par jour pour Paris ; télégraphe, téléphone avec Paris, etc.

Altitude : 465 mètres. — Orientation principale : nord-ouest, sud-est.

Climat tempéré de demi-montagne, pas de vent ni d'humidité ; température moyenne de l'été : 18°.

Vigne, maïs, mûriers, noyers.

Aspect général du pays : vallée ouverte du sud au nord, parcourue par le torrent le Bréda, et entourée de montagnes dont l'altitude varie de 1.200 à 3.000 mètres. Massif d'Allevard ; bonnes routes.

Distractions de la station : casino, théâtre, orchestre dans le parc, excursions nombreuses et faciles,Brame-Farine avec descente en traîneaux, les Sept-Lacs, etc.

Prix des hôtels : 9 à 12 francs tout compris.

Saison : du 1er juin au 1er octobre.

   Médecins :

MM. Boël, Chataing, Didier, Mansord, Niepce*, Revillet.

AMÉLIE-LES-BAINS

(Pyrénées-Orientales)

Sulfurées sodiques, thermales et hyperthermales

Vingt-deux sources de 20 degrés à 61 degrés, dont les principales sont : le *Grand-Escaldadeur, Englada, Amélie-Bains, Pectorale, Piscine, la Galerie*, etc., réunies dans un hôpital militaire modèle et deux établissements civils : Bains Pujade, Thermes Romains ou Pereire, émergent du gneiss recouvert de schistes au Nord ; plus bas : terrains secondaires cambrien et triasique.

Eaux claires, transparentes, à odeur hépatique, devenant bleuâtres au contact de l'air, puis blanches par dépôt de soufre, très altérables par conséquent ; minéralisées par le sulfure de sodium, entre 0,025 et 0,039, et les sels communs aux eaux sulfureuses primitives, silicate de soude, chlorure de sodium, lithium, beaucoup de matière organique.

Débit de 1.272.000 litres par vingt-quatre heures.

Employées en boisson et traitement externe : bains, douches, bains de vapeur avec massage, piscines grandes et petites, inhalations, pulvérisations.

Adjuvant : eau alcaline ferrugineuse du Boulou.

Action excitante commune aux eaux sulfureuses et thermalisées, pouvant se transformer en action altérante, sédative même, etc.

INDICATIONS. — Communes aux eaux sulfureuses : rhumatisme subaigu et chronique, dermatoses torpides, syphilis. Spéciales : blessures, scrofulo-tuberculose des os et des muqueuses. Tout à fait spéciales de par le climat et les eaux : traitement de la phtisie pulmonaire.

Cure d'été et d'hiver.
Altitude : 276 mètres.
A 1.002 kilomètres de Paris. Lignes : Paris-Lyon par Montpellier et Narbonne ; du Midi, Bordeaux, Toulouse, Perpignan.

Médecins :
MM. Arnal, Lemarchand, Picard, Pujade.

ANDABRE

(Aveyron)

Bicarbonatées sodiques, froides

Deux sources : celle de la buvette ou de la fontaine et celle des bains.

CARACTÈRES PHYSIQUES ET CHIMIQUES. — L'eau de la buvette est froide, 10°,7. Elle est claire et d'une limpidité parfaite, gazeuse, à goût acidulé et légèrement styptique. Bicarbonate de soude 3 grammes 1.690 par litre ; o gr. o.180 de carbonate ferreux et acide carbonique en grande abondance. C'est donc une eau bicarbonatée sodique, ferrugineuse et gazeuse. Non loin de cette source, il en existe une autre située derrière l'établissement hydro-minéral, utilisée pour les bains.

MODES D'EMPLOI. — Les eaux d'Andabre sont employées en boisson, en bains et en douches.

ACTION PHYSIOLOGIQUE. — L'eau d'Andabre exerce une action stimulante, même excitante, non seulement sur l'appareil digestif et sur les organes génitaux urinaires, mais encore sur l'organisme entier. La plupart des fonctions, celles des organes abdominaux surtout, se font avec un surcroît d'activité. Au bout de quelques jours, l'appétit devient meilleur, les digestions sont plus faciles, la sécrétion des follicules muqueux de l'intestin est augmentée, celle des reins de même. Toutes les muqueuses en général deviennent plus rouges ; tantôt c'est à la gorge qu'on éprouve une sensation de sécheresse et de douleur, tantôt c'est dans le canal de l'urèthre qu'on éprouve des picotements ; quelquefois il survient une diarrhée qui peut être portée assez loin. Dans d'autres circonstances, l'effet contraire se produit, c'est-à-dire la constipation.

INDICATIONS. — 1º Les dyspepsies atoniques et flatulentes, survenues à la suite des maladies de longue durée, les fièvres typhoïdes surtout, l'influenza, etc. ; 2º Les dyspepsies avec chloro-anémie ; 3º Les dyspepsies acides, symptomatiques souvent d'un engorgement du foie.

Dans les affections chroniques du foie : engorgements, coliques et calculs hépatiques, ictère, cette eau montre toute sa puissance. C'est comme bicarbonatée sodique qu'elle agit, de même que dans les dyspepsies acides, dans le pyrosis.

REIN. — *Gravelle urique.* — Cette eau d'Andabre a le double avantage d'augmenter la sécrétion urinaire, de faciliter aussi l'expulsion de l'acide urique et sa dissolution et empêche sa formation.

CATARRHES VÉSICAUX ANCIENS. — Dans les catarrhes vésicaux chroniques, l'eau d'Andabre convient à merveille ; elle fait cesser la sécrétion exagérée des mucosités, elle augmente le ressort de l'organe vésical.

GOUTTE. — L'eau d'Andabre détruit ou amende la dyspepsie et la gravelle qui la compliquent si souvent, et contribue en partie à éloigner les crises articulaires, à les rendre plus légères, à diminuer enfin l'intensité de la disposition goutteuse.

CHLOROSE ET ANÉMIE. — Les états morbides dans lesquels le sang est appauvri, les fonctions languissantes réclament aussi l'usage de l'eau d'Andabre si utile comme moyen reconstituant. Sous son influence, le flux menstruel se rétablit ou se régularise.

CONTRE-INDICATIONS. — Toutes les affections organiques et les affections aiguës telles que le cancer de l'estomac, l'hypertrophie du cœur, l'anévrisme des gros vaisseaux intra-thoraciques, le catarrhe bronchique avec irritation, la prédisposition aux hémorrhagies actives ayant leur siège dans la muqueuse des voies aériennes, la tuberculose, les affections du larynx, etc. Si la grossesse n'en contre-indique pas d'une façon absolue l'usage, il faut du moins en user avec sagesse.

RESSOURCES HYGIENIQUES. — Grâce à son altitude de 437 mètres, Andabre jouit du climat des montagnes, excellent pour les vieillards, les infirmes, les convalescents de maladies graves, et les enfants en voie de dentition.

Les sources d'Andabre sont situées à 4 kilomètres de Camarès (Aveyron) ; de Saint-Affrique à Andabre, 26 kilomètres ; gare de Ceilhes-Roqueredonde, 28 kilomètres. Voitures à tous les trains. Paris-Orléans, 1.059 kilomètres.

Orientation principale : Ouest-Sud. Climat doux et tempéré.

Pays vallonné, bois, prairies. Belles routes.

Prix de l'hôtel : 7 fr. 50 et 4 fr. 50.

Saison : 15 juin au 1ᵉʳ octobre.

Médecin :

M. Martin.

ARCACHON

(Gironde)

Edifiée dans une immense forêt (100.000 hectares) de pins toujours verts, Arcachon est située sur la rive Sud d'une vaste baie de 80 kilomètres de pourtour, communiquant par une large ouverture avec l'Océan Atlantique, soumise comme lui au flux et reflux des marées qui lui portent et rapportent deux fois par jour 350 millions de mètres cubes d'eau de mer.

Divisée par sa situation topographique en deux villes :

a) La ville basse, étendue sur quatre kilomètres le long de la plage, station de bains de mer ;

b) La partie de la ville exclusivement forestière, ou *ville d'hiver*, vaste parc anglais aux allées sinueuses d'une superficie de 130 hectares abritant 350 chalets de toutes dimensions et de tout style.

SOL. — Le sol est uniquement constitué par le sable, qui monte dans la forêt à une hauteur variant de 25 à 60 mètres et que l'on trouve encore à une profondeur de 60 mètres au-dessous du niveau de la mer. C'est un sable quartzeux, hyalin, d'une grande ténuité, blanc, légèrement jaunâtre, contenant des parcelles de fer, de mica et de faibles débris de coquilles, dans lequel on ne rencontre que très peu de matières organiques. Très rayonnant, mauvais conducteur du calorique, *très perméable*. Il s'en suit qu'il n'y a d'eau stagnante ni dans le sol ni dans le sous-sol.

CLIMAT. — Cette situation au milieu d'une forêt de pins toujours verts, le voisinage de l'Océan Atlantique, la perméabilité du sol et du sous-sol donnent pour caractéristique du climat : l'uniformité, la stabilité, et le font entrer dans la classe des climats marins.

TEMPERATURE. — Arcachon, par sa température, se classe parmi les climats tempérés. En effet les moyennes thermométriques sont :

Annuelle : 13°,34.

Saisonnières. — Automne : 14°,41 ; hiver : 6°,33 ; printemps : 12°,63 ; été : 20°,44 ;

Mensuelles. — Octobre : 13°,94 ; novembre : 9°,94 ; décembre : 5°,97 ; janvier : 5°,31 ; février : 6°,40 ; mars : 9°,42 ; avril : 12°,71 ; mai : 15°,74.

Période diurne (9 heures à 5 heures). — Octobre : 15°,72 ; novembre : 11°,30 ; décembre : 7°,17 ; janvier : 6°,50 ; février : 7°,89 ; mars : 11°,47 ; avril : 14°,91 ; mai : 18°,19.

Par l'amplitude moyenne des oscillations et les oscillations nycthémérales de la température, Arcachon est un climat régulier à courtes oscillations, type *climat marin Atlantique*. En effet l'amplitude moyenne de la variation de 24 heures est la suivante : octobre : 9°,52 ; novembre : 7°,35 ; décembre : 6°,71 ; janvier : 6°,87 ; février : 7°,58 ; mars : 10°,77 ; avril : 10°,76 ; mai : 11°,13.

Minimum d'amplitude : l'automne et l'hiver. — Les appareils enregistreurs ont en outre démontré, — phénomène des plus importants pour l'aération continue, — que pendant la période nocturne, il y avait arrêt de l'abaissement et même relèvement de la température vers minuit.

PRESSION ATMOSPHERIQUE. — Par le fait de sa situation géographique par 44°,40 de latitude septentrionale et 3°,30 de longitude occidentale, Arcachon jouit d'une pression barométrique fort élevée : 762 millimètres (troisième zone de Kaemtz), pouvant varier avec les perturbations atmosphériques de 755 à 775 millimètres, mais en général sans brusquerie. L'oscillation diurne, très lente, est, en moyenne, de huit dixièmes de millimètre.

Arcachon doit au voisinage de l'Océan et à la prédominance des vents du large un régime hygrométrique et pluviométrique particulier. La pluie tombe surtout par averses torrentielles et moins fréquemment d'une façon lente et continue, de préférence la nuit, d'où pas de radiation. Des journées très belles succèdent très souvent à des nuits pluvieuses.

Les quantités d'eau recueillies au pluviomètre donnent par saison : automne : 315 millimètres 6 ; hiver : 224,6 ; printemps : 189,3 ; été : 169,4.

Malgré cette quantité d'eau relativement élevée, mais grâce à la végétation et à l'extrême perméabilité du sol, l'état hygrométrique n'est pas très élevé : automne : 80°, hiver, 87°,3 ; printemps, 73°,8 ; été, 67°,0. Moyenne de l'année 77°,0. Arcachon rentre donc dans la catégorie des *climats d'humidité moyenne* (Weber), *d'humidité désirable*, *d'humidité thérapeutique.*

VENTS. — Les vents dominants soufflent dans la demi-rose S.-O. O. N.-O. ; venant du large, ils sont tièdes parce que réchauffés en léchant le Gulf-Stream et la nappe chaude des landes; humides, parce qu'emportant les vapeurs océaniennes ; purs parce que vierges de tout contact avec les agglomérations humaines. Quand par exception ils soufflent dans la demi-rose N.-E. E. S.-E., ils sont encore purs, parce que purifiés par l'immense forêt de pins qu'ils viennent de traverser. S'ils soufflent en tempête, cette même forêt et les dunes élevées sur lesquelles ils viennent se briser diminuent leur impétuosité. A tel point que les personnes habitant la ville d'hiver ne se doutent souvent pas des ravages qu'ils produisent sur la côte.

AIR. — On trouve dans l'air d'Arcachon : ozone, chlorure de sodium, iode, brome, éléments constitutifs de l'atmosphère marine ; en plus : ozone et essence de térébenthine émanant de l'atmosphère forestière. La présence de ces deux corps dans l'air de la forêt, soupçonnée depuis longtemps, a été démontrée expérimentalement par d'ingénieuses expériences de M. Duphil, élève de l'Institut Pasteur. Cet auteur a décelé o gr. oi d'essence de térébenthine par litre dans l'air de la plage et o gr. 025 dans celui de la forêt. C'est au printemps et par les temps chauds et humides qu'elle s'y trouve en plus grande proportion.

Aussi s'explique-t-on la présence de l'ozone, produit d'oxydation des émanations résineuses. La production marche parallèlement à celle de l'essence de térébenthine ; comme elle, elle est plus abondante dans la forêt, au printemps et par les temps chauds et humides.

Cette grande proportion d'ozone (désinfectant merveilleux) explique la pauvreté de l'air en sédiments organiques, microorganismes et bactéries, expérimentalement démontrée du reste.

Arcachon est donc une station à climat tempéré, sédatif, tonique et aseptique, formule tirée des données physiques, chimiques et biologiques qui précèdent; elle est à la fois station d'été pour bains de mer et station d'hiver à double gamme forestière et marine.

INDICATIONS. — En tant que station marine proprement dite, Arcachon offre toutes les ressources des bains de mer, et réclame, comme toutes les stations du même genre : le rachitisme, la scrofule, la tuberculose osseuse, ganglionnaire, etc. Convient tout particulièrement aux enfants débiles nerveux qui ne peuvent supporter le vent vif de la Manche ou de l'Océan, les plages plus sèches ou plus excitantes de la Méditerranée, les lames de la pleine mer. Ils trouvent ici une plage constituée par du sable fin, une nappe d'eau calme, sans vagues, d'une température élevée : 18° à 24° pendant le semestre d'été, se prêtant merveilleusement à une cure minérale, ce qui a fait dire à Durand-Fardel : « Le bain de mer d'Arcachon est une cure minérale, ailleurs il est une cure d'hydrothérapie. »

Par sa double gamme : forêt, plage, la station climatérique offre de nombreuses indications que l'on peut résumer : la forêt aux nerveux, la plage aux scrofuleux.

Bénéficieront de la cure : tous les *débilités* à quelque titre que ce soit : anémiques, chloro-anémiques, neurasthéniques, les fatigués, les convalescents de longues et graves maladies, tous les surmenés par les plaisirs ou les affaires.

L'adénopathie bronchique, les reliquats bronchiques, pulmonaires ou pleuraux (bronchites chroniques, broncho-pneumonies, pleurésies, avec vomiques ou empyèmes, emphysèmes).

Les congestions ou indurations post-infectieuses, qu'elles soient le reliquat de rougeole, fièvre typhoïde ou influenza.

La tuberculose à forme hémoptoïque, la tuberculose fébrile se trouveront très bien soit de l'atmosphère forestière, soit de l'atmosphère marine, soit des deux combinées. L'état général se refaisant sous l'influence de la cure, les symptômes alarmants s'atténuent et cessent.

Il en est de même de la tuberculose pulmonaire chronique, dans laquelle il faut surtout tenir compte du terrain.

La phtisie des scrofuleux est particulièrement tributaire de la cure marine sur la plage et sur le bassin pendant les mois d'hiver.

Ce climat convient merveilleusement à tous les *candidats pulmonaires*, aux adolescents fatigués par la croissance et le surmenage intellectuel ou relevant de maladies infectieuses, aux jeunes enfants délicats, qui ont tout à craindre d'une tare héréditaire, tous candidats à la tuberculose.

La *coqueluche* s'améliore vite et guérit radicalement ; le nombre et la violence des quintes diminuent dès les premiers jours du séjour. Les propriétés sédatives de l'air, son asepticité due en grande partie à l'ozone expliquent ces heureux résultats.

Il convient à la plupart des asthmatiques, aux neurasthéniques, aux hystériques, à tous les névrosés pour lesquels une ambiance apaisante est nécessaire.

CONTRE-INDICATIONS. — La tuberculose miliaire aiguë sous toutes ses formes ;

La forme pneumonique de la tuberculose en période d'activité seulement ; car après la première accalmie, elle rentre dans les indications ;

Tous les torpides. Cependant pour les tuberculeux torpides qui avaient été tenus éloignés de la forêt d'Arcachon, cette contre-indication n'est plus aussi formelle depuis que se pratique la cure marine.

La cure hygiénique, cure d'air, cure de repos, cure d'alimentation se pratique régulièrement. Cette cure libre, en home sanatorium, qui se pratique ici uniquement, se fait très rigoureusement sous la surveillance du médecin, en s'inspirant des règles les plus précises de la méthode de Dettweiler. Tout concourt à obtenir ce résultat : les habitations disséminées dans le sanatorium (ville d'hiver), sur les versants des dunes et dans les files de leurs ondulations, entourées de jardins bien cultivés et admirablement entretenus (ces villas ont un cachet réel d'originalité) ; les pavillons de cure établis au milieu des fleurs, des eucalyptus, des mimosas (dealbata) ; les bateaux du pays qui par leur forme se prêtent admirablement à l'installation d'une chaise longue pour la cure marine sur une mer bleue et calme ; des denrées de premier choix enfin, et du lait excellent soumis chaque jour à une étroite surveillance.

HYGIENE. — Outre l'inspection des denrées alimentaires qui est l'objet d'une surveillance très étroite, toutes les mesures d'hygiène sont rigoureusement prises. La désinfection imposée par arrêté municipal est surveillée et contrôlée par un membre du corps médical spécialement délégué (médecin sanitaire). Elle est prescrite par le médecin traitant, même au cas de simple habitat par un malade à tuberculose ouverte. Toute désinfection non surveillée, non déclarée par le certificat du médecin sanitaire, n'est pas reconnue valable par les médecins de la station.

Arcachon : commune du département de la Gironde. 9.000 habitants.

A 640 kilomètres de Paris; chemin de fer de Bordeaux à Bayonne, embranchement de Lamothe à Arcachon.

Voiture directe de Paris à Arcachon (rapide).

Durée minima du trajet (trains rapides) : 8 heures.

Durée moyenne (trains directs) : 11 heures.

Six courriers par jour; 4 pour Paris. Télégraphe, téléphone avec Paris, etc.

Climat Atlantique, doux, tempéré.

Constitution géologique du sol : sable des dunes.

Aspect général du pays. — Ville d'été : plat. Ville d'hiver : accidenté, vallonnement des dunes. Nappe d'eau salée de 16.000 hectares d'un côté, immense forêt de pins de l'autre. Excellentes routes.

Prix des hôtels ou maisons de famille : à partir de 6 francs par jour; chalets meublés depuis 100 francs à 2.000 francs par mois.

Distractions: Casino, théâtre, lawn-tennis, golf.

Promenades à pied ou à cheval. Promenades en bateau très variées, pêche, chasse, chasse à courre.

Club du tennis, société de photographie, musée, aquarium, gymnastique suédoise.

Bordeaux à une heure en chemin de fer.

Saison: bains de mer: mai à fin octobre. — Station climatique: toute l'année.

Médecins :

MM. Bonnal, Bourdier, Cazaban, Déchamp, Dhourdin, Festal, Hameau*, Lalesque*, Lefebvre, Moyzès, Paillé, Pauliet*.

AULUS

(Ariège)

Sulfatée calcique, froide

Les sources sont au nombre de cinq : *Source Darmagnac*, 19° arsenicale ; *source Bacque*, 17° lithinée ; *Source Nouvelle*, 15° ; *Source des Trois-Césars*, 13° ; *Source Calvet*, 12°, ferrugineuse.

Le débit est d'environ 600.000 litres en 24 heures.

CARACTERES PHYSIQUES ET CHIMIQUES. — L'eau d'Aulus est claire, limpide, transparente, agréable au goût, sans saveur, mais avec un arrière-goût styptique.

Densité : 1009.6. Réaction légèrement acide. Minéralisation totale, 2.8 ; chaux et strontiane, 0.730 ; magnésie et soude, 0.12 ; acide sulfurique des sulfates, 1 gr. 3 ; sesquioxyde de fer, 0,005 ; arsenic, 0,0003 ; traces de chrome, d'iode, de cuivre, de mercure, de lithine, de zinc, d'antimoine, etc.

MODES D'EMPLOI. — Le traitement d'Aulus est surtout un traitement interne ; « on boit de l'eau » le matin à jeun. Cette cure d'eau se complète par l'hydrothérapie : bains, douches, étuves et massage.

ACTION PHYSIOLOGIQUE. — A la dose de 6 à 8 verrées (1.500 à 2.000 gr.), ingérées toutes les cinq minutes, elles sont purgatives, peu ou pas diurétiques ; si on espace les verrées de dix minutes en dix minutes, elles sont laxatives, puissamment diurétiques.

INDICATIONS. — Les indications découlent de l'action physiologique.

1° MALADIES GÉNÉRALES. — Tout le groupe des maladies par ralentissement ou de déviation de la nutrition, arthritisme et ses manifestations, goutte, gravelle, diabète, obésité, rhumatisme chronique, l'albuminurie de cause arthritique ; quand ces manifestations ont le caractère asthénique, atonique.

b) La neurasthénie, si souvent liée à l'arthritisme et à la dyspepsie, bénéficie des deux facteurs : cure d'altitude et cure d'eau *intus* et *extra*.

c) La chloro-anémie, les convalescences des maladies graves ayant entraîné un état de débilitation excessif.

2° AFFECTIONS CARDIAQUES. — L'artério-sclérose au début, les cardiopathies d'origine dyspeptique, les cardiopathies rénales avec dyspnée, la surcharge graisseuse, le pouls nerveux. Possibilité d'une cure de terrain.

3° ESTOMAC. — Dans les formes suivantes : *a)* dyspepsie hyperchlorhydrique.

b) Atonie gastro-intestinale avec constipation.

4° LITHIASE. — Qu'elle soit rénale, hépatique ou intestinale, la lithiase est sérieusement combattue à Aulus.

5° SPÉCIALISATION. — *a)* Dermatoses ; *b)* Syphilis.

CONTRE-INDICATIONS. — Toutes les maladies inflammatoires aiguës ou chroniques de l'appareil respiratoire, les affections cardiaques non compensées, l'insuffisance urinaire, l'hypertrophie prostatique, la néphrite aiguë, l'hypochlorhydrie, les affections carcinomateuses du tube gastro-intestinal.

Aulus, 900 habitants, par la ligne de Boussens à Saint-Girons, embranchement de la ligne de Toulouse à Bayonne.

Deux courriers par jour; télégraphe et téléphone.

Service public de voitures de Saint-Girons à Aulus. Chemin de fer électrique, à brève échéance, de Saint-Girons à Aulus.

Altitude : 800 mètres; 1.200 à 3.000 mètres sur les montagnes avoisinantes.

Orientation : N.-O.; climat d'été, température diurne de 10 à 20°; température nocturne : 7 à 8°.

Prix des hôtels : de 5 à 20 francs; maisons meublées.

Casino-théâtre, parc des Thermes, parc du casino, belles promenades, excursions nombreuses.

Saison : du 1er juin au 1er octobre.

Médecin :

M. Mouly*.

AX-LES-THERMES

(Ariège)

Sulfurées sodiques, thermales et hyperthermales

Ax-les-Thermes est la première station de France pour l'abondance et la variété de ses eaux : le nombre de sources dont on utilise les propriétés thérapeutiques s'élève à plus de soixante : leur débit total atteint plus de deux millions de litres en vingt-quatre heures.

CARACTERES PHYSIQUES ET CHIMIQUES. — La température des sources varie entre 22° et 77°5.

Le soufre y existe à l'état de combinaisons diverses *(mono-sulfure, polysulfure* et *sulfhydrate* de sulfure de sodium ; *sulfite* et *hyposulfite de soude — soufre précipité.)*

Ces eaux diffèrent les unes des autres par le degré de sulfuration, qui varie de o à 0,0024, par le degré d'alcalinité, dû au *silicate de soude,* qui va de 0,0095 à 0,1225 par litre, et par la quantité plus ou moins grande de matière organique (barégine). Cette substance donne à certaines sources un caractère particulier d'onctuosité. Quelques-unes (Viguerie par exemple) laissent dégager de l'azote en abondance.

D'autres subissent au contact de l'air des modifications de leur composition chimique se traduisant par le phénomène du *blanchiment.* Enfin certains métaux (cuivre, plomb, etc.) entrent en quantité très appréciable dans la composition des eaux.

MODES D'EMPLOI. — Quatre établissements thermaux (Couloubret, Modèle, Breilh, Teich) sont admirablement organisés pour les applications thérapeutiques des diverses sources. A l'aide de serpentinages variés on peut administrer des bains minéraux purs de tout mélange à toutes les températures balnéables. Quinze sections de bains, dont la composition varie avec la source d'origine, sont réparties dans les quatre établissements qui comprennent ensemble : 140 baignoires, huit salles de grandes douches, seize douches Tivoli, de nombreuses douches locales à pression variée, des étuves à gradins et en caisse, des bains locaux à eau courante, des douches ascendantes. Les salles de humage, les douches pharyngiennes et nasales, pulvérisées en coupe et en coupe mobile, les salles de massage complètent l'organisation thermale d'Ax.

Quatorze buvettes sulfureuses ou alcalines permettent d'utiliser en boisson l'eau de diverses sources. Les plus remarquables sont, parmi les sulfureuses, la *Petite sulfureuse, Saint-Roch à droite;* l'*Eau bleue* parmi les alcalines.

ACTION PHYSIOLOGIQUE. — 1° Les sources *sulfureuses fortes* déterminent une suractivité de toutes les fonctions, variable suivant les sujets et aussi suivant la température des bains employés. — Les *centres nerveux* sont exaltés (agitation, insomnie). — La *circulation* est activée par les pratiques *hyperthermales;* si la médication est *hypo* ou *mesothermale*, il y a au contraire ralentissement des battements du cœur. — La *respiration* est rendue plus facile et plus profonde, l'appétit devient généralement plus vif, les *fonctions digestives* plus régulières. — Des modifications importantes se produisent dans les *urines*. Elles deviennent plus *lourdes*, plus *abondantes* et contiennent une plus grande proportion d'urée et d'acide urique. — L'action des eaux d'Ax est surtout sensible sur *la peau :* les vaisseaux capillaires superficiels se dilatent, la transpiration est facilitée et rendue très abondante.

Bientôt l'excitation disparaît, les fonctions se régularisent et le baigneur éprouve un double sentiment de vigueur et de calme qui lui procure un bien-être indéfinissable.

La quantité assez considérable de matière azotée contenue dans quelques-unes des eaux à sulfuration moyenne, en atténuant l'effet excitant de l'élément sulfureux et en lui donnant une plus grande fixité, rend leur action plus modérée, mais plus soutenue.

2° Les sources *sulfureuses faibles* et les sulfureuses dégénérées sont *sédatives, tempérantes, diurétiques*, dépuratives et *résolutives*. — Un fait qui explique les effets si remarquables des eaux d'Ax c'est l'action due à leur *instabilité :* en contact avec l'air elles se décomposent plus ou moins rapidement, formant ainsi des corps nouveaux très actifs, puisqu'ils sont employés à *l'état naissant.*

INDICATIONS. — Le champ d'application des eaux d'Ax est très vaste : elles peuvent convenir dans tous les cas où les sulfurées sodiques alcalines sont indiquées, car il est toujours possible d'y instituer un traitement thermal approprié en même temps au malade et à la maladie. Le *nombre* des sources, la *variété* de leur *composition* rendent absolument impossible la spécialisation d'Ax. Voici, parmi les nombreuses maladies tributaires de ses eaux, les plus susceptibles de guérison ou de notable amélioration :

1° Le groupe important des *maladies arthritiques.*

2° Le *rhumatisme*, quelles que soient ses formes ou ses modalités (rhumatismes *articulaire, noueux, déformant, goutteux, nerveux, cutané, viscéral, puerpéral, blennorrhagique, etc.*), si toutefois l'acuité des manifestations n'y met pas obstacle.

3° Les *maladies du cœur* et du *système vasculaire*, pourvu que l'insuffisance du myocarde ne soit pas absolue : l'*artériosclérose*, les scléroses veineuses ou viscérales, la *phlébite*, les *affections variqueuses, les hémorroïdes.*

4° La *scrofule*, depuis la forme la plus atténuée jusqu'à la forme ulcéreuse.

5° Les affections *chroniques* des voies *respiratoires* supérieures et inférieures : *rhinites, pharyngites, angines, catarrhes tubaires, otites, laryngites;* les *bronchites*, l'*asthme*, l'*emphysème*, certaines formes torpides de *tuberculose pulmonaire.*

6° Les *maladies de la peau*, spécialement l'eczéma et ses diverses variétés.

7° Les *accidents syphilitiques* secondaires, ou tertiaires, justiciables des sources sulfureuses ou hyposulfitées, administrées concurremment au traitement spécifique ou en dehors de ce traitement.

8° Les *maladies utérines, les paralysies, les lésions osseuses* ou *tendineuses* suites de *traumatismes;* — enfin quelques maladies générales (chlorose, chloro-anémie, etc.).

CONTRE-INDICATIONS. — Les contre-indications des eaux d'Ax sont très restreintes, à cause du nombre et de la variété des sources, dont les unes, sédatives et calmantes, peuvent être si utilement employées dans les cas où l'on aurait à redouter l'action trop énergique des sources fortes. Certains états cependant contre-indiquent la cure thermale d'Ax; ce sont :

1° Toutes les maladies aiguës, quels que soient leur siège et leur nature.

2° Les cardiopathies avancées.

3° La tuberculose pulmonaire à une période trop avancée ou avec des lésions trop étendues.

4° Les cirrhoses hépatiques, et les affections du foie.

Ax-les-Thermes, chef-lieu de canton du département de l'Ariège, arrondissement de Foix : 1.800 habitants.

A 2 heures de Toulouse (par train express) ; ligne de Toulouse à Ax-les-Thermes : cinq trains montants, cinq descendants. Quatre courriers par jour ; télégraphe, téléphone.

Altitude moyenne : 718 mètres ; orientation principale : est-ouest.

Climat doux et agréable : la ville est abritée des vents du nord et de l'ouest par les montagnes avoisinantes, très élevées, couvertes de bois et de pâturages. — Air pur, très oxygéné, jouissant de propriétés toniques et sédatives. — La ville est située dans une pittoresque vallée, au confluent de trois torrents : l'Ariège, l'Oriège, la Lauze.

Excursions nombreuses et variées dans les environs. Dans la vallée de l'Ariège : gorges de Mérens, cascades de Saliens, l'Hoxpitalet (1.436 m.), lac du Comte (1.715 m.), l'Andorre.

Dans la vallée de l'Oriège : le parc et les cascades d'Orlu, les lacs de Naguilles (1.854 m.), de Beys (1.950 m.).

Sur les hauteurs environnant la ville, le Drazet (1.460 m.), le fort Pigeoulet (1268 m.), le plateau de Bonasue (1.370 m.), les pics du Tarbezou (2.366 m.) et St-Barthélémy (2.349 m.).

Dans la ville même, promenades : le Couloubret, le parc du Teich, le parc commmunal. Concerts tous les jours, sur le Couloubret, par un orchestre symphonique : casino, guignols, etc.

Saison du 1ᵉʳ juin au 31 octobre.

Médecins :

MM. Auphan*, Bonnans, Bouchet, Boyer*, Dresch*, Fugairon*, Lajaunie.

BAGNÈRES-DE-BIGORRE

(Hautes-Pyrénées)

Sulfatées calciques, thermales

Trois catégories d'eaux minérales composent la station thermale de Bagnères-de-Bigorre : 1° Les eaux *sulfatées calciques-magnésiennes* ; 2° Une source *sulfurée sodique* (Labassère) ; 3° Des eaux *ferrugineuses froides*. Les sulfatées calciques-magnésiennes arsenicales, au nombre de 37, caractérisent cette station, ce qui la séparerait absolument du groupe des sulfurées des Pyrénées, si elle ne possédait l'eau de Labassère.

Les températures des sources varient de 30 à 51 degrés.

Elles fournissent un débit de près de trois millions de litres d'eau par vingt-quatre heures.

CARACTERES PHYSIQUES ET CHIMIQUES. — Les eaux sont limpides, incolores, beaucoup laissent déposer sur les parois des tuyaux de conduite un dépôt floconneux ou adhérent de couleur rougeâtre.

La minéralisation totale, qui s'élève de 2 gr. à 2 gr. 6, est constituée principalement ainsi qu'il suit : bicarbonate de calcium, de magnésium, de fer et de manganèse, o gr. 299 ; sulfate de calcium, de magnésium, de sodium et de lithine, 2 gr. 102 ; chlorure de sodium, de potassium, o gr. 182 ; arséniate de sodium, de o gr. 0013 à o gr. 0003 ; cuivre, fluor, matière organique. Les dépôts laissés dans les tuyaux de conduite contiennent pour 100 gr. : sexquioxyde de fer et de manganèse, 73 gr. 72 ; arséniate de sodium o gr. 47.

Quant à la source sulfureuse de Labassère, elle est un des plus beaux fleurons de la couronne thermale de Bagnères ; elle contient o gr. 046 de sulfure de sodium et chlorure de sodium, o gr. 20 ; son point d'émergence est à quelques kilomètres de la ville.

Le troisième groupe est représenté par quatre sources

ferrugineuses froides arsenicales : Angoulême, Grand-Pré, Métaou et Brauhauban.

MODES D'EMPLOI. — ACTION PHYSIOLOGIQUE. — La cure de Bagnères comprend l'usage des eaux de boisson, bains, douches, piscines n° 3, pulvérisations, humage, vaporarium, inhalation, massage. Relativement aux réactions qu'elles peuvent provoquer au début, on les a divisées en sédatives, stimulantes ou intermédiaires et excitantes. Dans ce dernier cas la sédation tonique arrive dans la seconde phase de leur action.

La source de *Salut* (quelquefois sulfhydriquée), est d'un goût un peu fade, légèrement salé ou atramentaire ; quelques-unes sont onctueuses.

Les fonctions digestives sont stimulées, l'excrétion de l'urine et les sécrétions intestinales et bronchiques sont activées ; quelquefois elles constipent, la diurèse seule persiste constamment. La température de certaines sources peut donner une stimulation très nette, mais bientôt cette réaction exagérée disparaît, la sédation et l'action décongestionnante apparaissent, il peut y avoir un réveil des douleurs, augmentation de flux muqueux et sanguin ; ces phénomènes d'intolérance, qui peuvent se montrer vers la fin du séjour, s'éteignent avec le repos.

Quatre sources peuvent être mises en relief pour jalonner les applications thérapeutiques de la classe arsenicale et thermale. Salies, 51°, Salut 33°, le Foulon 35° et la Peyrie 29°. Trois de ces sources appartiennent aux thermes Marie-Thérèse, bâtis sur l'emplacement des anciens thermes romains ; là se trouvent cinq buvettes et un outillage complet d'exploitation thermale ; les trois piscines sont aux néo-thermes.

L'établissement de Salut, très important, est situé à un kilomètre de la ville ; il comprend 28 cabinets de bain à eau courante ; il est muni de douches variées dans leurs applications ; la source de l'intérieur, particulièrement digestive, alimente la buvette ; la Pompe et la Montagne, 31° et 33°, sont utilisées aux baignoires et aux douches.

Les algies, douleurs nerveuses de l'estomac, de l'intestin, du cœur, de la peau, de la vessie, de l'utérus, dont nous parlons plus bas, y reçoivent un traitement très approprié ; on remarque encore les établissements du Grand-Pré, 35°, Lias, 38°, Versailles 35°, Bellevue 45°.

On boit à Bagnères autant qu'on se baigne ; il y a des sources sédatives, ferrugineuses, sulfureuses et laxatives, ce qui permet de faire l'application des cures associées.

INDICATIONS. — La formule thérapeutique, l'indication dominante auxquelles s'appliquent plus particulièrement les eaux sont les suivantes : Neuro-arthritisme et herpétisme ; maladies accompagnées d'irritabilité congestive et nerveuse ; nervosisme ; algies ; états anémiques.

1º NEURO-ARTHRITISME. — Dans la période des désordres dynamiques et dans celle où la lésion est peu avancée malgré la suractivité nerveuse, les eaux sont bien supportées ; cette médication convient encore aux névralgies, dyspepsies, phlébites d'ordre neuro-arthritique. Elles sont efficaces dans le traitement du rhumatisme chronique simple partiel, nodosités d'Heberden, rhumatisme fibreux et la polyarthrite déformante ; les algies des nerfs, des muscles, la gastralgie et l'entéralgie.

2º MALADIES DU SYSTÈME NERVEUX. — Dans les myélites chroniques d'origine rhumatismale ; dans le tabes incipiens la maladie peut être enrayée ou améliorée dans ses principaux processus ; la neurasthénie avec ses symptômes céphalée, rachialgie, gastro-intestinaux, l'hystérie et ses formes protéïques se traitent avec succès.

3º LA CHLORO-ANÉMIE avec ses manifestations variées, utérines, dyspeptiques et nerveuses, trouve auprès des sources de Bagnères des traitements très appropriés.

4º AFFECTIONS UTÉRINES. — Les malades atteintes de métrites accompagnées d'état névropathique général, de dysménorrhées douloureuses liées au neuro-arthritisme trouvent aussi un traitement sédatif et tonique, alors qu'elles ne sauraient s'exposer sans danger à l'action des eaux moins sédatives.

5º MALADIES DU TUBE DIGESTIF ET ANNEXES. — La dyspepsie avec éréthisme, et hypersthénie chez les rhumatisants, les névropathes et les neurasthéniques, reçoit à la station un traitement avantageux et recherché ; la stase gastrique ne contredit pas l'emploi de l'eau prise à dose modérée ; elle agit contre les complications rénales et urinaires, gravelle, calculs phosphatiques, phosphaturie. La dyspepsie est souvent le phénomène initial de l'entérite chronique et de l'entéro-colite muco-membraneuse chez les neurasthéniques ; elle accompagne les maladies utérines des malades qui viennent récla-mer, non sans succès, les eaux de Bagnères.

6° MALADIES DE LA PEAU. — Les manifestations de l'herpe-tico-arthritisme, le prurigo et l'eczéma des nerveux, gastral-giques, prurigineux irritables auxquels les eaux douces sont indispensables, trouvent encore une médication appropriée. Les lymphatiques seront adressés à la source sulfureuse de Labassère.

7° MALADIES DES VOIES RESPIRATOIRES. — Les malades atteints de catarrhes bronchiques, d'angines chroniques, sont traités par les sources de Salies, calciques arsenicales, et par l'eau de Labassère, sulfurée sodique ; la première convient aux constitutions neuro-arthritiques disposées aux irritations congestives et spasmodiques. La deuxième convient dans les affections atoniques où manquent les réactions avec éréthis-mes, à allure congestive et spasmodique.

CONTRE-INDICATIONS. — Les contre-indications s'im-posent dans les dégénérescences viscérales, artérielles ; les lé-sions récentes du système nerveux ; la période fébrile du rhu-matisme ; les maladies cardiaques mal compensées, hors de la phase dépressive.

Bagnères-de-Bigorre, station terminus du réseau du chemin de fer de Tarbes à Bagnères.

Altitude : 556 mètres ; température estivale : 17° ; atmosphère claire et pure, climat de montagne tempéré.

Hospice civil.

La saison commence le 15 juin ; époque de choix : du 1er juillet au 30 septembre.

On y trouve les ressources d'une grande station thermale ; églises, temple ; hôtels nombreux, chalets ; promenades intérieures, courses de montagne. Casino : opéras, opérettes, comédies, bals ; repré-sentations tous les soirs, concerts au parc tous les jours.

Médecins :

MM. Cazalas, Chabert, Collongues, Cougombles, Dejeanne*, Gandy*, Kruger, Lafforgue*, de Lagarde*, de Larbès, Morisot, Mondon, Rosié, Pédeprade, de Villegente, Chayé.

BAGNOLES-DE-L'ORNE

(Orne)

Eaux indéterminées, thermales et froides.

Il y a deux sources à Bagnoles-de-l'Orne : l'une, la *Grande source thermale* (+ 26°), la seule qu'on emploie dans les affections justiciables de la station ; elle sort du rocher granitique de la vallée en laissant échapper de grosses bulles de gaz azote, avec un débit de 25.000 litres à l'heure. L'autre, la source des Fées ou source des Dames, est une eau ferrugineuse froide (+ 12°) utilisée exclusivement en boisson.

CARACTERES PHYSIQUES ET CHIMIQUES. — L'eau de la Grande Source est limpide, transparente, avec une légère teinte azurée, onctueuse au toucher, de saveur indifférente, laissant dans la bouche un arrière-goût légèrement styptique. Ce qui la caractérise essentiellement, c'est l'extrême faiblesse de sa minéralisation. Les éléments qui ont servi à la qualifier d'eau silicatée, chlorurée sodique et sulfatée n'y sont contenus qu'en quantité extrêmement minime : silice (0,013 par litre), chlorure de sodium (0,016), sulfate de soude (0,012).

MODES D'EMPLOI. — L'eau de la Grande Source se donne en bains, en douches et en boisson, mais ce sont les bains qui constituent la partie fondamentale du traitement. Les moyens adjuvants de la cure thermale peuvent avoir à Bagnoles-de-l'Orne une grande importance ; employés concurremment avec les bains, quand ils sont indiqués, ils rendent la guérison plus complète et plus rapide. C'est, en première ligne, la mobilisation, l'effleurage et le massage, la mobilisation pour rendre aux articulations leur souplesse, l'effleurage des téguments ou des veines quand la malade vient à Bagnoles dès le début de sa convalescence, moment le plus favorable pour commencer la cure, le massage dans les suites éloignées de phlébite. C'est, en seconde ligne, les arrosages en pluie fine, les grandes irrigations vaginales chaudes et prolongées dans le traitement des affections utérines, les douches anales, périnéales et lombaires dans le traitement des hémorrhoïdes, et, enfin, l'eau prise en boisson et les différentes pratiques d'hydrothérapie ; piscine de natation.

ACTION PHYSIOLOGIQUE. — L'eau de Bagnoles-de-l'Orne possède deux actions principales : 1º Une action excitante générale sur toutes les fonctions physiologiques, qui se traduit par un surcroît d'activité organique, par un sentiment de réconfort, de force et de mieux-être que presque tous les malades ressentent au début de la cure ; 2º Une action excitante spéciale sur les extrémités sensitives cutanées, qui détermine, par action réflexe sur les nerfs vaso-moteurs, la contraction des fibres musculaires lisses des petits vaisseaux et le resserrement des capillaires ; cette seconde action est propre à l'eau de Bagnoles et lui confère une véritable spécificité.

Par son action stimulante légère, l'eau de Bagnoles favorise la résolution des reliquats inflammatoires en réveillant les réactions languissantes des organismes affaiblis ; par son action vaso-constrictive spéciale sur les fibres musculaires lisses des petits vaisseaux, elle leur rend leur tonicité amoindrie ou perdue, décongestionne les tissus, combat la stase, régularise la circulation capillaire dans les réseaux superficiels et profonds, rétablit l'équilibre circulatoire et permet au cœur d'accomplir un travail plus utile et mieux coordonné. C'est à cette seconde action que l'eau de Bagnoles doit enfin son efficacité si remarquable dans les affections des veines.

INDICATIONS. — Les affections veineuses, les affections utérines et les rhumatismes chroniques coïncidant avec une lésion ou un état douloureux des veines sont les états morbides justiciables de Bagnoles-de-l'Orne.

1º Les affections des veines constituent l'indication dominante, la spécialisation de la station, spécialisation tellement connue des médecins, qu'aucun d'eux ne peut prononcer le nom de Bagnoles-de-l'Orne sans y associer celui des affections qui en sont le plus tributaires.

a) Les phlébites, ou plutôt *les suites de phlébites*, qui persistent si longtemps après l'extinction complète du processus inflammatoire si on abandonne l'organisme à ses propres forces, et que les bains de Bagnoles modifient d'une façon si favorable en activant la formation des voies de suppléance destinées à rétablir la circulation veineuse et en facilitant la résorption de l'œdème qui rentre dans le torrent circulatoire, pour être éliminé par les reins.

b) Les varices internes et externes, les varicocèles, les hémorrhoïdes, que les eaux de Bagnoles modifient d'une façon aussi efficace ; mais ce que le traitement thermal fait disparaître dans les varices, ce n'est pas la faiblesse organique des veines, cause première de la phlébectasie, ce sont les sensations douloureuses et les crampes dont souffrent les malades atteints de varices internes ; ce sont les phénomènes d'éréthisme, de congestion et d'inflammation lente qui finissent à la longue par déterminer des lésions irritatives péri-capillaires, point de départ de la phlébo-sclérose ; ce sont les indurations indolentes, les nodosités douloureuses qui se forment dans la paroi des veines variqueuses et constituent une cause prédisposante de phlébite. Ce que Bagnoles fait disparaître dans les hémorrhoïdes ce sont les phénomènes inflammatoires, les tuméfactions douloureuses, les engorgements érectiles, les exulcérations, excoriations et fissures dont les bourrelets hémorrhoïdaux et les hémorrhoïdes internes, quand elles sont habituellement procidentes à travers un sphincter relâché, sont le siège habituel ; ce sont les suintements séreux et séro-purulents auxquels elles donnent lieu et qui irritent toutes les parties voisines.

c) Les troubles circulatoires périphériques, aussi bien capillaires que veineux proprement dits, les congestions passives, les phénomènes de stase cutanée provoqués, soit par la faiblesse ou l'altération des parois vasculaires, soit par l'atonie des centres vaso-moteurs et caractérisés par une teinte légèrement cyanique des téguments, par le développement excessif des réseaux veineux superficiels, par la présence de marbrures, de veinosités, de varicosités, de rougeurs passagères ou durables, localisées ou diffuses à la face et aux membres inférieurs, spécialement aux cuisses, à la partie inférieure des jambes et aux pieds (pieds rouges dans la situation verticale), signes révélateurs d'une circulation capillaire défectueuse, d'une mauvaise tenue des vaisseaux à sang noir, que l'on rencontre à toutes les périodes de l'existence, mais beaucoup plus fréquemment chez la femme, au voisinage de la ménopause.

d) Les états congestifs inflammatoires ou douloureux des veines, qui sont l'une des manifestations les plus fréquentes de la diathèse neuro-arthritique, du rhumatisme et de la goutte : *Périphlébite rhumatismale ou goutteuse, rhumatisme veineux, phlébalgie* dont souffrent tant de névropathes variqueux, con-

valescents de phlébite, ou dont les veines sont simplement irritables et non altérées, *éréthisme veineux douloureux, névralgie variqueuse* et tout spécialement *sciatique variqueuse*,
dues à une névrite provoquée par l'inflammation des *veina
nervorum*.

2° Les affections utérines caractérisées par le défaut de
régression, l'atonie des fibres musculaires lisses, des parois
vasculaires et la congestion passive de l'organe.

a) Etats de subinvolution utérine, si fréquents chez les
femmes qui ont eu plusieurs grossesses, à intervalles trop rapprochés, et que les grandes irrigations vaginales chaudes et
prolongées, prises dans le bain, modifient d'une façon si favorable.

b) Congestions utérines des neuro-arthritiques rendant les
règles si douloureuses et la conception si difficile, congestions
passagères chez la jeune femme, pour laquelle elles sont une
cause fréquente de stérilité, mais augmentant de fréquence
et de durée avec la maternité et finissant par devenir permanente à l'approche de la ménopause.

c) Métrites chroniques dans lesquelles prédominent les
lésions parenchymateuses, constituées à la fois par l'hypertrophie et l'hyperplasie des fibres musculaires lisses et des éléments conjonctifs de l'organe, donnant naissance à ces gros
utérus congestionnés, mous, douloureux, sujets à des poussées fluxionnaires qui provoquent à chaque instant des recrudescences et des rechutes plongeant la malade dans le découragement, la tristesse et la neurasthénie.

3° *Rhumatismes chroniques, simples, partiels, d'Heberden,
noueux, coïncidant avec une lésion veineuse* en cours d'évolution, un état douloureux des veines, ou une altération des
parois vasculaires n'existant encore qu'à l'état latent, altération
que souvent le malade ignore, n'en souffrant pas encore, mais
qu'il est toujours facile au médecin de découvrir en exerçant
une légère pression digitale au niveau des saphènes. La douleur ainsi provoquée indiquera que Bagnoles-de-l'Orne doit
être choisi.

On voit que dans toutes les affections justiciables de Bagnoles-de-l'Orne, la stase sanguine, qu'elle soit primitive ou
secondaire, qu'elle soit provoquée subitement par un barrage
vasculaire, ou lentement par la faiblesse organique des veines,
par l'altération de leurs parois, ou par des poussées congestives de nature diathésique, tient une large place et joue un

rôle prédominant, car elle est le principal agent des lésions péri-vasculaires qui aboutissent à la dégénérescence des tissus. L'action vaso-motrice hautement décongestionnante et doucement résolutive de l'eau de Bagnoles-de-l'Orne nous fait comprendre, en partie, son efficacité si remarquable dans toutes ces affections dont elle prévient l'évolution ultérieure vers la sclérose en corrigeant ou en supprimant l'élément congestif qui la favorise ou la produit.

CONTRE-INDICATIONS. — Les phlébites des états cachectiques, en général, constituent les seules contre-indications absolues d'une cure à Bagnoles-de-l'Orne. Mais, qu'il s'agisse de phlébites, d'affections utérines ou de rhumatismes chroniques, il faut, bien entendu, que le processus inflammatoire de la dernière poussée soit complètement éteint depuis quelque temps; il faut, notamment, que dans les phlébites le malade soit en convalescence, c'est-à-dire au trentième jour, au moins, de la période apyrétique.

RESSOURCES HYGIENIQUES. — Bagnoles-de-l'Orne n'est pas seulement une station thermale, c'est aussi une station de villégiature, un séjour de choix pour les enfants, les convalescents, les fatigués, les anémiques, les névropathes et les neurasthéniques.

〰〰〰〰〰〰〰

Bagnoles-de-l'Orne, arrondissement de Domfront.

A 248 kilomètres de Paris. Ligne de Paris-Granville; gare de Bagnoles.

Prix des places : 27 fr., 18 fr., 12 fr.

Durée du trajet : 5 heures (trains express).

Trois courriers par jour pour Paris; télégraphe, téléphone.

Altitude : 235 mètres.

Climat : tempéré.

Constitution géologique : Roches granitiques recouvertes de grès stratifié.

Aspect général du pays : très accidenté; forêts, pâturages, routes superbes.

Prix des hôtels : 7 à 25 fr. par jour. Nombreuses villas.

Distractions: casino, théâtre, belles promenades, nombreuses excursions, courses en août

Saison du 1er juin au 1er octobre.

Médecins :

MM. Barabé*, Censier*, Hannequin*, Poulain*, Vaucher*.

BAGNOLS-LES-BAINS

(Lozère)

Sulfurées calciques de 35° à 12°

Six sources émergeant de la montagne contre laquelle est bâti l'établissement fournissent 2.300 hectolitres d'eau par 24 heures. La source dite ancienne ou Grande Source est la plus importante.

CARACTERES PHYSIQUES ET CHIMIQUES. — L'eau fournie par ces différentes sources est claire, limpide, incolore, d'odeur sulfureuse plus ou moins forte suivant la hauteur barométrique, de saveur franchement hépatique, fade, onctueuse au toucher, elle dépose dans les conduits une matière analogue à la glairine et laisse dégager de grosses bulles de gaz qui s'échappent en bouillonnant. Sa densité est égale à 1.0095. On y a trouvé 0,7932 de minéralisation totale.

MODES D'EMPLOI. — L'eau de Bagnols est utilisée en boissons, inhalations, bains locaux, bains de baignoire, bains de piscine, étuves, douches à diverses températures, douches-massages. L'établissement se subdivise en ancien et nouveau.

ACTION PHYSIOLOGIQUE. — Prises intus ces eaux ont une action tonique sur l'estomac, se digèrent avec grande facilité, favorisent l'expectoration et, suivant la dose ingérée, provoquent la diarrhée ou la constipation.

L'usage externe surtout à la piscine à 40° ou 41°, provoque d'abord une sensation de chaleur vive suivie de rubéfaction plus ou moins intense de la peau avec accélération momentanée du pouls et de la respiration.

Le malade est alors enveloppé de flanelle et porté dans le lit où la sudation est entretenue pendant un temps variable. A partir de ce moment, le pouls est calme, ample ; le cœur se contracte mieux, sa matité a diminué de volume, sa tension a augmenté d'un degré environ, les mouvements respiratoires sont faciles, profonds, d'où une sensation de bien-être.

Les eaux de Bagnols paraissent agir sur la nutrition générale, sur les centres nerveux, sur la circulation générale et locale, sur les éléments cellulaires ; les échanges sont activés grâce à des oxydations plus complètes et à des éliminations plus abondantes du côté de la peau, des poumons et des reins, permettant ainsi à l'organisme de se débarrasser des produits mal élaborés, des déchets plus ou moins toxiques.

INDICATIONS. --- 1° Les cardiopathies de l'enfance et de l'adolescence, l'asthénie du myocarde même pendant la convalescence du rhumatisme, 3, 4 ou 5 mois après la crise aiguë.

2° L'artério-sclérose au début avec retentissement diastolique de l'aorte ; la dyspnée d'effort avec troubles modérés de la circulation périphérique.

3° Les affections du cœur en voie de décompensation, les insuffisances cardiaques fonctionnelles, la surcharge graisseuse du cœur.

4° Le rhumatisme sous toutes ses formes, les rétractions cicatricielles, les reliquats de fractures, entorses, luxations, le lymphatisme, la scrofule, les engorgements ganglionnaires.

5° Les maladies des voies respiratoires chez les rhumatisants.

6° Les affections cutanées non suintantes, les érythèmes polymorphes des membres variqueux, les ulcères variqueux.

7° L'aménorrhée, la dysménorrhée, les métrites non hémorrhagiques.

CONTRE-INDICATIONS. — Les endocardites, les péricardites dans leur phase aiguë ; l'asystolie, les œdèmes étendus, les congestions viscérales, la cardio-sclérose avec dégénérescence du myocarde, la coronarite, les anévrismes, le rhumatisme aigu, la goutte.

~~~~~~~~~~~~~~~~

Bagnols-les-Bains : 860 mètres d'altitude, près des sources du Lot.

Station du Midi.

Trois arrivées et trois départs quotidiens de **Chadenet**, voitures à tous les trains (20 minutes).

Température élevée le jour, plus basse le soir. Se munir de vêtements chauds : couverture de laine, nécessaire de bain en flanelle.

Saison du 15 juin au 15 septembre.

Postes et télégraphes, voitures à volonté, pêche, **excursions**.

Etablissement et annexes, prix très modérés.

Hôtel, maisons secondaires.

Médecins :

MM. Creyx*, Joly.
~~~~~~~~~~~~~~~~

BALARUC-LES-BAINS

(Hérault)

Chlorurées sodiques chaudes

Balaruc possède trois sources, de minéralisation à peu près semblable :

1° *La source Ancienne ou Romaine*, la plus utilisée, et dont le débit est de 700.000 litres par jour.

2° *La source Bidon*, froide, qui sert à abaisser la température de la précédente pour l'usage externe.

3° *Le Puits communal* dont l'eau est peu ou pas employée.

CARACTERES PHYSIQUES ET CHIMIQUES. — L'eau de la source Ancienne a une température de 47,° 8, la source Bidon n'a que 19° et le Puits Communal 21°. Ces eaux sont limpides, inodores, de saveur salée ; elles dégagent de nombreuses bulles d'azote et d'acide carbonique. La source Ancienne renferme par litre 7 gr. 045 de chlorure de sodium, 0,88 de chlorure de magnésium, des chlorures de lithium et de cuivre, des bromures, des bicarbonates de chaux et de magnésie, etc. ; au total 10 gr. 26.

MODES D'EMPLOI. — L'eau est employée en boisson, bains, pédiluves, douches ; on l'utilise aussi en applications locales (lotions, injections dans des trajets fistuleux, gargarismes, etc.).

On prépare des *boues* médicales avec de la vase extraite de l'étang de Thau, déposée pendant plusieurs mois dans le courant de l'eau thermale. Ce limon contient ainsi des principes minéralisateurs empruntés à l'eau de l'étang et à celle de la source. Ces boues ne sont utilisées qu'en applications locales.

ACTION PHYSIOLOGIQUE. — A l'intérieur, l'eau est légèrement laxative et dérivative. L'usage externe de l'eau ou des boues est suivi d'une excitation locale qui se traduit par de la rougeur de la peau ou des muqueuses ou par une irritation des trajets fistuleux. On se rend compte facilement de la dérivation utile provoquée par l'eau en boisson et par les bains de pieds chauds. L'action physiologique du bain est celle que l'on obtient dans les stations chlorurées sodiques : stimulation générale ; suractivation de la circulation, des fonctions du système nerveux et des échanges bio-chimiques de l'organisme.

INDICATIONS. — L'indication primordiale de Balaruc a toujours résidé dans le traitement des *paralysies*. On a même pu dire que le nom de Balaruc et le mot de paralysie devaient être inséparables. Et de fait, on obtient souvent d'excellents résultats, aussi bien dans les paralysies d'origine organique (hémorrhagie, ramollissement du cerveau ou de la moelle) que dans celles qui sont d'essence rhumatismale ou syphilitique, ou dans celles qui sont sous la dépendance de la chlorose ou d'une intoxication saturnine. Toutefois, l'on aura soin de ne prescrire, dans les paralysies organiques, le traitement de Balaruc que longtemps après le début des accidents, lorsque tout danger de nouveaux mouvements flexionnaires semble écarté ; et même dans ces cas, le médecin devra diriger la cure avec une extrême prudence. Parmi les autres *affections du système nerveux* justiciables de Balaruc, signalons encore, avec la réserve énoncée plus haut, certaines myélites, certains tabès, les atrophies musculaires progressives. C'est dans cet ordre de maladies, paralysies et affections du système nerveux, que les médications combinées de Balaruc : dérivation sur l'intestin au moyen de l'eau en boisson, dérivation sur les membres inférieurs au moyen de pédiluves chauds, stimulation générale de la circulation et de la nutrition, se prêteront mutuellement l'appui le plus précieux.

L'antique réputation de Balaruc dans le traitement des paralysies a fait passer un peu au second plan ses autres indications. Comme aux autres stations chlorurées sodiques, on peut y soigner cependant avec avantage la *scrofule*, le *lymphatisme*, les *tuberculoses locales torpides*, les *anémies* et la *chlorose*. Pour ce groupe d'affections, il y a lieu de tenir compte, en même temps que des effets de la balnéation chlorurée sodique, de l'action du climat de Balaruc ; cette station, en effet, située au bord de l'étang de Thau, en communication directe avec la mer, possède certains avantages du climat maritime, dont on connaît l'heureux effet sur le lymphatisme et la scrofule.

Balaruc est aussi indiqué dans le traitement du *rhumatisme* (rhumatisme chronique musculaire ou articulaire, névralgies rhumatismales). Ce sont les sujets mous, torpides, lymphatiques, ou très anémiés, qui retireront le plus de bénéfices du traitement.

Les *affections utérines* (leucorrhée, métrites, sophoro-salpingites anciennes, fibromes), évoluant chez des lymphatiques ou chez des anémiques à échanges diminués, seront aussi améliorées.

Signalons encore les *plaies atones*, les *anciennes fractures*, les *engorgements* quelconques ; c'est toujours l'atonie, la torpidité qui réglera les indications de la station.

CONTRE-INDICATIONS. — Les sujets névropathes et excitables, les malades congestifs, ne seront pas envoyés à Balaruc. Il en sera de même pour ceux qui présentent des lésions du myocarde, pour ceux qui ont les artères fortement touchées par l'athérome. Comme on l'a vu plus haut, on ne doit soigner dans cette station que les paralytiques dont la lésion est en voie de régression ; mais il sera inutile d'y envoyer les paralysies datant de plusieurs années, quand les contractures tardives sont installées ou que les muscles atrophiés ne répondent plus à l'excitation électrique. Les paralysies hystériques ne doivent pas être traitées à Balaruc.

Balaruc est un village situé au bord de l'étang de Thau, avec une vue pittoresque sur Cette.

869 kilomètres de Paris ; chemins de fer P.-L.-M. et du Midi.

Prix de Paris : 97 fr. 90 ; 65 fr. 40 ; 42 fr. 80.

Chemin de fer de Cette à Balaruc, 6 minutes. Bateaux à vapeur de Cette à Balaruc, 15 minutes.

Saison : du 1er mai au 31 octobre.

Il y a, en juillet et en août, des journées chaudes, tempérées cependant par des brises régulières soufflant de la mer, pendant le jour, de la terre pendant la nuit. Mai, juin, septembre et octobre sont les mois les plus favorables.

Hôtels : 6 à 10 francs par jour ; chambres garnies dans les maisons du village, à tous prix.

Médecin :

M. Cuq*.

BARBAZAN

(Haute-Garonne)

Sources sulfatées magnésiennes

Trois sources. Température : 19°,5. Débit : 75.000 litres. Sulfate de chaux, 1.504 ; sulfate de magnésie, 0,308 ; carbonate de chaux, 0,130 ; carbonate de magnésie, 0,54 ; oxyde de fer, 0,001 ; minéralisation totale, 3,459.

Établissement contenant 12 cabinets de bains, 2 buvettes ; inhalation et pulvérisation, exportation.

INDICATIONS. — Goutte, lithiase biliaire, gravelle, arthritisme, diabète, albuminurie, fièvre intermittente.

Altitude : 450 mètres.

Chemin de fer de Toulouse à Bayonne (embranchement de Montrejeau à Luchon) ; station de Loures-Barbazan.

Médecins :

MM. Cieutat, Fournier, Sentès.

BARBOTAN

(Gers)

Sulfurées sodiques, thermales

Il existe à Barbotan plusieurs sources sulfurées-sodiques et une seule ferro-manganique. Elles sont le résultat de plusieurs forages qui, dans leur ensemble, fournissent dans les 24 heures un débit qui dépasse 1 million de litres d'eau minérale réunis dans deux établissements et deux buvettes.

CARACTERES PHYSIQUES ET CHIMIQUES. — Toutes les sources des thermes de Barbotan sont chaudes, à l'exception cependant de la source ferro-manganique ($+ 18°$); les sources chaudes varient de $+ 33°$ à $+ 37°$. D'une minéralisation assez faible, l'eau sulfurée sodique est limpide et claire et donne naissance à l'orifice des forages à des sulfuraires et de la barégine; son odeur très légèrement sulfurée ne la rend pas désagréable au goût; l'eau ferro-manganique a un goût légèrement astringent, expliqué par ses dépôts d'oxyde ferreux à la buvette et dans les vases dans lesquels on la tient habituellement. Ce qui caractérise la station de Barbotan et qui en fait l'originalité, ce sont ses boues, produit tourbeux, doux et onctueux au toucher, d'une couleur rouge-brun, dégageant au moment de son extraction une légère odeur sulfhydrique qui disparaît assez vite au contact de l'air qui colore en noir la boue.

MODES D'EMPLOI. — Bien que les eaux minérales de Barbotan s'emploient surtout en bains à eau courante, bains de vapeur en caisse et douches, la boisson est un utile adjuvant dans les diverses affections traitées. Les boues s'emploient en bains dans de vastes bassins, constamment remplis et réchauffés par un courant continu d'eau sulfureuse chaude

(+ 36°) où les malades se plongent pendant 3/4 d'heure à une
heure.

ACTION PHYSIOLOGIQUE. — De temps immémorial,
les sources de Barbotan ont été fréquentées. Si quelquefois
ces eaux procurent, à cause de la susceptibilité de certains
malades, une certaine excitation générale, cette excita-
tation passagère disparaît bien vite, remplacée par un état de
bien-être qui nous permet de dire que les eaux de Barbotan
sont d'abord sédatives et reconstituantes. Leur action primordiale se manifeste sur les fonctions digestives, ramènent l'appétit et par suite les forces ; leur action est manifeste sur
les reins en augmentant l'émission urinaire dont le caractère
est souvent le dépôt de sédiments rouges pour arriver plus
tard aux urines claires et limpides ; enfin elles agissent sur la
peau en provoquant quelquefois des sueurs abondantes mais
bienfaisantes : cette dernière action pourrait s'expliquer par
les boues dont les effets probables électro-dynamiques se font
sentir sur tout l'organisme.

INDICATIONS. — Les principales affections tributaires
du traitement hydro-minéral de Barbotan sont le rhumatisme
et ses diverses manifestations, le rhumatisme goutteux, con-
trairement à ce qui a été écrit, le rhumatisme noueux et déformant pris à leur début ; les inflammations chroniques des articulations ; les névralgies, surtout celles des grands plexus ;
les désordres du mouvement résultant des entorses, luxations
et fractures, les catarrhes gastro-intestinal et vésical, ce dernier accompagné ou non de gravelle ; les paralysies essentielles et celles qui ne sont pas sous la dépendance d'une
lésion récente des centres nerveux ; les plaies atoniques à cicatrisation lente : grâce à la source ferro-manganique la chlorose, l'anémie et la dysménorrhée sont soignées avec succès à
Barbotan.

CONTRE-INDICATIONS. — Nous ne voyons que l'état
aigu des maladies indiquées, surtout accompagné de fièvre, qui
doive interdire le traitement à Barbotan. Nous recommandons
aux malades qui viennent de passer par une crise aiguë rhumatismale d'attendre un ou deux mois, suivant la susceptibilité
individuelle, pour suivre un traitement dans notre station, de
crainte de réveil d'une crise semblable. Les endocardites si fréquentes dans la diathèse rhumatismale ne sont pas une con-

tre-indication, à moins que la maladie ne soit trop avancée.

Le village de Barbotan, situé au nord-ouest du département du Gers, dans une des plus jolies parties du Bas-Armagnac, dépend du canton de Cazaubon. La station présente l'aspect d'une large cuvette entourée de tous les côtés, sauf au midi, de riants coteaux complantés de vignes et abritée par conséquent des mauvais vents qui pourraient lui nuire. Climat très tempéré.

A 200 kilomètres de Bordeaux et de Toulouse. Bureau de poste et télégraphe, 4 courriers par jour.

La gare de Barbotan, qui touche le village, se trouve sur la ligne de Nérac à Mont-de-Marsan; 4 trains montants et 4 trains descendants.

Altitude à la gare : 136 mètres; le village est 26 mètres en contrebas.

Grand hôtel et succursale reçoivent les baigneurs à des prix très abordables : 5 fr. 25 et 8 fr. 50, suivant la classe, traitement compris.

Médecins :

MM. Druillet et Dupouy.

BARÈGES

(Hautes-Pyrénées)

Sulfurées sodiques, thermales

Il existe à Barèges deux établissements thermaux : Les *Thermes*, où sont aménagées quatorze sources toutes sulfureuses, mais de thermalité, de compositon élémentaire et d'applications thérapeutiques différentes, et l'établissement *Barzun*, alimenté par une seule source sulfureuse aussi. Le débit total de ces fontaines est de 300.000 litres en vingt-quatre heures.

CARACTERES PHYSIQUES ET CHIMIQUES. — L'eau minérale des sources de Barèges est limpide et incolore. La température varie suivant les naissants : elle va de 20° (Troy)) à 45° (Tambour) ; son odeur peu prononcée rappelle l'odeur des œufs durs ; elle n'est pas désagréable à boire et laisse dans la bouche un arrière-goût légèrement sucré. La sensation au bain est douce, onctueuse. L'eau laisse dégager, au contact de l'air, une grande quantité de bulles de gaz (azote et argon). On y voit flotter des filaments blancs, gris ou bruns qui sont constitués par une substance azotée, la *barégine*.

La caractéristique de ces eaux serait le monosulfure de sodium (Filhol) ; la sulfuration moyenne est de 0,0408 (Wilm). Elles renferment encore des chlorures et des silicates alcalins. du fer, de l'iode, du bore, du phosphore, de la lithine et de l'arsenic (sulfarsénite de sodium 0,0002).

Polysulfurées, elles ne dégagent pas d'hydrogène sulfuré, ne blanchissent ni ne louchissent. *Particularité :* la température de la plupart de ces sources étant voisine de celle du corps (36°) on les applique pures.

MODES D'EMPLOI. — L'eau de Barèges est administrée

en boisson, mais elle est surtout employée en bains, douches, bains de piscine à eau courante, bains locaux, gargarismes, pulvérisations et inhalations. L'installation balnéaire ne laisse rien à désirer.

ACTION PHYSIOLOGIQUE. — Appliquées en bains, douches et boisson, ces eaux excitent vivement le système vaso-moteur. La muqueuse pharyngée se congestionne, à la peau surviennent de la cuisson, des picotements, des démangeaisons ; les surfaces ulcérées deviennent rouges et se couvrent de bourgeons charnus : des trajets fistuleux s'écoule un liquide riche en globules blancs ; les corps étrangers, les séquestres s'ébranlent et sont poussés au dehors. L'urination et la sudation s'exagèrent. Du côté du système nerveux on note, au début, de la courbature, de l'insomnie. Bordeu avait comparé l'action de ces eaux à celle du café. Les douleurs névralgiques sont réveillées : tout l'axe cérébro-spinal est excité, surtout la région lombo-sacrée.

Ces phénomènes d'excitation s'apaisent bientôt et le malade ressent un grand bien-être avec remontement. Par l'usage de ces eaux l'urée, l'acide urique, les chlorures augmentent dans les urines ; l'acide phosphorique diminue. A l'action des eaux s'associe l'influence du climat d'altitude forte (1.250 m.).

INDICATIONS. — Sont justiciables de ces eaux et du climat de Barèges :

1° *Trois états généraux :*

a) Le lymphatisme, dans l'enfance surtout, lorsque les manifestations sont ganglionnaires, cutanées et muqueuses. Les résultats obtenus sont peut-être plus marqués qu'à la mer.

b) Le rhumatisme, particulièrement chez les lymphatiques et spécialement quand il s'est *fixé* sur une articulation. Le *rhumatisme* noueux et les suites de l'infection gonococcique articulaire y sont avantageusement traités.

c) La syphilis, surtout les cas graves. Grâce au traitement de Barèges il est possible de faire supporter une médication intensive, arrêter ainsi les accidents menaçants ou expulser de l'organisme les combinaisons hydrargyriques en excès.

2° *Les affections profondes des os* avec trajets fistuleux et séquestres, suites de tuberculose et d'ostéomyélite, de fractures comminutives ou de pénétration de corps étrangers. Depuis trois cents ans, on connaît les propriétés *expulsives* de ces eaux. Les *arthrites* et péri-arthrites rebelles avec raideurs, ankyloses, rétractions; les *tumeurs blanches*, même suppurées, sont du ressort de Barèges.

3° Les *myélites chroniques :* surtout la *paralysie infantile*.

4° Les *maladies de la peau :* eczéma chronique, scrofulides, echthyose et particulièrement le *psoriasis* (Hardy).

Avec *Barzun* (eau très azotée, onctueuse et douce), on traite les états excitables et surtout les maladies des femmes.

CONTRE-INDICATIONS. — Ecarter de Barèges : 1° l'état aigu; 2° la goutte sous toutes ses formes ; 3° les maladies cérébrales, localisées ou fonctionnelles ; 4° les manifestations cancéreuses ; 5° les lésions graves du cœur ; 6° le nervosisme exagéré.

CONDITIONS ADJUVANTES. — Barèges est placé à 1.250 mètres au-dessus du niveau de la mer. Les malades qui y suivent un traitement subissent en même temps l'influence d'une altitude forte avec climat de montagne dont les effets s'ajoutent à la cure thermale. On connaît l'action réglobulisante et fortement tonique du séjour aux altitudes élevées (P. Bert, Muntz, Egger, P. Regnard).

Barèges est situé dans les Hautes-Pyrénées à 890 kilomètres de Paris. De Paris à Pierrefitte, chemins de fer d'Orléans et du Midi. De Pierrefite à Luz, chemin de fer électrique (12 kil.). Durée totale du trajet : 14 heures. Prix 1ʳᵉ classe : 101 fr. 10. De Luz à Barèges, 6 kilomètres, en voiture 2 francs. On peut prendre dans toutes les gares le billet pour Barèges.

Trois courriers par jour; télégraphe, sous peu, téléphone.

Altitude : 1.250 mètres. Eté frais, moyenne de l'été 17°.

Constitution géologique du sol : terrains primitifs sur bande de calcaire azoïque. Aspect du pays : pleine montagne.

Prix des hôtels : de 7 à 10 francs par jour, tout compris.

Distractions : casino-théâtre, promenades faciles.

Excursions et ascensions magnifiques (pics du Midi, Neouvielle, Gavarnie, etc.).

Hôpital militaire, hôpital civil.

Médecin:

M. Bétous*.

BEAULIEU-SUR-MER

(Alpes-Maritimes)

Beaulieu, réunion de villas et d'hôtels somptueux entourés de verdure, blottis au pied de montagnes à pic, au bord de la mer, est à moitié chemin entre Nice et Monte-Carlo.

Configuration du pays. — Au Nord et à l'Ouest, la protection contre les vents est assurée par une double chaîne de montagnes.

a) NORD : 1re *ligne.* — Rochers Saint-Michel (400 m.), s'élevant verticalement et surplombés immédiatement par

2e *ligne.* — Le Pacanaglia et le Mont Fourche (600 m.).

b) OUEST ET SUD-OUEST : 1re *ligne.* — Mont Vinaigrier (369 m.), Mont Soleyal (130 m.), collines de Serres et, s'avançant dans la presqu'île Saint-Jean, à 4 kilom. en mer, les collines des Moulins (70 m.) et le Cap Ferrat (105 m.).

2e *ligne :* Mont Gros (372 m.), Mont Saint-Alban (212 m.) et Mont Boron (113 m.).

c) EST ET NORD-EST. — Le côté Est est moins garanti. Le cap Roux (376 m.) et les promontoirs jusqu'à Menton atténuent un peu les vents du Nord-Est.

La caractéristique de cette dispositon est la protection absolue contre les vents du Nord, par une chaîne élevée, à pic, et sans brèche ; du côté ouest et sud-ouest une ligne de collines brise le vent d'ouest et de sud-ouest.

Au point de vue de l'orientation, le versant des rochers Saint-Michel (quartiers de la Barbiera et de la Petite Afrique), fait face au midi exactement, tandis que les pentes des collines de Serres regardent le sud-est. Pour les hiverneurs, la Barbiera et la Petite Afrique sont préférables et réunissent les avantages d'une situation en espalier (terrain en pente, vue, etc.), d'une illumination solaire maxima et d'un abri complet contre les vents du nord, de l'ouest et du sud-ouest, et même contre ceux de l'est et du nord-est de moyenne intensité.

CONSTITUTION GÉOLOGIQUE DU SOL. — Le sol de Beaulieu est formé de terrains jurassiques et crétacés, ces derniers à lignes de stratification généralement presque verticales. A l'ouest, marnes et sables très perméables ; au centre, éventail alluvial (vallon de la Murta) ; au nord, au pied des montagnes, talus de brèches calcaires.

Le terrain est donc très perméable, tantôt grâce à sa nature même, tantôt grâce à sa disposition techtonique.

MÉTÉOROLOGIE. — La température hivernale moyenne est assez élevée (on a donné le chiffre de 11°), du fait de la ligne des *minima* plutôt que du fait de celle des *maxima*. L'écart entre la température diurne et nocturne y est moindre que dans la plupart des stations voisines. Le nombre des jours de pluie serait de cinquante-cinq par an et l'hygromètre oscillerait généralement entre 60 et 70 (1). Les brouillards y sont pour ainsi dire inconnus, et presque jamais on n'y voit le sol mouillé par la condensation de vapeur d'eau, au coucher du soleil. La neige est exceptionnelle et jamais elle ne tient. Le vent dominant est celui du sud-est ; ceux de l'ouest et du sud-ouest ne s'y font sentir que rarement et toujours considérablement atténués.

L'illumination solaire est très prolongée, surtout à la Petite Afrique qui reçoit les premiers et presque les derniers rayons du soleil.

La « journée médicale » commence une heure et demie ou deux heures après le lever du soleil et se termine une demi-heure avant son coucher (heures de l'Observatoire).

La végétation est un témoin impartial de la valeur d'un climat ; or, Beaulieu a toujours été célèbre par ses oliviers gigantesques, ses Bougainvillées et héliotropes, par ses oranges, ses mandarines et ses citrons exquis ; les grenades et les bananes y mûrissent habituellement. C'est un centre important de culture de fleurs.

SALUBRITÉ. — Les conditions de salubrité sont bonnes : agglomération peu importante ; pays neuf ; air très pur (situation entre la mer et des montagnes peu ou pas habitées) ; peu de poussière, sauf sur la route de Nice à Monaco ; eau de Vésu-

(1) Jusqu'à présent aucuns documents météorologiques sérieux n'ont été publiés sur Beaulieu. Un poste d'observation très complet, surveillé par l'observatoire de Nice, a été installé et nous renseignera à ce point de vue dans quelques années.

bie, épurée par l'appareil Anderson (1) ; important réseau d'égout ; tout à l'égout ; nombreux arrêtés concernant l'hygiène urbaine.

PROMENADES : La presqu'île Saint-Jean (Cap Ferrat ; pointe St-Hospice) prolongement de notre station, s'avançant à 4 kilomètres en mer (2) ,constitue un véritable parc boisé de sapins, avec des routes peu ou pas accidentées ni poussiéreuses, et offre des promenades variées, pittoresques, moins fatigantes que celles de la montagne.

C'est là une ressource précieuse, car nous avons ainsi les avantages de l'abri par des montagnes à pic, très rapprochées et sans brèches (protection plus efficace contre le vent ; pas de courants d'air), sans en avoir les inconvénients (pas de promenades en terrain plat, sinon dans des gorges).

EFFETS PHYSIOLOGIQUES. — On observe, après un séjour à Beaulieu : une élévation remarquable du taux de l'oxyhémoglobine ; une notable augmentation de l'appétit avec stimulation du tube digestif ; une accélération inconstante de la nutrition (tantôt accroissement, tantôt diminution de l'activité de réduction de l'oxyhémoglobine ; de même pour le coefficient d'oxydation azotée dans les urines). Le système nerveux ne réagit pas toujours identiquement : les uns n'ont aucun phénomène d'excitation ; les autres, au contraire, en présentent et ont parfois, au début, un peu d'insomnie. Il y a là une question personnelle, mais aussi une question de choix dans la situation.

Le rivage immédiat de la mer est plus excitant ; la « Petite Afrique », particulièrement, est dans ce cas, ainsi que, surtout, la presqu'île Saint-Jean et le cap Ferrat. Le climat de Beaulieu n'est pas vraiment excitant dans son ensemble ; il est tonique, mais plutôt excitant que sédatif.

EFFETS THERAPEUTIQUES. — INDICATIONS. — D'une façon générale, Beaulieu convient à tous ceux qui ont besoin de repos, d'air pur sec et tonique, de lumière, de soleil,

(1) Des pourparlers engagés sur l'initiative de la *Soc. méd. du litt. méd.* sont près d'aboutir, pour appliquer la stérilisation par l'ozone.

(2) Une crête longitudinale de 70 à 105 mètres de hauteur la partage en deux versants, est et ouest, abrités par conséquent des vents opposés. Le cap Ferrat jouit d'une illumination solaire maximum.

de température douce et constante, que ce soient des enfants ou des vieillards délicats, des convalescents (maladies graves, opérations, etc.), ou des épuisés de toute sorte. Parmi les affections où l'indication se précise, se placent en première ligne, la plupart des états chroniques et aigus (à la période de convalescence) de l'appareil respiratoire : *tuberculose pulmonaire* aux deux premières périodes, dans ses formes torpides (peu ou pas fébriles, hémoptysiques ou congestives) surtout chez des sujets lymphatiques ou arthritiques atones.

Prétuberculose chlorotique, anorexique.

Asthme à prédominance catarrhale, catarrhe bronchique, emphysème, dilatation bronchique. Trachéo-laryngites et rhino-pharyngites chroniques.

Neurasthénie à prédominance dépressive, par surmenage, avec hypotension artérielle.

Anémie, chlorose, aménorrhée chlorotique : cardiopathies à la période de compensation, même avec un léger degré d'hyposystolie et de congestion passive du côté des poumons, du foie ou du rein.

Néphrites chroniques parenchymateuses ou interstitielles.

Diabète arthritique, par anhépatie, avec nutrition ralentie, foie peu ou pas hypertrophié.

Goutte, même à la période de déchéance précédant la cachexie goutteuse.

Arthropathies goutteuses.

Rhumatisme chronique; névralgies, chez ceux dont le système nerveux n'est pas trop irritable.

Rachitisme; scrofule; adénopathies, strumeuse, tuberculeuse, trachéo-bronchique.

Lymphatisme. Arthropathies et ostéites bacillaires (tumeurs blanches, coxalgie, mal de Pott).

Le climat plus excitant, plus marin, de la presqu'île Saint-Jean, conviendra spécialement à ces dernières affections et également bien à ceux ne pouvant faire les frais d'une cicatrisation ou d'une consolidation de fracture. Inversement, on pourra atténuer l'action tonique du climat en s'éloignant un peu du bord de la mer dans les quartiers de Sophia ou de la Barbiera, sans espérer, toutefois, un effet sédatif.

CONTRE-INDICATIONS. — Les contre-indications de Beaulieu sont dues, en partie, à ces qualités toniques, et on devra le déconseiller : aux *éréthiques*, aux nerveux *irritables*, à ceux prédisposés aux congestions actives. La contre-indication est formelle pour les *tuberculeux éréthiques, fébriles, congestifs, hémoptysiques, arthritiques excitables;* les porteurs de lésions avancées, d'ulcérations tuberculeuses du larynx, n'ont pas grand'chose à en attendre. Les neurasthéniques excitables, avec hypertension, les asthmatiques nerveux purs, les névralgisants s'en trouvent souvent mal. Les névroses cardiaques ; l'angine de poitrine ; l'artério-sclérose avancée ; les aortites ; la maladie de Basedow ; le diabète nerveux, maigre, pancréatique, par hyperhépatie, ne devront nous être envoyés qu'avec réserve et à titre d'essai.

RENSEIGNEMENTS DIVERS. — Rien de spécial à dire sur la manière d'utiliser les avantages de notre climat et d'en éviter les inconvénients ; au sujet du choix de l'habitation, pour de multiples raisons, il est préférable de ne pas louer sans prendre l'avis d'un médecin .D'une façon générale, la Petite-Afrique et la Barbiera sont les quartiers les mieux situés.

Décembre et janvier sont peut-être les plus beaux mois de l'hivernage, qui se prolonge jusqu'en mai : la fin d'avril et mai sont merveilleux, c'est le printemps de la Riviera avec une orgie de fleurs et une luxuriante végétation.

Beaulieu, commune du département des Alpes-Maritimes, 1.300 habitants (pop. fixe), 8.500 (l'hiver).

Gare à 1.093 kilomètres de Paris et à 29 kilomètres de Vintimille, desservie par les grands express européens et trains de luxe, à 15 minutes de Nice, à 13 minutes de Monaco.

Poste, télégraphe, téléphone.

Altitude : nulle, sauf sur le versant des montagnes-abris. Villas ; appartements plus ou moins richement meublés : 1.000 fr., 2.000 et plus.

Hôtels de tous ordres, jusqu'aux plus luxueux : 10, 12, 15, 25 francs et plus par jour, suivant les hôtels. Pensions de familles : 7 à 10 francs.

Fournisseurs de toutes sortes ; marché bien approvisionné. Trois pharmaciens, voitures de place et de remise, tramways électriques pour Nice et Monaco. Garage, location et réparation d'automobiles et vélocipèdes.

Médecins :

MM. Coste*, Hérard de Bessé*, Jays. Johnston-Lavis.

BIARRITZ

(Basses-Pyrénées)

Chlorurée sodique forte. — Station climatique

Cette station possède trois sortes de ressources également
précieuses au double point de vue *hygiénique* et *thérapeutique*.
Ce sont : le Climat, les Bains de mer, les Thermes salins.

Les applications de ces ressources peuvent, selon les indications subordonnées au sujet, être utilisées pendant toute
l'année, *en toute saison*.

a) CLIMAT

I. SES FACTEURS PRINCIPAUX. — 1° Topographie.
— Il est utile et important de distinguer trois zones d'habitations sur toute l'étendue de la commune. Dans la première
zone, la ville égrène agréablement ses superbes hôtels, ses
villas et chalets sur le flanc des falaises dominant l'Océan. La
seconde comprend toutes les habitations situées sur les divers
plateaux, au milieu de jardins ou de parcs, jusqu'à une distance de 500 mètres environ de la mer. Enfin, la troisième,
beaucoup plus étendue, est constituée par tous les terrains
limitrophes de la commune d'Anglet et par cette commune
elle-même jusqu'à Bayonne. C'est une véritable forêt de pins
maritimes bordant l'Océan, du phare à l'embouchure de
l'Adour, sur une longueur de cinq kilomètres, puis, le long
de la rive gauche du fleuve, jusqu'à Bayonne.

2° Température (Observations prises pendant les treize
dernières années et consignées dans le Bulletin International
du Bureau Central météorologique de France, ou sur les re-
gistres de l'Observatoire local). *Température moyenne annuelle :* 13°,7. *Hiver* (de décembre à février) : température
moyenne assez élevée: 8°, à cause du voisinage du Gulf-
Stream, et de la fréquence des vents du sud. *Température
moyenne de la journée,* comptée de 7 heures du matin à

7 heures du soir : 9° en décembre, 8° en janvier, 7°,8 en février *Moyenne de la journée médicale*, de dix heures du matin à quatre heures : 10°,4. *Écart moyen entre les moyennes maxima et minima :* 7°,4 en décembre, 7°,9 en janvier, 7°,8 en février. Par conséquent, écarts très faibles. Le thermomètre descend 7 à 8 fois par mois en moyenne au-dessous de zéro. Pas d'écart de température excessif entre le soleil et l'ombre, ni au moment du coucher du soleil.

Printemps. Température moyenne : 12°,5. *Eté. Température moyenne :* 20°. *Moyenne de la journée :* 20°,5 en juillet, 20°,8 en août, 19°,3 en septembre, avec maxima entre 1 et 2 heures. La brise de mer, des orages assez fréquents rendent la chaleur très supportable, en général.

Automne. Température moyenne 15°. En octobre : 15°,5 ; en novembre 11°. On se baigne souvent jusqu'à fin novembre.

3° HYGROMÉTRIE. — *Moyenne annuelle* des pluies : 1.066 m/m 9. — *Humidité relative 71.* — Par an, en moyenne, 133.7 jours de pluie : 62,2 de petite pluie ; 71,5 de grande pluie. Les mois où il pleut le *plus souvent* sont : avril, octobre, janvier ; ceux où il pleut le *plus abondamment* sont : octobre, novembre, décembre. — Il est rare qu'il pleuve pendant toute une journée. — Grâce à la qualité du sol sec, sablonneux, à la déclivité du terrain, la pluie sèche très vite. Les pluies sont assez souvent et exclusivement nocturnes.

4° PRESSION BAROMÉTRIQUE. — *Moyenne annuelle* 764, avec assez nombreuses oscillations. Baisse assez notable en février et en août, par suite des tempêtes et des orages qui éclatent sur l'Océan. Souvent des bourrasques passent au large, sans atteindre Biarritz, la ville étant, dans une certaine mesure, abritée par la pointe de la péninsule Cantabrique.

5° VENTS. — On reproche à Biarritz la fréquence et la violence de ses vents. Le fait est que l'atmosphère y est souvent mouvementée, car si la ville est protégée contre les vents *violents* du sud par les Pyrénées, contre ceux du nord-est par les forêts des Landes, elle est au contraire largement ouverte du côté de la mer. Or, on compte en moyenne 202 vents de mer pour 141 vents de terre. *Vents de mer,* N-E, N-O, O, O-S-O ; *Vents de terre* S-O., S, E, E-N-E. *Vents régnant toute l'année* S-O, O. Les vents du sud amènent la pluie. Ce sont des vents chauds, fréquents en hiver dont ils atténuent la rigueur.

Les vents de sud-ouest, d'ouest et de nord-ouest sont souvent violents. Les vents d'est et de nord-est sont froids et généralement suivis de beau temps.

6° AIR MARIN. — L'atmosphère marine présente ici ses propriétés caractéristiques habituelles (pureté, présence de particules salines, richesse en oxygène et en ozone, avec un chiffre ozonométrique moyen de 15 (août et septembre), et un chiffre maximum de 19 (octobre).

En résumé, le climat de Biarritz, par suite de la prédominance des vents de mer, est un climat *essentiellement marin;* un climat *tempéré*, à *humidité* moyenne.

La caractéristique de chaque saison serait la suivante : *Pour l'hiver*, douceur et stabilité de la température, avec parfois de brusques dépressions et des vents d'ouest et de sud-ouest plus ou moins violents. — *Pour le printemps*, température modérée, parfois pluies abondantes, et vents violents. — *Pour l'été* température modérée, très supportable, grâce à la brise de mer et d'assez fréquents orages ; calme de l'atmosphère. — *Pour l'automne*, température douce, grâce à la fréquence des vents du sud ; quelques intempéries périéquinoxiales, au mois d'octobre notamment, mais qui ne sauraient infirmer la réputation bien établie de l'automne de Biarritz.

II. FORMULE PHYSIOLOGIQUE. — Le climat de Biarritz est un *climat essentiellement marin*, où s'exerce sans restriction l'influence *tonique* du voisinage de la mer. Il est aussi un climat excitant ou mieux *semi-excitant*, intermédiaire entre le climat sec, excitant, du littoral méditerranéen, et le climat humide, sédatif.

Mais, par un choix raisonné de l'habitat, on peut soumettre les malades au maximum de la stimulation, ou leur épargner, sinon la totalité du moins une grande partie de celle-ci.

III. INDICATIONS. — Les indications du climat de Biarritz doivent être envisagées au double point de vue *prophylactique* et *curatif*.

S'agit-il de prophylaxie, on tiendra compte surtout de l'état diathésique du sujet, de son état général, de la façon de réagir de son système nerveux. Biarritz convient à merveille aux jeunes sujets faibles, débiles, à ceux issus de parents tuberculeux ou suspects de tuberculose, chez lesquels le tempérament *lymphatique* n'est souvent que la période latente de la scrofule. Une résistance organique médiocre ; des échanges et des réactions ayant besoin d'être stimulés ; une excitabilité nerveuse modérée, constituent ses vraies indications.

A titre curatif, Biarritz réclame les *scrofulo-tuberculeux*, les tuberculoses locales (ganglionnaires, osseuses, articulaires, cutanées) ; certains *anémiques*, et particulièrement ceux dont le nervosisme n'est pas excessif, et dont les échanges urinaires sont plutôt diminués. L'action tonique de son climat se fera favorablement sentir chez les sujets *fatigués, déprimés* par le surmenage physique, intellectuel ou moral ; chez les convalescents ; dans certains cas de neurasthénie à forme dépressive. Toujours on devra tenir grand compte de l'état général des malades, de leur taux nutritif.

CONTRE-INDICATIONS. — La *tuberculose pulmonaire* à ses différents degrés. Biarritz exerce une stimulation trop vive, qui aboutit à la fièvre ou à l'hémoptysie. Tout au plus pourrait-on autoriser le séjour de certains scrofuleux atteints de phtisie essentiellement torpide, et chez lesquels l'indication se dresse formelle de remonter l'organisme débilité ; les *affections aortiques* ; l'*asthme*. Les sujets nerveux très excités ou très excitables, les neurasthéniques de cette catégorie, les arthritiques sujets à des poussées cutanées, étendues ou fréquentes, feront bien de s'abstenir de venir à Biarritz.

b) *PLAGES ET BAINS DE MER*

Biarritz compte cinq plages, depuis celle d'Anglet, à côté du phare, jusqu'à celle dite *des Basques ;* mais les bains les plus fréquentés sont ceux de la *Grande Plage* et ceux du *Port-Vieux*. Nous pensons que, nulle part, la côte n'offre un aspect plus séduisant, plus captivant, plus pittoresque que celle qui s'étend du phare aux falaises de la plage des Basques. C'est une suite de rochers à anfractuosités plus ou moins profondes, d'anses et de plages, où l'on peut, en hiver, se garantir des vents du Nord et de l'Est, et en été se mettre à l'abri des rayons du soleil au flanc et au-dessus des falaises, de la verdure et des tamaris.

Toutes les plages ont comme caractères communs la nature de la grève avec un sable fin, uni, mouillé, ferme, sans gros galets, la composition (32 grammes de sels environ par litre), la densité (1.020) et la température.

Cette température, qui a été prise en pleine mer, au delà du Port des Pêcheurs, est certainement de *un* à *deux* degrés plus élevée sur la Grande Plage et au Port-Vieux. Elle autorise le bain de mer en toute saison, du moins à titre hygiénique.

Si nous comparons les deux plages nous y observons les deux types diamétralement opposés quant à l'état de la mer, et quant à la nature des bains. A la Grande-Plage, c'est la vague forte et le bain à *la lame*, véritable douche plus ou moins puissante, selon l'état de la mer. Au Port-Vieux, c'est, le plus souvent, la mer calme, le véritable *bain de natation*, si agréable pour les femmes et les enfants.

La caractéristique de la station est donc bien nettement établie par les deux conditions suivantes dont l'importance et l'utilité n'échapperont à personne :

1° Deux sortes de bains.

2° Possibilité de les prendre en toute saison.

Comme pour le climat, les indications des bains de mer sont hygiéniques et thérapeutiques. Par la nature de ses plages et les propriétés de la mer et du climat, Biarritz offre les meilleures conditions pour une *cure marine à toutes les époques de l'année*.

c) *THERMES SALINS.*

A 500 mètres environ de la Grande-Plage, dans la direction Est, sur la ligne du tramway de Biarritz à Bayonne, s'élève l'établissement des Thermes Salins. Construit en 1893, il est parfaitement aménagé, contient des cabines de luxe, plus de cent cabines de 1re et de 2e classe, un pavillon distinct pour cabines et salles de douches. Il est alimenté par les eaux minérales naturelles provenant des sources salées du village de Briscous, situé à 18 kilomètres environ. Plusieurs puits existaient autrefois ; un seul a été conservé, dit *Puits du Centre*, qui fournit par jour 600 mètres cubes d'eau puisée à 25 mètres au-dessous de la surface, sans que le niveau s'abaisse. La quantité d'eau débitée pourrait, si l'on voulait, être plus considérable.

CARACTERES PHYSIQUES ET CHIMIQUES. — L'analyse de l'eau a été faite à la source et aux robinets des baignoires. Elle a donné les mêmes résultats. C'est dire que l'eau ne subit aucune modification dans son parcours. Elle ne pourrait d'ailleurs en subir en raison de sa basse température et de l'impossibilité d'évaporation sous la pression considérable de dix atmosphères. Depuis dix ans, on n'a jamais constaté le moindre dépôt, pas plus dans les conduites que dans les réservoirs.

Cette eau a 14° de température : elle est limpide, inodore et de saveur très salée ; elle pèse 24° à l'aéromètre; elle est donc presque à l'état de saturation. L'analyse chimique donne : d'après Maret et Delattre : 307 gr. 790 de résidu sec par litre ; chlorure de sodium, 295 gr. 659 ; de potassium, 2 gr. 608 ; des traces de chlorure de lithium et d'iodure de sodium ; o gr. 167 de bromure de sodium ; du sulfate de chaux, 3,375 ; de magnésie, 4,707 ; de soude, 0,990 ; de la silice fer et alumine, 0,090, et 0,194 de matières organiques. Elle doit donc être rangée parmi les *eaux froides, chlorurées sodiques fortes, bromo-iodurées.* La quantité considérable de chlorure de sodium la classe comme l'une des *plus minéralisées* parmi les eaux chlorurées sodiques.

La composition d'un bain d'eau minérale salée naturelle avec 300 litres se trouve donc être la suivante :

Chlorures alcalins, 89 kil. 480 ; bromures alcalins, 0.175 ; iodures alcalins, 0.015 ; sulfates alcalins, 2.720 ; silice, fer, alumine, 0.030 ; matières organiques et divers, 0.150. Total : 92 kil. 570.

EAUX-MÈRES. — Lorsqu'on soumet au chauffage les eaux salées naturelles de Briscous, elles s'évaporent, subissent une métamorphose, et laissent précipiter, selon les degrés de température, des quantités diverses de sels, à commencer par le chlorure de sodium. C'est ainsi que l'on obtient le sel fin, demi-fin et le gros sel. Les eaux qui restent sont âcres, sirupeuses et ne possèdent nécessairement pas la même composition. Elles pèsent, selon leur degré de concentration, 28°, 30°, 35°. Un litre d'eaux-mères pesant 350 donne à l'analyse 257 gr. 176 de chlorure de magnésium, et il n'y a plus que 99 gr. 971 de chlorure de sodium. Il y a des bromures en plus grande quantité (10 gr.215) et 0,013 d'iodures divers. Il y a aussi une proportion plus grande de sulfates de magnésie, de soude et de potasse. Ces eaux sont vendues pour préparer les bains salés à domicile ; soit sous forme d'eau-mère, soit sous forme de sels d'eau-mère, provenant de l'évaporation de celle-ci.

MODES D'EMPLOI. — Le traitement hydro-minéral est uniquement *externe* — on a essayé, sans succès, de prescrire les eaux-mères à l'intérieur.

Les bains sont prescrits le plus souvent mitigés et contiennent par conséquent un mélange varié d'eau ordinaire et d'eau salée. Cette élasticité de composition des bains permet d'obtenir des effets différents ; avec une gamme aussi étendue, il n'y a pour ainsi dire pas de traitement qu'il ne soit possible de réaliser. Les eaux-mères constituent encore une autre ressource. On les ajoute aux bains à la quantité de 5, 10, 20 et 30 litres, selon les indications. On ajoute aussi parfois de l'amidon ou de la gélatine pour combattre les manifestations du côté de la peau.

Les douches sont générales ou locales ; elles peuvent être données sous les diverses formes habituelles et à diverses pressions, la pression maxima étant de 18 mètres ; une douche locale à jet filiforme et avec pression est utilement employée dans les adénopathies ; il y a une douche de robinet, sans pression, dans la baignoire, pour les arthrites et ostéo-arthrites.

Les applications locales de compresses imbibées d'eaux-mères sont employées pour obtenir des effets résolutifs, surtout dans les engorgements ganglionnaires.

ACTION PHYSIOLOGIQUE. — *a*) EAUX SALÉES. Localement, le sel, éminemment hygrométrique, absorbe les sécrétions cutanées, dessèche l'épiderme et brunit la peau qui devient quelquefois le siège d'irritations chez les personnes à peau fine ; de plus, il active la circulation cutanée, et produit une stimulation spéciale de tous les éléments constitutifs (vaisseaux, nerfs, lymphatiques, glandes). Cette stimulation du système nerveux périphérique étend son action par voie réflexe sur les centres nerveux régulateurs de la nutrition, et produit un certain nombre d'*effets généraux* après quelques bains : oxygénation plus complète du sang, activité plus grande des fonctions digestives, urination plus abondante ; chez la femme, action emménagogue et parfois de véritables ménorrhagies Au total, la nutrition générale est activée. Tous les échanges azotés (urée, azote total, coefficient d'oxydation) et les chlorures sont accrus, et cela, non seulement pendant la cure, mais après. Et cette impulsion particulière donnée à la nutrition par la balnéation chlorurée sodique survit à l'administration des bains, au moins dans ses traits principaux.

En résumé la caractéristique de l'action des eaux de Biarritz est d'être *altérante, résolutive, tonique, substitutive, emménagogue* et *régularisatrice des fonctions menstruelles.*

2° EAUX-MÈRES. — Elles diminuent les échanges azotés et les oxydations. Elles ont donc pour effet d'atténuer l'action stimulante des eaux naturelles. Grâce à ces deux actions bien définies et opposées, on peut varier les effets de la cure et approprier aux diverses et multiples indications les actions qui leur sont favorables. Les eaux-mères augmentent l'action résolutive et sédative probablement en raison de la grande proportion du chlorure de magnésium et aussi de la présence des bromures dont la quantité n'est pas moins de 300 grammes dans 30 litres d'eaux-mères.

INDICATIONS. — 1° La balnéation chlorurée sodique reconnaît comme indication majeure tous les états morbides dans lesquels il y a *hypoazoturie*, c'est-à-dire diminution dans les échanges azotés; — 2° L'amoindrissement des oxydations azotées constitue la deuxième indication ; — 3° La troisième indication relève de l'action d'épargne exercée par la balnéation chlorurée sodique sur les tissus riches en phosphore et sur ceux qui sont à la fois riches en azote et en phosphore.

De plus, les eaux-mères permettent de régulariser, de régler ces actions diverses.

1° MALADIES GÉNÉRALES. — Dans les maladies communes à tous les âges et aux deux sexes, mais considérées plus spécialement chez les adultes, nous citerons toutes celles qui ont besoin du pouvoir oxydant de la balnéation. Ce seront le *lymphatisme*, la *scrofule*, le *rhumatisme chronique* et la *goutte* quand les lésions sont devenues absolument passives, ont cessé de s'accroître, et que ces malades ont cessé de réagir ; certains *arthritismes héréditaires* dont les sujets ont besoin de voir augmenter leur énergie vitale ; certaines *auto-intoxications d'origine gastro-intestinale* ou résultat de *surmenage nerveux* ou *musculaire ;* des *obésités* avec ralentissement des échanges et des oxydations ; certaines *anémies*, celles dont les échanges sont diminués et dont le coefficent d'oxydation s'abaisse parfois à 75 pour 100. Pour les *affections nerveuses*, celles-là seules sont, règle générale, justiciables du traitement qui sont sous la dépendance de l'anémie. La *chorée chronique* est cependant traitée parfois avec succès. Parmi les déterminations locales de la tuberculose, nous mentionnerons comme justiciables de la cure la *tuberculose testiculaire*. D'une façon générale il y aura aussi indication de traitement pour l'affaissement physique, moral, intellectuel et sensoriel, produit de surmenage cérébral.

2° MALADIES DES FEMMES. — Les eaux chlorurées sodiques de Biarritz sont absolument indiquées chez les utérines lymphatiques, scrofuleuses ou anémiques, et toutes les fois que, selon une heureuse expression, l'état inflammatoire, quel qu'il soit, est complètement *refroidi;* toutes les fois qu'il n'y a pas à craindre un mouvement fluxionnaire trop actif du côté des organes génitaux. C'est dans ce cas qu'il faut agir avec une grande prudence, et que l'emploi des eaux-mères sera indiqué, et devra être judicieusement employé. Citons comme maladies, l'*aménorrhée,* la *dysménorrhée,* les *ménorrhagies* des jeunes filles, des jeunes femmes, les *leucorrhées,* la *métrite catarrhale,* la *métrite cervicale,* la *métrite parenchymateuse,* les *engorgements utérins,* la *pelvipéritonite chronique* ou à exacerbations éloignées, les *déviations utérines* dues à l'hypertrophie, ou à des adhérences, ou exsudats péri-métritiques récents. Les *salpingites catarrhales* et même les *suppurées avec trajet fistuleux* sont parfaitement justiciables de la cure saline, de même que les *suppurations pelviennes* fistuleuses, toutes les adhérences, ou exsudats ou reliquats de *paramétrite,* à condition qu'ils soient récents. Enfin les *fibro-myômes.* Ce sont les grosses tumeurs sous-péritonéales qui subissent le plus rapidement et d'une manière très fréquente l'action résolutive des bains salés et des eaux-mères appliquées en compresses locales. Dans les myômes de moyen volume faisant corps avec l'utérus, et dans les petites tumeurs interstitielles, l'amélioration est moins fréquente.

Dans tous les cas l'état général est toujours manifestement amélioré, il se produit un remontement général évident.

3° MALADIES DES ENFANTS ET DES ADOLESCENTS. — C'est bien ici le triomphe de la cure saline. Tous les enfants délicats, faibles de constitution, à croissance rapide, avec atonie générale des tissus, les *anémiques,* les *lymphatiques* avec engorgements ganglionnaires et susceptibilité inflammatoire des muqueuses (angines, coryzas, etc.), l'*adénopathie trachéo-bronchique* et la *scrofulo-tuberculose* avec toutes ses nombreuses manifestations ou déterminations du côté de tous les systèmes et appareils de l'économie, tous ces états et toutes ces affections retirent toujours un bénéfice réel de la cure saline à Biarritz qui présente en outre cette circonstance favorable que le climat marin peut, dans certaines conditions, apporter une action efficace. Dans le *rachitisme* les effets sont excellents, de même que dans les *tuberculoses osseuses.*

OBSERVATIONS. — Il faut se rappeler aussi que la balnéation chlorurée-sodique peut rendre de grands services dans tous les cas où il y a des indications opératoires, soit avant, soit après l'intervention chirurgicale. Elle est souvent d'un grand secours pour la chirurgie, pour les résultats définitifs et durables que celle-ci veut obtenir.

Il ne faut pas oublier que, d'une façon générale, c'est au début de l'affection, avant que ne se soient déclarés des accidents locaux graves, et dans la scrofule par exemple, avant les déterminations viscérales, qu'il faut agir. C'est dans le jeune âge, l'enfance, l'adolescence que les ressources de la médication sont le plus souvent actives et surtout vis-à-vis du système ganglionnaire si développé dans le terrain lymphatique et strumeux. On peut faire prendre des bains aux plus petits enfants.

La durée de la cure est nécessairement variable. A moins d'indications particulières, elle sera continuée sans interruption de vingt à trente jours. Mais il est important de se rappeler que pour obtenir des modifications profondes nécessaires pour assurer des états durables, il faut, dans les diathèses, dans les états constitutionnels, plusieurs cures consécutives.

CONTRE-INDICATIONS. — Tous les états dans lesquels les échanges et les oxydations azotées sont augmentés, comme chez certains anémiques, chez les obèses par excès d'assimilation. Sont contre-indiqués aussi la tuberculose pulmonaire, les maladies de cœur, l'artério-sclérose, les néphrites, le tabes, l'hystérie et les névropathies trop prononcées, à moins qu'elles ne soient causées par l'anémie. La médication doit être surveillée avec soin chez les personnes âgées, pendant la grossesse et l'allaitement.

~~~~~~~~~~~~~~~~

Biarritz, chef-lieu de canton du département des Basses-Pyrénées, 15.000 habitants.

A 800 kilomètres de Paris. Durée minima du trajet (Sud-Express) 10 heures. Les express et directs mettent 12 heures.

16 heures de Madrid, 3 heures de Bordeaux ; 1 h. 1/2 de Saint-Sébastien.

Grande station sur l'océan entre la mer et la montagne, la *seule fréquentée* toute l'année pour *climat, bains de mer* et *thermes salins.*

Trois plages, un établissement thermal. Grands hôtels, deux casinos ouverts en toutes saisons. Villas de tous ordres et de tous prix.
~~~~~~~~~~~~~~~~

Falaises pittoresques. Expositions ensoleillées.

Climat modéré en toute saison : hiver, 8°,2 ; printemps, 12°,5 ; été, 20° ; automne, 15°,2. Végétation d'été et d'hiver.

Promenades nombreuses et variées dans la campagne et sur le littoral ; excursions faciles dans le pays basque et en Espagne.

Prix des hôtels : de 7 à 20 et 25 fr., tout compris ; varie selon les saisons.

Médecins :

MM. Bastide, Claisse, Gallard*, Guttierrez, Laborde, Lavergne*, Legrand, Le Piez, Lobit*, Long-Savigny, Lostalot-Bachoué (de), Orgogozo, Sudaka, Toussaint.

Médecin anglais : M. Malpas.

BOURBON-LANCY

(Saône-et-Loire)

*Chlorurée sodique, bicarbonatée mixte, indurée
et arsenicale, hyperthermale*

Cinq sources principales alimentent l'Etablissement thermal
de Bourbon-Lancy : Le *Lymbe*, la plus importante, a une température de 58° à son émergence et un débit quotidien de
300 mètres cubes ; les quatre autres fournissent, dans leur
ensemble, 100.000 litres par jour et ont une température en
rapport avec leur débit : *Descures*, 54° ; *la Reine*, 49°,3 ; *Saint-
Léger*, 48°,8 ; *Valois*, 46°,3. Toutes ces sources sont captées
dans des puits de dimension variable et la température qu'on
leur assigne est celle de la surface du puits et non pas de la
source même.

CARACTERES PHYSIQUES ET CHIMIQUES. —
L'eau de Bourbon-Lancy est donc chaude et présente toutes les
nuances entre 46° et 58°; elle est traversée dans son épaisseur
par de gros bouillons qui lui donnent l'aspect de l'eau en ébullition. Examinée en masse, elle a une teinte verte prononcée,
couleur qui lui appartient en propre et que ne lui donnent pas
seulement les conferves d'un beau vert émeraude qui tapissent
le pourtour des puits ; dans un verre d'eau ou une carafe, par
contre, elle est claire et parfaitement transparente.

Les vapeurs qui émanent des puits dégagent une légère
odeur désignée sous le nom « de *bouillon de veau* »,très probablement d'origine organique ; goûtée chaude, l'eau n'a
qu'une saveur à peine sensible, mais elle laisse ensuite dans
la bouche un goût de saumure très faible qui n'a rien de désagréable. Elle est onctueuse au toucher et a une réaction acide
au papier de tournesol.

Toutes les sources ayant sensiblement la même composition
chimique, ce qui caractérise l'eau de Bourbon-Lancy, c'est le

chlorure de sodium (1 gr. 30 par litre), un ensemble de *bicarbonates* de chaux, de magnésie, de soude et de fer (o gr. 30 par litre), des *sulfates* (o gr. 15 par litre), un ensemble de substances en minime proportion (*iode, arsenic, lithine* et *manganèse*). Les gaz sont un mélange d'*acide carbonique*, d'*oxygène* et d'*azote*, ce dernier représentant 89.28 %. Le titre exact de minéralisation est 1 gr. 80 par litre et *Glénard* de Lyon les a définies : « *eaux thermales, chlorurées sodiques, bicarbonatées mixtes, iodurées et arsenicales* ».

MODES D'EMPLOI. — Le traitement externe est la partie essentielle, la caractéristique de la cure thermale de Bourbon-Lancy ; il comprend : le *bain*, donné dans une baignoire de 500 litres, dans laquelle on descend à l'aide de marches, en s'aidant d'une rampe en pente ; le *bain* suivi de *douche sous-marine*, les *douches chaudes* à température haute et variée ; les *étuves générales ou les caisses* à 45°, étuves *spontanées* par dérivation du Lymbe. Accessoirement, une *vaste piscine*, l'*hydrothérapie*, les *douches locales*, les *pulvérisations* peuvent rendre des services.

Complément du traitement externe, l'eau de la *Reine* et l'eau de la source *Descures* sont utilisées en boisson à la dose de 600 à 700 grammes par jour.

ACTION PHYSIOLOGIQUE. — 1° BOISSON. — L'eau de la *Reine* est bien tolérée à la dose de 3 ou 4 verres par jour ; prise une demi-heure avant le repas, elle stimule l'appétit ; ingérée une heure ou deux après, elle rend les digestions plus rapides et moins pénibles. Elle ne s'adresse qu'aux malades hypochlorhydriques ou à chimisme stomacal normal. Cette eau produit rapidement de la constipation qui ne survit pas à la cure ; elle est *diaphorétique*, nettement *diurétique* et éliminatrice d'acide urique et d'urates chez les goutteux.

L'eau *Descures*, d'une digestion plus difficile, a des effets laxatifs légers à la dose de 800 gr. par jour.

2° TRAITEMENT EXTERNE. — Le *bain* suivi de *douche sous-marine* agit sur la circulation périphérique, par réaction vaso-dilatatrice, augmente l'élasticité et la tonicité des petits vaisseaux et a une action dérivative et révulsive sur la circulation des organes profonds. Légèrement excitant au début, il produit bientôt une sédation nerveuse très marquée en même temps qu'une diminution de l'éréthisme cardiaque, avec ralentissement du pouls. Il active les fonctions de la peau en provoquant une sudation abondante et une élimination des produits de déchets de l'organisme. Il augmente la diurèse, associé à l'eau de boisson, et détermine une avance de 5 à 10 jours sur les périodes menstruelles. Les analyses d'urine montrent que, sous son influence, la nutrition générale s'améliore ; le taux de l'urée augmente, ce qui s'explique les tissus étant mieux irrigués par une circulation moins languissante.

Les *douches chaudes* et les *étuves* ont une action résolutive très nette dans les synovites subaiguës et chroniques et les arthrites rhumatismales anciennes.

En résumé, action sédative sur le système nerveux, action dérivative et anti-congestive sur la circulation, action modérément stimulante sur l'état général.

INDICATIONS. — *a)* GOUTTE. — A la période de déclin de la goutte, quand les arthropathies s'installent en permanence, quand les tophus se développent et les articulations se déforment, si la période de cachexie s'annonce, si les urines sont pâles, pauvres en urée et en acide phosphorique, mais toujours riches en acide urique, la cure de Bourbon est indiquée par sa triple action sur l'enveloppe cutanée, sur le tube digestif et sur le rein.

La cure convient, en dehors des poussées aiguës, aux goutteux chroniques dont le système nerveux est très déprimé, car il leur faut une stimulation douce.

Les sciatiques, les névrites goutteuses, les douleurs de toutes sortes si tenaces constituent une indication principale de la médication thermale.

Enfin, les goutteux qui s'achemineront vers les complications artérielles, les *préscléreux* avec hypertension artérielle, gros cœur éréthique, émonctoires déjà insuffisants, trouveront un traitement s'adressant à leur état diathésique et à l'ensemble de leur système circulatoire.

b) RHUMATISME. — 1° *Rhumatisme subaigu,* quand la résolution des arthrites ne se fait qu'incomplètement, même lorsque les articulations restent douloureuses, l'état général mauvais, l'anémie prononcée, le système nerveux excitable.

2° D'autres manifestations rhumatismales, les synovites sèches ou avec épanchement, les névralgies sciatiques, l'hydarthrose se trouveront bien des étuves et des douches à haute température.

[Cachet de bibliothèque]

3° De même, le rhumatisme déformant, dans le cours duquel on constate souvent de l'irritation méningo-spinale et le rhumatisme d'Heberden, surtout chez les malades nerveux ou anémiés qui ne pourraient supporter l'usage d'eaux trop excitantes.

4° Le rhumatisme infantile, chez des sujets anémiés, ayant perdu le sommeil et l'appétit, surtout s'il est compliqué de lésion cardiaque.

CARDIOPATHIES. — 1° Chez les enfants ou les adolescents qui ont une *endocardite rhumatismale* (cinq à six mois après la fin du rhumatisme).

2° Chez les *cardiopathes valvulaires* dont la lésion est bien compensée et qui sont menacés de crises de rhumatisme.

3° Dans *l'insuffisance mitrale avec hyposystolie arythmique*, quand elle survient au cours d'une cardiopathie jusque-là bien compensée, quand elle est récente et produite sous l'influence d'une attaque de rhumatisme articulaire aigu.

4° A la période d'*hypertension* des cardiopathies artérielles (*présclérose*).

5° Enfin dans les *cardiopathies fonctionnelles, surcharge graisseuse* du cœur, *palpitations* d'origine périphérique par angiospasme, *pseudo-hypertrophie cardiaque de croissance* avec étroitesse thoracique, *fausse angine de poitrine, pouls instable* des nerveux, névroses cardiaques (*tachycardie paroxystique, maladie de Basedow*).

La cure thermale agit chez ces malades en améliorant l'état général et la nutrition, en augmentant la diurèse, en faisant disparaître les troubles fonctionnels (éréthisme cardiaque, palpitations, dyspnée), en tonifiant le myocarde comme les autres muscles (surtout quand la cardiectasie est due en grande partie à l'action parésiante du rhumatisme), enfin en calmant le système nerveux de ces malades qui tous sont des *neuro-arthritiques*.

La cure n'a aucune action sur la lésion cardiaque elle-même sauf dans les endocardites récentes, exsudatives simples, sans tendance à l'organisation.

CONTRE-INDICATIONS. — La *phase aiguë* de l'endocardite rhumatismale, de la péricardite, de la myocardite, l'*asystolie confirmée* avec œdèmes considérables, la *thrombose cardiaque, l'hyposystolie dans les lésions complexes*, surtout s'il y a à la fois péricardite et rétrécissement mitral ; la période de *mitralisation des lésions aortiques*, la *cardio-sclérose*, la *néphro-sclérose*, les *anévrismes de l'aorte* et l'*angine de poitrine coronarienne*.

RESSOURCES HYGIENIQUES. — Installation de *massage*, d'appareils de *gymnastique suédoise manuelle, de mécanothérapie* (Système Max Herg de Vienne). *Cure de terrains* méthodiquement réglée, conduisant à la *Chaumière*, grand jardin situé en dehors de la station où les malades vont faire leur cure d'air.

Bourbon-Lancy, chef-lieu de canton du département de Saône-et-Loire, 4.200 habitants.

A 337 kilomètres de Paris; ligne de Paris à Lyon par le Bourbonnais. Gares de Bourbon P.-L.-M. et de Bourbon-ville.

Prix de Paris : 37 fr. 75; 25 fr. 45; 16 fr. 50.

Durée minima du trajet (trains rapides) 7 h. 1/2; durée moyenne (trains directs) 9 heures.

Quatre courriers par jour pour Paris; télégraphe, téléphone avec Paris, etc.

Altitude : 240 mètres (472 mètres sur les collines avoisinantes). Orientation principale : sud-ouest. La station est entourée d'une ceinture de collines sauf à l'ouest.

Climat modérément chaud, à l'abri du vent, avec tendance à la stabilité barométrique, hygrométrique et thermique.

Constitution géologique du sol : terrains anciens du Morvan; les sources sortent entre les rochers de *grauwacke dévonienne* et la *plaine pliocène*.

Aspect général du pays : vallonné; agreste et sauvage du côté du Morvan; prairies de grand pâturage et d'élevage sur les bords de la Loire; excellentes routes.

Prix des hôtels : 6 à 15 francs, tout compris.

Distractions de la station: casino, beau parc; la Chaumière; promenades faciles en plein Morvan ou vers la Loire.

Saison du 15 mai au 1er octobre.

Médecins :

MM. Bellœuf, Compin, Favre, Goede, Pain, Piatot*.

BOURBON-L'ARCHAMBAULT

(Allier)

*Chlorurée sodique, bicarbonatée mixte, iodurée
et arsenicale*

SOURCES. — La source thermale est captée dans une enceinte romaine recouverte de trois puits, qui sont dans un état de bouillonnement constant dû aux nombreuses bulles d'acide carbonique et d'azote qui viennent crever à la surface. Son débit est de 1.200 mètres cubes, soit 1.200.000 litres par 24 heures.

CARACTERES PHYSIQUES ET CHIMIQUES. — L'eau thermale (+ 52°) est claire, limpide, elle se couvre par le refroidissement d'une légère pellicule de carbonate de chaux. Dans le réservoir de la source, elle paraît verdâtre, circonstance due aux conferves abondantes qui revêtent les parois de ce bassin. Chaude, elle est inodore, refroidie elle acquiert une odeur hépatique prononcée. Sa saveur est légèrement salée et piquante ; même à la dose de plusieurs verres elle est toujours bien tolérée par l'estomac.

a) Chlorurée sodique, bicarbonatée mixte, bromo-iodurée, arsenicale, la source thermale contient par litre 0 gr. 367 d'acide carbonique libre ; 2 gr. 24 de chlorure de sodium ; 1 gr. 33 de bicarbonate de soude, potasse, manganèse et fer ; de minimes quantités de silice ; 0,39 de bromure et de fluorure de sodium ; d'arsenic, de lithine et de cuivre, donnant ensemble 3 gr. 98 de matières fixes (*Willm et de Gouvenain*).

b) En outre, *Source de Jonas,* froide, carbonatée, ferrugineuse et magnésienne, employée en boisson.

c) Source de Saint-Pardoux; acidulée gazeuse, silicatée, excellente eau de table, d'une extrême digestibilité, bue sur place et exportée.

MODES D'EMPLOI. — La source thermale est utilisée en

boisson à la dose de deux à quatre verres comme complément du traitement externe qui est de beaucoup le plus important. Il est administré sous forme de *bains* en baignoires, ou en piscines à eau courante ; de *douches* tièdes, chaudes ou très chaudes, écossaises, générales ; locales ou sous-marines ; *ascendantes*, d'irrigations dans le bain, étuves.

Ces divers services sont alimentés par l'eau thermale sans aucun mélange d'eau ordinaire. Le massage est souvent prescrit soit à domicile, soit à la suite des bains.

L'établissement, reconstruit en 1885 par l'Etat, est un des plus beaux et des plus complets qui existent en France. Il renferme 60 cabinets pourvus chacun d'une piscine ou d'une baignoire, des appareils les plus perfectionnés destinés à donner la douche générale ou locale ; quatre salles de douches spéciales ; deux très vastes piscines de natation, salle de bains de vapeur et de pulvérisation.

ACTION PHYSIOLOGIQUE. — L'action des eaux de Bourbon-l'Archambault, due à leur thermalité, à leur constitution chimique, à leur état électrique, est *altérante, résolutive, tonique* et excitante de toutes les fonctions de nutrition.

Voici du reste les effets généraux produits par les eaux :

Les bains associés à la boisson, qui est éminemment diaphorétique, diurétique et tonique, déterminent, dès le début, un sentiment de bien-être général ; la peau rougit, se couvre de sueurs, l'urine coule en abondance avec expulsion de sables uriques et d'urates. Après quelques jours, en général du 6e au 10e quelquefois au 12e jour, surviennent des phénomènes généraux d'excitation se manifestant par un sentiment de malaise, de fatigue pendant le jour, de la constipation, de la soif ; de l'insomnie, de l'agitation pendant la nuit. On constate en même temps un réveil de certaines manifestations morbides ; les douleurs augmentent ou reparaissent : on dit que les eaux travaillent.

Il va sans dire que le médecin peut atténuer dans une large mesure, ou favoriser ces divers symptômes qui constituent la crise thermale ; à laquelle on voit succéder un sentiment de sédation et de bien-être, une amélioration durable et prolongée.

INDICATIONS. — La médication de Bourbon-l'Archambault agissant très spécialement sur les échanges organiques, la nutrition et le système nerveux, est indiquée dans la diathèse arthritique, la scrofule et la syphilis, les paralysies, les affections chirurgicales, certaines affections gynécologiques.

1º DIATHÈSE ARTHRITIQUE. — Le rhumatisme chronique succédant au rhumatisme aigu avec les raideurs, les *hydar throses*, les *pseudo-ankyloses*, qui le suivent ; les suites du rhumatisme blennorrhagique, les diverses variétés de *rhuma tisme musculaire*, trouvent ici une indication générale et locale très efficace.

Impuissant contre les indurations vulvaires anciennes et constituées, le traitement agit très favorablement sur les lé sions récentes de l'endocarde et du péricarde d'origine rhu matismale des jeunes sujets, si l'état du myocarde ne contre-indique pas la cure.

b) Les névralgies intercostales, lombaires, *la sciatique* en particulier, même avec atrophie, sont guéries ou modifiées.

c) La médication semble avoir une spécialité toute particu lière contre les troubles trophiques compris sous le nom de *rhumatisme chronique poly-articulaire progressif*, noueux, dé-formant. Les guérisons sont très fréquentes dans les formes à évolution rapide des jeunes sujets. Chez les femmes, passé la ménopause, on trouve encore de très sérieuses améliorations.

d) La goutte atonique avec déformation des grosses et des petites articulations, surtout chez les sujets lymphatiques et affaiblis.

e) La cure s'adresse enfin aux *diabétiques* arthritiques, qui manifestent une tendance à l'affaiblissement général, et dont il faut relever la vitalité de l'organisme et le système nerveux.

2º LE TRAITEMENT DE LA SCROFULE est traditionnel à Bour-bon, qu'elle soit ganglionnaire, périostique, osseuse, articu-laire.

3º PARALYSIES. — Les eaux de Bourbon doivent leur an-cienne renommée au traitement des paralysies. Leur indication est formelle dans les paralysies rhumatismales, dans celles qui sont consécutives aux fièvres graves, aux intoxications, à la diphtérie. Leur efficacité est indéniable dans *l'hémiplégie*, suite d'hémorrhagie cérébrale. Elle est d'autant plus grande que la lésion sera moins prononcée et que le malade sera en-voyé après la période inflammatoire sans attendre les atrophies, les contractures définitives.

Leur action est peut-être encore plus formelle et plus décisive dans les *paraplégies*, d'origine rhumatismale, hystérique, traumatique. On y observe de remarquables améliorations dans *les affections spinales* à forme lente et progressive. Le processus de l'*ataxie locomotrice* semble enrayé.

Les symptômes douloureux s'amendent, la marche devient meilleure.

Dans la *Paralysie infantile*, le traitement général, les douches, le massage constituent un précieux adjuvant du traitement ordinaire.

4° SYPHILIS CÉRÉBRALE ET AFFECTIONS SYPHILITIQUES. — Les propriétés toniques et reconstituantes de Bourbon combattent efficacement l'état chloro-anémique et de dépression des formes graves de la syphilis. Elles sont un précieux adjuvant du traitement spécifique. Dans la syphilis du cerveau et du système nerveux, ces eaux reprennent leur spécialisation et donnent les plus heureux résultats.

5° AFFECTIONS CHIRURGICALES. — Il semble superflu de mentionner la réputation incontestée de la médication de Bourbon dans les affections chirurgicales qui peuplent les salles de l'hôpital militaire. Il suffira de citer les entorses avec engorgement, les luxations anciennes suivies d'arthrites et d'atrophie, les hydarthroses, les cals vicieux ou douloureux, les ankyloses incomplètes, les rétractions tendineuses ou musculaires, les fistules entretenues par des plaies d'armes à feu ou des séquestres.

6° AFFECTIONS GYNÉCOLOGIQUES. — L'action excitante et tonique de la cure donne d'excellents résultats dans l'aménorrhée et la dysménorrhée dues à un état général ; l'action résolutive et le mode spécial de balnéation avec irrigations, dans la métrite rhumatismale, dans les fibromyômes non hémorragiques, dans le but d'améliorer les phénomènes douloureux, enfin dans les reliquats de périmétrite avec adhérences.

CONTRE-INDICATIONS. — Les affections aiguës ou fébriles ; les lésions cardiaques, si le myocarde a perdu son énergie, si la compensation n'est pas parfaite ; — les néoplasmes ; — la tuberculose à marche rapide et hémorragique. L'âge n'est pas une contre-indication et beaucoup de vieillards retirent les plus grands avantages d'une cure bien dirigée.

Bourbon-l'Archambault, chef-lieu de canton du département de l'Allier, 3.500 habitants.

A 339 kilomètres de Paris; ligne de Paris à Lyon par le Bourbonnais, avec bifurcation à Moulins, gare de Bourbon-l'Archambault.

Prix de Paris: 37 fr.; 25 fr.; 16 fr.; Durée minima du trajet (trains rapides) : 6 h. 30. — Durée moyenne (trains directs) : 7 h. 30.

Deux courriers par jour pour Paris. Télégraphe.

Altitude : 245 mètres. — Orientation principale : nord-est.

Climat du centre, aux mêmes altitudes, c'est-à-dire doux et tempéré.

Constitution géologique du sol : Bourbon est bâti sur le gneiss granitoïde et le gneiss. Tout autour viennent s'appuyer d'énormes stratifications de grès arkoses dont les strates diversement inclinées sont recouvertes par des argiles, des marnes bigarrées et des couches minces de calcaire argileux et magnésien.

Aspect général du pays : accidenté et pittoresque, végétation vigoureuse, belles forêts. Hôtels, villas, appartements meublés. Vie facile, 7 à 12 francs par jour tout compris.

Distractions de la station : casino-théâtre dans le parc. Château historique. Excursions dans les forêts environnantes; Grosbois, Civrais, Bagnolet, aux basiliques de St-Menoux, Souvigny, etc.

Hôpital militaire important; hôpital thermal civil.

Saison du 15 mai au 1er octobre. A moins d'année pluvieuse, juin est excellent pour les malades voulant avant tout se soigner.

Médecins:

MM. Desche, Lejeune, Mallay, P. Regnault*.

BOURBONNE-LES-BAINS

(Haute-Marne)

Chlorurée sodique, hyperthermale

L'eau thermale de Bourbonne émane d'une rivière souterraine, qui s'élève par une faille du grès bigarré sous les marnes irrisées, à une profondeur de 40 à 50 mètres.

Le débit des 24 heures dépasse 400 mètres cubes.

CARACTERES PHYSIQUES ET CHIMIQUES. — Par sa thermalité élevée (+ 65°) l'eau de Bourbonne se classe aux premiers rangs des hyperthermales ; elle est claire, limpide et sans odeur ; sa densité est de 1.006. Elle a une saveur légèrement salée et ne laisse pas d'amertume.

C'est une eau chlorurée moyenne, contenant 5 gr. 20 de chlorure de sodium par litre, sur une minéralisation totale de 7 gr. 33 ;les éléments minéraux se trouvent être en solution isotonique :

Chlorures de potassium et de magnésium, 0 gr. 25 centigr. par litre ; *brome* et *lithine*, proportions élevées ; *bromure de sodium*, de 64 à 67 milligrammes, avec de notables traces d'iode ; *chlorure de lithium* 88 milligrammes ; fer, manganèse et arsenic, traces.

MODES D'EMPLOI. — Le traitement de Bourbonne comprend l'eau en boisson, le bain et la douche. L'eau est prescrite à la dose de 250 grammes à 1.000 grammes répartis dans la journée.

La balnéation est l'élément essentiel de la cure ; les bains pris dans la matinée sont tièdes ou chauds.

Deux pressions sont utilisées pour les douches, une de dix mètres et une de vingt mètres. La température peut varier de 15° à 54°.

ACTION PHYSIOLOGIQUE. — 1° USAGE INTERNE. — L'eau de Bourbonne est une eau alcaline chaude, qui se boit facilement ; elle stimule les fonctions de l'estomac et surtout la sécrétion de l'acide chlorhydrique. Les substances albuminoïdes sont plus complètement transformées.

L'assimilation générale se trouve activée ; l'urée, l'acide urique, les sécrétions glandulaires sont plus abondantes ; les phosphates diminuent et l'acide urique libre également. Les alcalins contenus dans l'eau thermale, et en premier lieu la lithine, agissent sur les composés acides de l'organisme, qui dans la goutte et le rhumatisme sont les éléments actifs ; ils les combinent, les dissolvent peu à peu et les éliminent.

2º USAGE EXTERNE. — Les pratiques externes sont encore plus importantes : C'est par elles que l'organisme recueille les nombreuses actions dynamiques que ces eaux vivantes apportent du sein de la terre.

Leur dynamisme se communique à l'organisme par une action excitante. L'excitation porte sur le réseau nerveux périphérique, sur les nerfs cutanés, qui au contact des eaux développent une plus grande sensibilité, et multiplient leur énergie fonctionnelle. Elle est transmise aux centres nerveux, qui l'utilisent, la transforment et la répercutent par voie réflexe sur toutes les fonctions.

Les effets portent surtout sur le système vaso-moteur et sur les fonctions de nutrition. Les réseaux capillaires subissent une dilatation, qui se généralise et qui pourrait s'exagérer dans certaines régions.

Il en résulte des modifications importantes dans la circulation, qui se traduisent par un ralentissement du pouls, par une désobstruction des organes hyperhémiés, par un relèvement de l'énergie cardiaque, une augmentation de la capacité respiratoire.

Le ralentissement de la circulation dans les réseaux capillaires favorise aussi l'arrivée des leucocytes, qui exercent activement leur rôle de défenseurs et d'agents fourriers des cellules.

Les phénomènes d'exosmose et d'endosmose sont facilités ; la circulation lymphatique est activée. L'effort aboutit à une stimulation de la vie cellulaire, et à une rénovation des plasmas inter-cellulaires ; l'urée augmente ; l'acide urique plus abondant au début du traitement revient à son taux normal, les phosphates diminuent, étant largement utilisés dans cette stimulation nutritive.

D'autre part, les tissus cellulaires, qui sont le dépôt habituel des toxines et des acidités d'élimination, où elles provoquent et entretiennent des réactions et des lésions inflammatoires, se libèrent progressivement et reprennent leur activité.

La plupart des eaux chlorurées produisent trop vivement et trop énergiquement cette stimulation générale pour des organismes débiles ou qui montrent une excitabilité nerveuse excessive : tels les arthritiques dont on connaît les éréthismes réactionnels.

Il n'en est pas de même à Bourbonne : Nos eaux produisent une excitation rapide qu'on ne doit pas prolonger longtemps, parce qu'elle entraînerait l'épuisement nerveux, la paralysie des réflexes. Mais l'excitation est modérée ; elle est surtout facile à graduer.

L'eau de Bourbonne renferme des éléments minéraux connus comme sédatifs, comme agents modérateurs de l'excitation, le chlorure de potassium et le bromure de sodium principalement, qu'elle contient à dose relativement élevée.

Les eaux-mères de Bourbonne, beaucoup plus chargées de ces principes que les eaux originelles, sont aussi une ressource sédative très précieuse.

INDICATIONS. — MALADIES GÉNÉRALES. — Les eaux de Bourbonne, essentiellement reconstituantes, s'adressent à tous les mauvais terrains organiques, dont elles réussissent à modifier le vice bradytrophique.

1° *Goutte et rhumatisme chroniques.* — La goutte et le rhumatisme chroniques relèvent de la même diathèse acide. La thérapeutique pathogénique les réunit également et les eaux de Bourbonne corrigent, sans distinction, ces altérations dénutritives de même origine. Les contre-indications résident sous certaines formes ou dans des épisodes surajoutés. Les goutteux pléthoriques, congestifs, les lithiasiques seront dirigés ailleurs. Mais tous ceux dont la goutte se prolonge, dont les articulations sont envahies et déformées par des dépôts tophacés, dont la nutrition se ralentit et *a fortiori* ceux dont la constitution s'affaiblit, devient atone, trouveront dans nos eaux la libération de leurs entraves et le retour de leur énergie nutritive.

Les rhumatisants s'améliorent dans les mêmes conditions et les prédispositions constitutionnelles étant atténuées, les paroxysmes s'éloignent et diminuent d'importance.

2° *Dans le diabète goutteux* l'indication de Bourbonne est surtout impérieuse lorsque l'organisme fléchit ou qu'il y a hypoazoturie.

3° *Anémies. — Débilités.* — Ce sont tous les cas où il s'agit d'accroître la nutrition, de stimuler les échanges, de reconstituer le système nerveux. Nous citerons : *les chloroanémies, les anémies plasmatiques, les convalescences, les cachexies* (par auto-intoxication surtout), les *phosphaturies*, etc.

4° *Dans la neurasthénie arthritique* les propriétés toni-sédatives des eaux de Bourbonne sont particulièrement favorables.

5° *Paludisme*. — L'eau thermale en boisson réussit à faire cesser des fièvres restées rebelles à la quinine et à l'arsenic. D'un autre côté, la balnéation se montre très active dans les anémies paludéennes. Aussi, tous les coloniaux dont le foie n'est pas spécialement touché, devraient-ils être hospitalisés à Bourbonne.

6° *Lymphatisme*. — C'est une des indications les plus certaines pour notre station.

II. INDICATIONS SPECIALES. — Ce sont :

1° *Les lésions articulaires et périarticulaires* qui constituent l'indication dominante de nos eaux. Les dépôts d'urates ; les exsudats synoviaux se résolvent ; les tissus cellulaires hyper-plosiés se modifient, reprennent leur souplesse et leur laxité. — Les indications s'affirment :

a) Dans la goutte, en dehors des accès, lorsqu'elle a envahi les articulations.

b) Dans le rhumatisme, dont les manifestations sont nombreuses et variées. C'est le rhumatisme diathésique, puis le rhumatisme chronique simple et l'arthrite sèche qui donnent les améliorations les plus caractéristiques. Dans la polyarthrite déformante et dans les arthrites infectieuses les résultats sont encore très appréciables.

c) Dans le rhumatisme articulaire aigu, pour hâter la disparition des reliquats et reconstituer le malade.

d) Dans les traumatismes pour combattre les hydarthroses, les raideurs et les ankyloses incomplètes, qui font suite aux fractures, aux luxations.

e) Dans la tuberculose, au début des coxalgies, des tumeurs blanches, et seulement lorsque les foyers sont bien éteints.

2° Les *lésions osseuses*, principalement les cals vicieux et douloureux, les périostites, les séquestres, les fistules, les plaies par armes à feu.

3° *Les artrophies musculaires*, qu'elles soient consécutives aux arthrites, aux accidents traumatiques ou liées aux affections nerveuses.

4º *Les névralgies et névrites*, surtout la sciatique, qui, elle aussi, est une spécialité de Bourbonne, la douleur cédant aux applications thermales, les troubles trophiques à la reconstitution des tissus nerveux.

5º *Les paralysies.* — *Les affections des centres nerveux* à certaines périodes de leur évolution.

a) Les paralysies périphériques, les polynévrites, dès que les douleurs le permettent.

b) Les paraplégies, quand le foyer hémorragique est organisé.

c) Les paraplégies, de causes diverses, peu de mois après leur installation, parce que les améliorations sont alors fréquentes et plus importantes.

d) Les affections cérébrales et médullaires de la syphilis, parce que le traitement spécifique intensif est très favorisé par la cure.

e) Le tabès, dès les premiers symptômes, pour enrayer son évolution. Les douleurs s'apaisent ; la marche est plus sûre.

f) Les paralysies infantiles, dès la première année, pour réveiller l'excitabilité nerveuse, stimuler la croissance du membre atteint.

6º *Les affections gynécologiques*, où il s'agit de déterminer une action congestive, emménagogue, de stimuler la vitalité des organes, d'obtenir la résorption d'exsudats et d'adhérences, causes fréquentes de déviations utérines.

CONTRE-INDICATIONS. — Une cure à Bourbonne est contre-indiquée : dans tous les états aigus, dans les phases actives de l'endocardite, de la péricardite, de la myocardite, dans la cardio-sclérose avancée, dans les anévrismes ; dans les congestions pulmonaires et hépatiques ; dans la tuberculose pulmonaire.

~~~~~~~~~~~~~~~~

Bourbonne-les-Bains, Haute-Marne, 4.500 habitants, à 6 heures de Paris, Est, altitude : 255 mètres. Abrité au nord, à l'est et à l'ouest par les monts Faucilles.

Casino, jeux, théâtre, belles promenades.

Saison : du 1er mai au 1er octobre.

Hôtels : 7 à 12 francs tout compris.

Télégraphe, téléphone. Succursale de la Société Générale.

Médecins :

MM. Balley, Bouvier, Gay*, Joyeux*, Prudon, Testevuide.
~~~~~~~~~~~~~~~~

BRIDES ET SALINS-MOUTIERS

(Savoie)

BRIDES

Sulfatées, chlorurées sodiques, thermales

Les eaux de Brides, que les Romains utilisaient déjà au
IIIe siècle, furent décrites au XVIIe siècle dans un mémoire avec
observations à l'appui, et régulièrement employées depuis le
XIXe siècle.

La seule qui soit exploitée se trouve sur la rive gauche du
Doron ; son débit est de 400.000 litres par vingt-quatre heures.

CARACTERES PHYSIQUES ET CHIMIQUES. — L'eau
de Brides est chaude (35°) ; densité : 1,3. Sous un petit volume,
elle est claire et limpide, prenant une teinte légèrement ocreuse
quand on l'examine sous un grand volume.

L'acide carbonique qu'elle contient en petite quantité relève
sa saveur fade et masque l'arrière-goût styptique dû au fer
qui entre dans sa composition. A l'air libre, elle a une réaction franchement alcaline et laisse un dépôt brun abondant.
Les *sels de Brides*, obtenus par évaporation directe, sont composés de sulfates et chlorures de soude, de sulfates et chlorures
de magnésie, de carbonates et sulfates de chaux, de carbonates
de fer.

Les éléments principaux qui la caractérisent sont : du
sulfate de soude (1 gr. 6 par litre), du *sulfate de magnésie*
(0 gr. 50), du chlorure de sodium (1 gr. 9), des sulfates et
bicarbonates de chaux, des chlorures parmi lesquels on trouve
des traces manifestes de *chlorure de lithium*, enfin du bicarbonate de fer. Eau alcaline, sulfatée, sodique, magnésienne,
légèrement gazeuse, chaude.

MODES D'EMPLOI. — L'eau de Brides est employée
principalement en boisson, et en bains pris dans des piscines
à eau courante situées sur les griffons. Les adjuvants suivants
sont donnés au traitement :

a) Douches chaudes et froides (7°) ; *b)* entéroclyses bien réglées et surveillées, données dans des salles indépendantes, spacieuses ; *c)* bains de baignoire ; *d)* massage et gymnastique suédoise.

ACTION PHYSIOLOGIQUE. — Au XVII° siècle, des malades prenaient l'eau de Brides à des doses énormes (de 4 à 50 et 60 verres) sans éprouver aucun ballonnement, ni vertiges, et observaient des effets diurétiques et purgatifs, une diminution rapide de leurs états congestifs, l'élimination de sables urinaires, une augmentation de leur appétit et de leurs forces.

En petite quantité, et à doses fractionnées, elle provoque l'appétit en stimulant les échanges nutritifs et augmente la qualité du suc gastrique.

En quantité plus considérable, 500 à 1.500 gr., elle est franchement laxative ; elle augmente le volume et la densité de l'urine ; diminue les produits incomplètement élaborés, augmente le taux de l'urée, ramène le rapport azoturique à des proportions normales et diminue le rapport phosphaturique.

INDICATIONS. — Les malades atteints de *dyspepsies gastro-intestinales* et *gastro-hépatiques* sont tributaires de Brides.

1° INTESTIN. — *a) Constipation*, due à la diminution des sécrétions intestinales et à la dilatation atonique du gros intestin.

b) Entéro-colite muco-membraneuse à forme constipante, et *lithiase intestinale.* L'eau est bue en très petite quantité, à doses fractionnées ; les entéroclyses sont de faible volume, à très basse pression, prolongées, peu répétées, à une température très variable suivant la prédominance du spasme ou de l'atonie ; les bains sont accompagnés de massages très légers sous l'eau ; un régime approprié est suivi.

c) Appendicite sujette à des rechutes éloignées, n'ayant pas eu de marche aiguë.

d) Entérite chronique des pays chauds, s'accompagnant de congestions hépatiques ou spléniques.

2° ESTOMAC. — *a) Atonie gastrique.*

b) Dyspepsie hypo-chlorhydrique, par surcharge alimentaire avec fermentations anormales, quand les éléments du suc gastrique sont diminués.

3° FOIE. — *Lithiase biliaire* et les *congestions hépatiques* dues à l'alcoolisme, à l'impaludisme (*Indian Liver*); les sels neutres de l'eau de Brides, le sulfate de soude surtout, favorisent l'élimination rapide des calculs, la perméabilité hépatique et modifient le liquide biliaire.

4° REINS. — *a) Lithiase urique*, chez les dyspeptiques arthritiques et goutteux.

b) Albuminurie des néphrites chroniques qui se rencontrent dans les états gastro-intestinaux.

5° VESSIE. — *Catarrhe chronique* dans les cas de trouble des fonctions digestives.

6° MALADIES GÉNÉRALES. — *a) Diabète sucré*, chez les malades à tendances congestives et dont la nutrition générale est mauvaise.

b) Diabète azoturique chez les congestifs et les obèses.

c) Diabète phosphatique dans les cas où s'observent, avec une phosphaturie considérable, une faiblesse générale, de l'épuisement, la sensation de vide cérébral, des troubles dyspeptiques accusés, des vertiges.

d) Obésité chez l'arthritique et le scrofuleux qui sont anémiés et dont les oxydations ont besoin d'être activées ; la pléthore abdominale chez les obèses au cœur gras et atteints de légers symptômes d'artério-sclérose. Pour le traitement de la polysarcie des gros mangeurs, il y a des douches-massage, des appareils de sudation et une cure de terrain bien réglée.

e) Neurasthénie, dans les cas où l'air de la mer est contre indiqué, et où la dyspepsie hyposthénique et l'entéro-colite muco-membraneuse sont les symptômes prédominants.

SALINS-MOUTIERS

Chlorurée sodique, thermale

Les eaux de Salins-Moûtiers, en dehors de leurs indications spéciales, sont un adjuvant précieux chez le dyspeptique gastro-intestinal, l'hépatique ou le diabétique tributaire des eaux de Brides, pour donner un coup de fouet à son organisme.

CARACTERES PHYSIQUES ET CHIMIQUES. — Deux sources chaudes dont la composition est identique : l'une à 36°, l'autre à 29° ; à cause de leur débit, qui est d'environ *cinq millions* de litres en vingt-quatre heures, on a donné aux eaux qu'elles déversent le nom d'*Eaux de mer thermales des Alpes*.

Eau franchement salée, avec arrière-goût styptique. Aux sources il y a un grand dégagement de bulles d'*acide carbonique;* dans les baignoires, la surface de l'eau semble pétiller. Les bords des canalisations ont un dépôt de boue couleur de rouille. Les **eaux-mères de Salins** contiennent 158 gr. de sels, dont 79 gr. de chlorure de sodium, des chlorures de magnésium, de lithium, des sels de fer, des bromures et des iodures.

Les éléments principaux sont : le *chlorure de sodium* (12 gr. 50 par litre), l'*acide carbonique* (400 c. c. par litre), les sulfates de soude et de magnésie (1 gr. 4), l'*arséniate de fer* (0 gr. 001).

Eau chlorurée sodique forte, *très gazeuse*, ferrugineuse, arsenicale, chaude.

MODES D'EMPLOI. — L'eau de Salins-Moûtiers est surtout employée en bains, en boisson, en irrigations et en applications.

Les bains sont donnés dans deux vastes piscines, quatre petites piscines, des baignoires munies d'appareils de douches vaginales à eau thermale et à eau douce, à pressions et à températures rigoureusement contrôlées.

ACTION PHYSIOLOGIQUE. — Le bain est stimulant de la nutrition générale, augmente la diurèse et le coefficient d'oxydation. Les boues, ajoutées au bain, augmentent sa richesse en fer et en arsenic ; les eaux-mères le rendent sédatif en ralentissant les échanges.

La boisson peut être portée à 3 et 400 gr. par jour (ce qui est rare pour les eaux chlorurées sodiques fortes), sans aucune fatigue gastro-intestinale, grâce à la thermalité et à l'*acide carbonique*. Les échanges azotés sont diminués.

Les applications de boues et d'eaux-mères sont résolutives.

INDICATIONS. — La cure mixte de Salins-Moûtiers et de Brides est indiquée dans tous les états où les eaux chlorurées ordinaires produisent une congestion trop manifeste.

1° UTÉRUS ET ANNEXES. — *a) Endométrite* avec adhérences dues à des péritonites circonscrites, produisant de la constipation et l'entéro-colite muco-membraneuse ; — *b) Suppurations pelviennes* de date ancienne qui semblent rester stationnaires pendant si longtemps ; — *c) Dysménorrhées* accompagnées d'ovarites, *aménorrhées, ménorrhagies* des jeunes filles et des jeunes femmes ; — *d) Vulvo-vaginite* des petites filles avec écoulement abondant ; — *e) Les fibrômes* du col de l'utérus, et les gros fibrômes qui produisent une constipation opiniâtre.

MALADIES GÉNÉRALES. — 1° *Lymphatisme et scrofule* dans tous les cas où l'air de la mer est trop excitant et où l'air calmant de la montagne est recherché. — *a)* Les *adénoïdiens*, pour lesquels l'opération n'a pas été jugée nécessaire, bénéficient des irrigations naso-pharyngiennes bien surveillées. — *b) Coryza chronique, blépharite, otite suppurée. — c) Engorgements ganglionnaires.*

2° *Mal de Pott* à la période du corset.

3° *Rachitisme* chez l'enfant à déformation thoracique, à gros ventre, à atonie intestinale. La *scoliose* dans la forme de rachitisme costal.

4° *Chlorose et chloro-brightisme* avec ou sans albumine : dans le premier cas, plus justiciable du traitement de Brides.

CONTRE-INDICATIONS. — Tous les états aigus, les dégénérescences et cachexies, les cirrhoses confirmées, les maladies du cœur mal compensées et l'artério-sclérose avancée, la tuberculose pulmonaire à mauvais chimisme respiratoire.

~~~~~~~~~~~~~~~~

Brides, dans l'arrondissement de Moûtiers (Savoie).

Gare de Moûtiers-Salins; voiture directe depuis Paris; durée du trajet : 12 heures; prix : 72 fr., 52 fr., 35 fr.

Relations directes avec Grenoble, Lyon, Genève, Marseille.

Tramway électrique conduisant en 15 minutes de la gare à Brides.

2 courriers par jour pour Paris; télégraphe, téléphone avec Paris, etc.

Altitude : Brides, 570 mètres. Salins, 480 mètres. Orientation du Sud-Est au Nord-Ouest.

Climat moyen de montagne; température de 18° à 20°.

Nombreuses promenades; forêts commençant à Brides même. Très belles routes s'élevant jusqu'à 1.500 mètres d'altitude. Cures d'air. Cascades superbes et de facile accès. Le mont Jovet (2.500 mètres), d'où on a le plus beau panorama des Alpes, course très facile. Grandes excursions de glaciers (3.810 mètres).

Prix des hôtels : 6 à 15 francs, tout compris.

Casino-théâtre, parc, orchestre deux fois par jour.

Saison du 15 mai au 30 septembre.

Médecins :

MM. D'Arbois de Jubainville*, Desprez, Furet, Laissus père*, Laissus fils, Philbert*, Renaut, Samways.
~~~~~~~~~~~~~~~~

BUSSANG

(Vosges)

Bicarbonatées mixtes, ferrugineuses, froides

Les sources sont au nombre de trois : la *Salinade*, la source des *Demoiselles* et la source *Marie*.

Le débit est de 4.194 litres par vingt-quatre heures. Leur minéralisation totale est de 1 gr. 54, dont o gr. 62 de carbonate de sodium et o gr. 37 de calcium, o milligr. 12 d'arséniate de fer et 1 gr. 78 d'acide carbonique libre. Leur température est de 11 à 12 degrés.

Bussang possède un établissement hydrothérapique pour douches, bains simples ou médicinaux, bains de vapeur ou térébenthinés. Electricité.

INDICATIONS. — L'eau de Bussang est surtout une eau reconstituante. Elle trouve son indication dans la chlorose, l'anémie et dans toutes les convalescences. Digestive et diurétique, elle est bien supportée par les enfants.

CONTRE-INDICATIONS. — Elle est contre-indiquée chez les malades à tendances congestives.

Bussang est dans une des régions les plus pittoresques des Vosges, à 650 mètres d'altitude.

On pourrait y faire des cures de terrain.

Promenades nombreuses.

Ligne de l'Est, par Epinal.

Saison du 15 juin au 15 septembre.

Médecin :

M. Onimus*.

CAMBO

(Basses-Pyrénées)

Eaux sulfurées et ferrugineuses

Deux sources: une source sulfureuse et une source ferrugineuse.

CARACTÈRES PHYSIQUES ET CHIMIQUES. — L'eau *ferrugineuse* (15 à 16°) est à base de carbonate de fer et de manganèse, avec traces de phosphates et d'arsenic. L'eau *sulfureuse* (22°,8) contient des gaz libres, hydrogène sulfuré (0 gr. 0023), acide carbonique (0 gr. 10) et azote; puis du sulfure de calcium (0 gr. 0019), des sulfates de chaux et de magnésie; des bicarbonates, des chlorures, des silicates, etc. C'est donc une sulfurée calcique.

MODES D'EMPLOI. — L'eau sulfureuse est utilisée en boisson, gargarismes, pulvérisations, inhalations, balnéation (baignoire, piscine); il y a aussi un service d'hydrothérapie.
L'eau ferrugineuse s'emploie en boisson.

INDICATIONS. — EAU SULFUREUSE. — Affections catarrhales et cutanées des arthritiques; maladies des voies respiratoires (pharyngo-laryngite granuleuse, bronchites chroniques, formes catarrhales et torpides de la tuberculose pulmonaire); dermatoses (eczéma et surtout eczéma sec, lichen, psoriasis, urticaire); gastro-entérites; constipation; rhumatisme chronique, lithiase et goutte.

EAU FERRUGINEUSE. — Anémie, chlorose.

CLIMAT. — Convient surtout aux débilités nerveux.

Saison thermale: du 15 avril au 15 novembre. Cure d'air.
Chemin de fer du Midi.
Nombreuses excursions.

Médecins :
MM. A. Dotezac, E. Dotezac, Juanchuto.

CANNES

(Alpes-Maritimes)

Cannes est sans contredit une des plus importantes stations de la Riviera française ; à tous points de vue, mais c'est surtout le point de vue médical qui doit nous occuper ici.

Un mot sur son *histoire*. Connue dans le monde ancien, sous le nom d'Ægitna, simple bourgade, alors que ses voisines Antibes et Fréjus étaient déjà des villes et des ports fréquentés, Cannes demeura petit bourg fortifié jusque vers le milieu du XIXᵉ siècle. C'est autour du château que se groupaient les maisons des pêcheurs au pied de la vieille église forteresse. La *Vieille Ville* ou *le Suquet* existe encore, avec ses ruelles étroites, grimpant en tire-bouchon jusqu'au sommet du *Mont Chevalier*.

Jusqu'en 1834, Cannes vécut ainsi sa vie de petite ville, presque inconnue, paresseusement couchée sous son beau soleil, perchée sur son promontoire élevé, sorte d'éperon qui s'avance au milieu du golfe de la Napoule, insoucieuse et ignorante de ses hautes destinées.

A cette époque le choléra envahit l'Angleterre. Beaucoup de familles anglaises, fuyant le fléau, se dirigeaient vers l'Italie. Lord Brougham entre autres, l'illustre orateur, grand chancelier, le véritable fondateur de la Cannes actuelle. Arrêté à la frontière italienne par le cordon sanitaire qu'avaient très rigoureusement établi les Etats du Piémont, Lord Brougham fut obligé de revenir sur ses pas. Il s'arrêta à Cannes dans une simple auberge, fut séduit par la beauté du site, acheta des terrains et fit bâtir une villa où ses descendants viennent depuis hiverner fidèlement tous les ans.

Lord Brougham mourut à Cannes en 1868, après y avoir séjourné 34 ans. La ville reconnaissante lui a fait élever un tombeau et une statue.

Mise ainsi à la mode par cet hôte illustre, Cannes eut rapidement gagné une clientèle de haute aristocratie étrangère et française, des maisons, des villas luxueuses, des hôtels magnifiques s'élevèrent partout comme par enchantement. Une ville nouvelle s'étala au pied de l'ancienne, et des faubourgs couvrirent les campagnes environnantes, les plages du golfe de Croisette et du golfe de la Bocca, grimpant le long des pentes de la Croix des Gardes et de la Californie, s'accrochant aux collines couvertes de pins, d'oliviers, d'eucalyptus, de mimosas et d'orangers, dévalant jusqu'au village du Cannet, devenu aujourd'hui une sorte de dépendance de la ville de Cannes.

L'envahissement gagna jusqu'au golfe Juan, splendide baie, où vient tous les ans évoluer l'escadre de la Méditerranée. Cannes se prolonge ainsi jusque vers Antibes. Golfe Juan, Vallauris, Juan-les-Pins qui touche la vieille ville grecque, font partie *médicalement* du territoire de Cannes.

Le *territoire médical* de Cannes comprend donc une superficie très considérable : savoir : la commune de Cannes proprement dite, la plus grande partie de la commune du Cannet, une partie de la commune de Vallauris et d'Antibes à l'Est et jusqu'aux communes de Théoule et Mandelieu-la-Napoule à l'Ouest.

La géographie de cette vaste région est fort utile à connaître ; car c'est elle qui va nous fixer sur les conditions si intéressantes dans leur variété du climat et de la vie médicale à Cannes.

Ces données sur le climat et la condition de la vie à Cannes sont malheureusement très imprécises dans l'esprit de beaucoup de médecins. On nous pardonnera donc d'y insister.

Un grand nombre de malades nous sont envoyés avec les recommandations et les réserves les plus expresses. « Loin de la mer » est la formule la plus usitée et la plus impérative. La terreur de la mer est poussée chez presque tous les médecins à un tel point qu'ils recommandent à leurs malades de se réfugier jusque dans l'intérieur des terres, le plus loin possible, jusqu'à Grasse et même plus loin.

Or l'action excitante de la Méditerranée a été beaucoup exagérée ; elle ne peut être comparée à celle des mers du Nord et de l'Océan dont les plages sont battues par les vents, les embruns, le flux et le reflux des marées. Le climat de Cannes ne doit à la mer que son atmosphère épurée, saline et vivifiante, son air suffisamment saturé de vapeur d'eau, ses brises marines, et, sans prétendre à l'action spécifique de l'air marin, il est incontestable qu'il est ici un précieux auxiliaire de la cure climatérique. Il n'en est pas moins vrai que l'habitation au bord même de la mer est souvent mal supportée par les nerveux impressionnables à qui les radiations lumineuses, le bruit des flots peuvent faire redouter le séjour de la plage : un éloignement de quelques cents mètres est alors suffisant. Les fébricitants pourront être éloignés davantage.

D'ailleurs, les malades, comme nous allons le montrer aisément, peuvent séjourner à Cannes sans être au bord de la mer, sans se douter presque que Cannes est au voisinage immédiat de la mer.

Les deux golfes de la Napoule et du Golfe-Juan constituent en réalité un seul golfe, énorme baie d'une vingtaine de kilomètres de développement s'enfonçant dans les terres sur une profondeur de six à dix kilomètres. Limité à l'Ouest par le cap Roux, pointe extrême de l'Estérel, qui plonge à pic dans la mer, ce double golfe se termine à l'Est à la pointe du cap d'Antibes, longue langue de terre qui le sépare de la baie des Anges, où Nice au loin va se mirer.

Un éperon montagneux se profile entre les deux golfes et vient aboutir à peu près au milieu, dessinant ainsi comme une sorte d'accolade renversée. Ce sont les hauteurs de la Californie (300 mètres), couvertes de forêts de pins, s'abaissant brusquement et s'effilant en forme d'aiguille pour former la pente de la Croisette, dont les îles de Lérins ne sont qu'un prolongement, un fragment disloqué.

Le golfe de la Napoule, où est proprement située la ville de Cannes, est fermé à l'Ouest par le massif de l'Estérel. Massif d'environ 10 kilomètres d'épaisseur, avec des hauteurs de 5 et 600 mètres, couvertes de forêts de pins et de chênes-liège. Cette chaîne de l'Estérel se prolonge au Nord jusqu'aux derniers contreforts des Alpes et là une ceinture de hautes montagnes (1.500 et 1.800 mètres) barre absolument l'horizon. De cette barrière du Nord partent des contreforts qui descendent perpendiculairement à la mer et viennent aboutir à la pointe de la Croisette, limite du golfe de la Napoule à l'Est.

Ce vaste triangle dont la ville de Cannes occupe la base au Midi et Grasse la pointe au Nord, constitue la grande vallée de la Siagne, rivière qui prend sa source dans les Basses-Alpes et vient se jeter au milieu du golfe de la Napoule qu'elle a contribué à creuser.

Donc, vaste triangle fermé, et fermé surtout aux vents du Nord et de l'Ouest, c'est-à-dire au mistral par une ceinture de montagnes ; abrité contre le vent de l'Est, vent du golfe de Gênes et de la haute Italie, par une barrière montueuse et de larges bandes de forêts ; ouvert largement au vent du Sud et à la brise marine.

De toute cette ceinture montagneuse partent des chaînons, à ramifications tourmentées, mais dont l'orientation est cependant assez régulièrement dirigée du Nord au Sud, creusant entre eux par une série de brisures des vallons plus ou moins profonds. Quelques-uns de ces chaînons sont assez élevés, tel entr'autres celui qui vient se terminer à la hauteur de la *Croix des Gardes*, au-dessus de la partie Ouest de la ville.

De Cannes au Cannet les terrains s'élèvent en terrasses, formant entre les hauteurs de la Californie et celles de la Croix des Gardes comme un amphithéâtre au fond duquel la petite ville du Cannet développe son éventail de vieilles maisons, de villas et de jardins disposés en étages.

Partout, sur ces terrasses, ces contreforts, dans le creux des vallons, sur le flanc des coteaux, au sommet des collines, à l'Est, à l'Ouest, au Midi de la ville, au milieu des arbres et des fleurs, abrités ou en plein air, cachés à l'ombre des pins ou regardant fièrement le soleil, partout des villas et des hôtels, constructions modestes et constructions somptueuses, pour toutes les bourses, mais aussi pour toutes les santés.

Car — c'est là le point important et qui ressort de cette description géographique — on trouve sur le territoire de Cannes toutes les expositions, tous les abris, le voisinage immédiat de la mer et l'éloignement désiré, le plein air, air vivifiant, excitant même, mais aussi l'abri, le calme, la sédation.

Ce qui caractérise la station de Cannes, c'est justement cette étendue de territoire et cette variété d'orientation, c'est l'éloignement des montagnes froides ; c'est la largeur et aussi la profondeur de ses deux golfes, de celui de la Napoule surtout, c'est la surface considérable de sa campagne.

Encaissés et protégés de partout, les golfes forment comme d'immenses bassins, où la mer est presque toujours calme. D'où promenades faciles, agréables et pas dangereuses ; certains malades se trouvent très bien de la vie sur l'eau. Beaucoup se font conduire aux îles de Lérins. La traversée par la pointe de la Croisette demande 10 à 15 minutes, en petit bateau.

Les îles de Lérins, ceintures de rochers pittoresques, coupées de criques dentelées, couvertes d'une magnifique forêt de pins séculaires, sont un des plus beaux joyaux de Cannes. C'est le rendez-vous des promeneurs et des pêcheurs. Un service de bateau à vapeur les dessert deux fois par jour. On s'y rend aussi en petite barque. C'est une des plus jolies promenades qu'on puisse faire.

D'autre part, la campagne autour de la ville est sillonnée de routes nombreuses et bien entretenues. Le pays est magnifique, d'une variété d'aspect étonnante. — La promenade à pied est facile, pas fatigante ; on peut marcher en plaine, autant que l'on veut.

Quant aux promenades en voitures, elles sont pour ainsi dire indéfinies, dans toutes les directions, le long de la mer, en plaine, ou vers les hauteurs.

Le massif de l'Estérel, admirable de pittoresque, est aussi un but d'excursion. Le chemin de fer vous porte en quelques minutes aux stations de la Napoule, de Théoule, du Trayas, d'Agay, toutes assises au bord de la mer, sur des rochers de porphyre rouge où se brise la vague irisée. Des routes et des sentiers en partent qui s'enfoncent dans la montagne, couverte de pins et de bruyères.

Une grande route de voitures nouvellement tracée suit tout le long de la Corniche, de Cannes à Saint-Raphaël. Elle sera inaugurée ce printemps. On peut affirmer sans exagération que ce sera l'une des plus belles routes du monde.

Ajoutons que la plupart des hôtels et des villas sont bâtis au centre de vastes jardins, de véritables parcs, pour quelques-uns ; sans sortir de chez eux, les malades peuvent donc prendre l'air et faire de la promenade à pied.

CLIMATOLOGIE. — La climatologie de Cannes est à peu près celle de tout le littoral de la Riviera. Il y a cependant quelques particularités locales au point de vue du régime des vents. Elles viennent d'être indiquées en partie au chapitre précédent : nous les résumons.

Les vents du nord sont pour ainsi dire inconnus. Le vent de l'est, froid et sec, y souffle très rarement. Le vent du nord-ouest (mistral) y arrive très affaibli et pour ainsi dire dénaturé par le contour énorme qu'il est obligé de faire le long du massif des Maures et de l'Estérel. Ce n'est guère qu'au mois de mars qu'il souffle par rafales intermittentes et rares. Le vent dominant est le sud-est, vent de la mer, du golfe de Gênes ; c'est lui qui amène les pluies.

La brise marine se fait sentir d'une façon assez régulière,

en va-et-vient de la mer à la terre et réciproquement. Elle a une direction sud-nord et nord-sud. Elle est d'autant plus vive que la différence de température est plus grande entre les terres et la nappe liquide.

La mer est presque toujours calme dans la baie de la Napoule ; aussi, même sur le bord de la mer, l'air est sec et dépourvu de particules salines. Aux jours de tempête ou d'agitation on a bien un peu cette sensation d'un air salin sur le bord même de la mer : mais seulement sur une zone de quelques mètres de profondeur.

La température moyenne en hiver est de 9°. On peut dire que jamais il ne gèle. ou que du moins, jamais la gelée ne dure toute la journée.

Pendant le grand hiver de 1870-71, un seul jour le thermomètre s'est maintenu à o jusqu'à neuf heures du matin. A midi, il était remonté à + 7,5.

Une des principales et des plus importantes particularités du climat de Cannes, c'est qu'on n'y observe *jamais de brouillards*. Quelques brumes légères sur la mer de temps en temps. surtout au lever du soleil, quelques brumes et nuages sur les montagnes voisines, mais jamais de brouillards à Cannes même.

La flore, si fragile, si sensible au froid, qui couvre la campagne et s'y épanouit en toute luxuriante vigueur (orangers. citronniers, mimosas, eucalyptus, palmiers, oliviers, fleurs de toutes espèces, etc.) prouve, au reste, avec la plus convaincante éloquence, qu'il n'y a jamais dans la région de Cannes. ni gelées fortes, ni même petites gelées persistantes, ni vents violents, ni brouillards.

Si le climat de Cannes peut être rangé parmi les climats secs, la quantité de vapeur d'eau en saturation dans l'air reste cependant, par suite du voisinage de la mer et de la température, assez considérable : de là la rosée abondante qui se produit par rayonnement à la surface du sol au coucher du soleil ; cette rosée abat les poussières, mais doit être évitée avec soin par les malades.

Ce qui caractérise particulièrement le climat de Cannes comme celui du littoral, c'est l'illumination solaire partout répandue qui agit puissamment sur la pureté atmosphérique, sur la nutrition, la calorification et aussi le moral des malades.

Le sol est constitué par un terrain granitique, sauf dans la vallée du Cannet qui est argilo-calcaire. Ce sol composé de gneiss et de mica est sec, très perméable et des plus fertiles.

INDICATIONS. — Cannes convient à un grand nombre
de maladies et d'états morbides très divers.

Les indications sont naturellement tout à fait différentes
suivant qu'on s'adresse à la zone maritime ou à la zone terrestre.

Dans la zone maritime se trouveront admirablement les
enfants lymphatiques ou scrofuleux, les tuberculoses locales,
certains anémiques ou chlorotiques, certains tuberculeux
même à forme torpide, etc.

Cannes offre au point de vue du traitement interne balnéo-
thérapique des avantages particuliers. C'est le développement
considérable de ses plages, chose assez rare le long de la
Riviera. On peut donc y baigner facilement les enfants ; même
en plein hiver l'eau est très supportable. Les succès enregistrés
chaque année à l'asile Jean-Dollfus sont très remarquables.

Dans la zone terrestre, c'est-à-dire à une distance plus ou
moins éloignée de la mer, Cannes est indiquée pour tous les
débiles, les vieillards, les convalescents, les anémiés, pour tous
ceux, en un mot, qu'un ciel lumineux, un clair soleil, un air
pur, calme et tiède en plein hiver, peut améliorer, remonter,
régénérer ou conserver, pour tous ceux aussi, arthritiques,
rhumatisants, brightiques, diabétiques, etc., qui sont sensibles au froid et à l'humidité et doivent fuir les climats du
nord.

A ce point de vue les *pulmonaires* devraient y être envoyés
en grand nombre. Ils trouveront à Cannes toutes les meilleures
conditions possibles pour faire leur cure, et aussi pour se
mettre à l'abri des intempéries qui leur sont si souvent funestes,
pour vivre à l'air sans fatigue et sans danger.

Une expérience déjà très longue prouve que le séjour hivernal dans la région de Cannes est un des moyens thérapeutiques
les plus puissants que puisse avoir un tuberculeux pour gué-
rir à fond, ce qui n'est pas rare, pour s'améliorer et vivre en
bon camarade avec son mal, ce qui est l'observation courante.

Le home sanatorium, réalisé par les villas de Cannes, bai-
gnées d'air et de soleil, abritées dans les replis de ses collines boisées, entourées de jardins et de verdure, au sein d'une
végétation luxuriante, offre aux tuberculeux, sous la surveillance rigoureuse d'un médecin traitant et avec le confort de la
vie familiale, des conditions de choix pour la cure d'air et de
repos. Les scrofuleux et les torpides devront préférer la zone

maritime; les hauteurs de Terrefial, Benefiat, du Petit-Juan, des Hautes-Vallergues, devront être particulièrement recherchées par les congestifs et les fébricitants. Toutefois on ne doit pas envoyer à Cannes les tuberculoses à marche rapide, à poussées broncho-pneumoniques répétées, à infection continue et profonde.

Il convient de signaler enfin l'action du climat de Cannes dans les neurasthénies à forme dépressive par fatigue et surmenage.

HYGIENE GENERALE. — La ville, à proprement parler, est bâtie le long de la route nationale sur une longueur d'environ trois kilomètres, au bord du golfe de la Croisette. Une large rue, la rue d'Antibes, est l'artère principale, parallèle au rivage, avec des rues transversales dirigées du nord au midi, — à angle droit. — Les rues sont larges, pour la plupart, bien entretenues, arrosées et balayées.

Un réseau d'égouts sillonne la ville et va jeter les résidus au loin dans la mer : dans la plupart des maisons fonctionne le tout à l'égout, avec eau suffisante et drain entièrement clos et bien établi.

L'eau potable est amenée à Cannes par un canal qui dérive à une vingtaine de kilomètres les eaux pures et saines de la Siagne. Malheureusement ce canal circule à ciel ouvert, ce qui permet la souillure des eaux sur ce long parcours. Mais un nouveau canal est en construction, lequel sera couvert sur *tout* son trajet et amènera à Cannes les sources du Loup. L'ancien canal de la Siagne ne servira plus qu'à l'arrosage et au drainage et le canal du Loup va donner à la ville une eau d'alimentation remarquablement pure et à l'abri de toute souillure. Ce canal est en construction et fonctionnera d'ici peu.

La ville a organisé des services de protection et de désinfection qui assurent toute sécurité, à condition de vouloir les utiliser : inspection des viandes, du lait, des denrées alimentaires, tuberculinisation des vaches laitières, étuve de Herscher, vaporisations de formol, etc.

Le pavage et l'empierrement des rues et des routes se font de plus en plus avec le porphyre de l'Estérel, ce qui assurera le bon état et diminuera de *beaucoup* la boue et la poussière. Au reste, ce n'est guère qu'au printemps et dans la ville même que la poussière est à redouter ; les hôtels et les villas tant soit peu éloignés du centre n'ont pas à en souffrir.

Un établissement hydrothérapique complet a été fondé l'année dernière par M. Berthe, ancien chef du service hydrothérapique de Vichy. Il comprend toutes les ressources balnéothermales et électrothérapiques.

HOTELS, VILLAS ET APPARTEMENTS. — Cannes comprend un grand nombre d'hôtels, pensions, villas, appartements et même chambres meublées, tant au bord de la mer qu'en ville ou en pleine campagne. C'est une erreur de croire que les millionnaires seuls peuvent songer à y venir hiverner, il y a place pour toutes les fortunes, même les plus modestes. Les mesures de désinfection y sont régulièrement prises sous la surveillance des médecins et du bureau d'hygiène.

Cannes : chef-lieu de canton des Alpes-Maritimes, 35.000 habitants.

1.056 kilomètres de Paris.

Prix de Paris : 1re classe, 118 fr. 25 ; 2e classe, 79 fr. 85 ; 3e classe, 52 fr. 05.

Durée minima du trajet : 14 h. 1/2 ; Durée moyenne : 15 à 20 heures.

Des trains rapides et des trains de luxe relient Cannes à la plupart des capitales de l'Europe : Paris, Londres, La Haye, Bruxelles, Berlin, Vienne, St-Pétersbourg, Moscou, Genève, Rome, Milan, etc.

Cercles et sociétés de sport. — Cercle nautique, Golf-Club, Société Nautique, etc., régates internationales en mars, hippodrome de la Napoule.

Banque de France, Comptoir d'escompte, Société Générale Crédit Lyonnais, banques particulières françaises et étrangères.

Eglises et chapelles. — Culte catholique, protestant français, allemand et anglais, gréco-russe.

Etablissements d'enseignement secondaire. — Collège Stanislas, école de l'Estérel.

Hôpital civil, asile évangélique, asile maritime de l'enfance Dolfus. Sanatorium Louise Ruel pour les ouvrières sans fortune, Sunny Bank (maison de santé payante).

Thermes méditerranéens : villa Charlotte (bains, douches, bains de vapeur, d'air chaud, électrothérapie).

Prix des hôtels et pensions : 6 à 30 francs par jour.

Omnibus, tramways électriques, cars, voitures, chevaux, ânes. Société de médecine et d'hygiène, bureau d'hygiène.

Médecins :

MM. Abadie, Baradat, Battersby, Bayle, Bienfait, Bernard, Blanc, Bonnefoy, Bourcart, Bright, Carr, Castelbon, Cazalis*, Chuquet*, Cochot, Dieterlen, Duponnois, Escarras, Fournier, Gimbert, Girard, Guiter*, Grand, Gromier, Guizol, Hugues Amouretti, Hugues (Antoine), Lalou, de Langenhagen, Lhuillier, Marshall (Mary), Maurin, Macdougall, Pascal, Pouzet, Revillet, Roques, Roustan, Roux, Sanders, Seytre, Vaudremer, Veraguth, Verdalle*, Vernet.

CAPVERN

(Hautes-Pyrénées)

Sulfatée bicarbonatée calcique et magnésienne, tempérée

La station comprend deux sources : la *Hount-Caoude* et le *Bouridé*, connues et utilisées depuis plusieurs siècles. Le débit par 24 heures est de 20.736 hectolitres pour la Hount-Caoude et de 16.416 hectolitres pour le Bouridé, soit pour l'ensemble des deux sources : 37.152 hectolitres quotidiens.

CARACTERES PHYSIQUES ET CHIMIQUES. — L'eau de la Hount-Caoude est incolore, limpide, inodore, sans goût déterminé. Il en est de même de l'eau du Bouridé qui présente en outre cette particularité d'être extrêmement onctueuse au toucher. — La température est de 24°,2 pour la Hount-Caoude et de 21°,8 pour le Bouridé.

Au point de vue de la composition chimique, ces eaux sont caractérisées surtout par la présence, en quantité notable, de sulfates et de bicarbonates de calcium et de magnésium ; elles contiennent en outre : des sulfates de potassium et de sodium, du chlorure de sodium, du fer, de l'arsenic, du cuivre, de la lithine...

MODES D'EMPLOI. — L'eau de la Hount-Caoude est utilisée surtout en boisson, mais elle est aussi très employée en bains et en douches. L'eau du Bouridé fournit surtout des bains, bains sédatifs très recherchés.

ACTION PHYSIOLOGIQUE. — Dès les premiers verres, l'appétit renaît et la digestion se régularise ; les exonérations intestinales deviennent faciles, fréquentes et abondantes ; la sécrétion biliaire est accrue, et l'on observe de suite parfois de vraies débâcles de bile ; en même temps les fonctions des reins et celles de la vessie sont augmentées. Une activité toute

nouvelle est imprimée à toutes les fonctions de l'économie et
les forces générales se relèvent rapidement. — Quant aux
bains du Bouridé envisagés en particulier, leur action est
éminemment sédative et décongestionnante ; on les emploie
pour amender les états nerveux, abstraction faite d'ailleurs
de la cause de ces derniers, et aussi pour résoudre les états locaux d'éréthisme, de congestion, d'irritation, d'inflammation
d'organes tels que l'estomac, le foie, les reins et les voies urinaires, la matrice, les vaisseaux hémorrhoïdaux.

INDICATIONS. — Les effets physiologiques ci-dessus font
prévoir les applications médicales ; mais nous devons signaler
ici, en la soulignant, une condition toute particulière qui joue
un grand rôle dans les résultats obtenus. Comme nous l'avons
vu, la station de Capvern comprend deux sources très différentes dans leurs effets : la Hount-Caoude dispose d'une action puissamment tonique et stimulante et, dans certains cas
même, excitante ; le Bouridé au contraire possède des vertus
éminemment sédatives et décongestionnantes. L'emploi judicieusement combiné de leurs propriétés respectives permet au
médecin d'arriver à des résultats que dans bien des cas on ne
saurait obtenir de l'emploi isolé soit de la Hount-Caoude ou
du Bouridé, soit de toute autre source plus ou moins similaire
de l'une ou de l'autre. Cette utilisation combinée des deux
sources, si dissemblables, constitue une *médication* qui fait la
physionomie vraiment originale de la *cure de Capvern*.

Un caractère encore de cette eau qu'on ne saurait trop mettre
en lumière, c'est que ses effets sont obtenus sans dommage
aucun pour la santé générale, non plus que pour l'état local ;
au contraire, en même temps que les états locaux sont améliorés, on voit les forces générales se relever promptement :
la cure de Capvern est essentiellement tonique et reconstituante.

Les maladies dans lesquelles ces eaux produisent leurs
effets thérapeutiques les plus constants et les plus satisfaisants
sont les suivantes :

*Gravelle biliaire et coliques hépatiques ; maladies du foie et
des voies biliaires ; gravelle urinaire et coliques néphrétiques
(gravelle urique et gravelle phosphatique) ; maladies des
reins et des voies urinaires ;*

*Maladies de l'estomac, de l'intestin ; Hémorrhoïdes ; Goutte,
Diabète, Arthritisme ; Maladies nerveuses ; Névralgies ; Neurasthénie ; Maladies des femmes ; Troubles de l'âge critique,*

Suites de couches; Suites des opérations pratiquées sur le ventre.

Telles sont les maladies essentiellement tributaires de la cure de Capvern.

CONTRE-INDICATIONS. — Affections carcinomateuses, diabète à une période trop avancée, affections aiguës. Dans les cas de calculs vésicaux, d'engorgements séniles de la prostate, le traitement peut parfois être utile, mais il doit être surveillé de très près.

Capvern est situé dans les Hautes-Pyrénées, à proximité de Luchon, de Bagnères-de-Bigorre et de Lourdes.

La *gare* de Capvern, où s'arrêtent tous les trains sans exception, se trouve sur la grande ligne de chemin de fer de Toulouse à Bayonne (réseau du Midi), entre Montréjeau et Tarbes.

Bureau de poste et de télégraphe, quatre courriers par jour.

La station thermale est aux premiers contreforts des Pyrénées, sur la bordure sud-ouest du plateau de Lannemezan, dans un vallon entaillé sur le bord du plateau. L'axe du vallon se dirige de l'est à l'ouest. C'est sur le versant exposé au midi que se trouvent les habitations; le versant nord est occupé par un grand parc.

L'altitude est de 450 mètres.

Le climat est intermédiaire à celui de la montagne et à celui de la plaine : tonique, sans être excitant.

Capvern est situé à la limite du terrain crétacé et du vaste cône de déjection fluvio-glaciaire qui constitue le plateau de Lannemezan; on peut voir dans les environs des pointements ophitiques et triasiques.

Le prix des hôtels varie entre 5 francs et 15 francs par jour.

Distractions : casino-théâtre, orchestre à l'établissement, beau parc, promenades et excursions très belles.

Médecins :

MM. Claverie, Delfau*, Grand, Passabosc, Sancery.

CAUTERETS

(Hautes-Pyrénées)

Sulfurées sodiques, thermales et hyperthermales

Les sources, au nombre de douze, émergent des terrains granitiques et des schistes qui leur sont accolés à travers des brisures du sol dites *failles*. Les unes sont au sud : la Raillère, Mauhourat, le Pré, les Œufs, le Bois, Saint-Sauveur ; les autres sont à l'Est : César, les Espagnols, Pauze-Vieux, Rocher, Rieumiset ; les *sources fortes* comprennent le groupe du sud en général et les trois premières sources du groupe de l'Est ; les *sources faibles ou dégénérées* comprennent Saint-Sauveur, du groupe du Sud ; le Rocher, Rieumiset, du groupe de l'Est ; leur débit s'élève à environ 1.500.000 litres par vingt-quatre heures.

COMPOSITION CHIMIQUE ET TEMPERATURE ETABLISSANT LEUR DIFFERENCE. — Les *sources fortes* sont minéralisées par le sulfure de sodium, jusqu'à $0^0,022$ avec une température de 36° à 58°. Les *sources faibles* sont dites dégénérées de la formation de composés oxydés inférieurs, sulfites et hyposulfites, de 0,001 à 0,032 avec une température de 32° à 35°. *Les premières* sont un produit de réduction de bactéries anaérobies (hydrosulfo-bactéries) ; *les secondes* sont engendrées par des bactéries d'oxydation (sulfo-bactéries).

Toutes sont claires, limpides, très onctueuses et cependant styptiques au goût, de couleur plus ou moins verte à l'air (NAS_2). Agréables au goût de par leur calorique, elles ont une faible odeur sulfhydriquée en opposition avec l'odeur des sources qui blanchissent en déposant leur soufre.

Leur onctuosité dérive et de leur matière organique et de l'alcalinité de leurs sels. De ceux-ci (0,20 environ), il en est de plus spéciaux empruntés aux roches de passage, silicate de soude, chlorure de lithium. Le gaz azote est dégagé à peu près partout dans la proportion de 21 à 27 cent. cubes par litre ; l'argon et l'helium ont été recueillis aux sources de la Raillère et du Bois (Bouchard). Par leurs caractères, les eaux de Cauterets forment la classe des eaux sulfurées sodiques chaudes.

MODES D'EMPLOI ET ACTION PHYSIOLOGIQUE. — Elles s'emploient en boisson et en traitement externe : balnéation statique ou de baignoire, thermale et hyperthermale, générale ou locale, et de piscine ou de mouvement, douches générales et locales (d. des pieds, d. ascendante), gargarisme, pulvérisation, humage ou inhalation (laryngo-bronchique, de l'oreille moyenne, douche nasale). Le traitement interne convient surtout aux fonctions digestive et rénale. Le traitement par le bain et la douche est plus particulièrement réservé au rhumatisme fibreux, musculaire, viscéral. Adapté à la sensibilité individuelle, ce double traitement s'unit, se sépare, se reprend par intervalles, bains seuls ou précédant ou suivant les douches, douches chaudes ou à transition avec ou sans massage. Le bain suivant ses températures est révulsif et calmant des algies, calmant de la caloricité, partant du système nerveux. Dans des conditions générales d'asthénie chez les lymphatiques, il est hyposthénisant ; congestif des viscères internes, il excite les sécrétions sous cette forme.

La douche chaude est excitante, révulsive et dérivative : elle convient aux organismes sans réaction. La douche à transition est excitante des sécrétions, excitante des réactions, stimulante des fonctions des systèmes nerveux, digestif, bronchopulmonaire, circulatoire. La douche pharyngienne, le gargarisme, la pulvérisation agissent comme substitutifs et résolutifs sur le mode irritatif. L'inhalation est modificatrice de la sécrétion et calmante de la toux. De leur nature, c'est-à-dire par leurs composés et leur thermalité, ces eaux sont excitantes. Une application méthodique leur permet d'acquérir toutes les variétés d'excitation, de la forte à la modérée, et, suivant le terrain, cette excitation perçue puis transformée est le point de départ de *l'action tonique* générale et locale ou reconstituante, de l'action *dérivative*, de l'action *sédative*, de l'action *altérante*. Ces effets excitants se traduisent: *a)* sur le rein et les fonctions de nutrition, par une augmentation de la *diurèse*, des déchets *uratiques (urée, acide urique), phosphatiques, des chlorures,* l'apparition d'*albumine* avec diminution de poids de 1 à 3 kilos, ou bien diminution harmonique des *mêmes déchets, glycose compris*, et alors *statu quo* ou *augmentation de poids; b)* sur la fonction cardiaque, l'excitation se juge par le retour des *souffles* sur les premières tachycardies provoquées, leur *disparition* ensuite sur les bradycardies acquises ; *c)* sur la fonction digestive, c'est l'*augmentation acquise* et *maintenue* de l'appétit ; en même temps, *provocation* aux *lourdeurs*, aux *crampes*, aux *spasmes douloureux intestinaux, régularisation* des *selles, puis constipation* accrue. En conditions vitales opposées, *provocation* aux *selles diarrhéiques ;* action irritative *substitutive* sur la peau, l'intestin (entérite), la muqueuse respiratoire ; excitation de la *circulation locale* (hémorroïdes, hydrorrhée thermale), *générale* (fièvre thermale).

INDICATIONS. -- Elles visent :

1° Les lésions inflammatoires, parenchymateuses du poumon non résolues, les fausses membranes pleurales, les bronchites sèches à toux fréquente et spasmodique, avec ou sans emphysème, l'asthme humide et surtout les catarrhes torpides à sécrétion muco-purulente abondante ou aqueuse, avec ou sans dilatation ;

2° La tuberculose pulmonaire dans ses formes lymphoïdes ou torpides, disposition par atonie fonctionnelle, période d'incubation, période germinative ou d'éclosion, évolution dans ses trois degrés, période des cavernes comprise, au début surtout.

L'intervention de l'arthritisme constitutionnel modère l'évolution, la fixe dans un de ses degrés, éloigne les complications, provoque la néo-formation fibroïde, relève l'état fonctionnel.

3° Les maladies naso-pharyngo-laryngiennes, catarrhe nasal atrophique (ozène), ou muco-purulent, ulcéreux, catarrhe pharyngo-nasal, angine folliculaire, hypertrophie amygdalienne, catarrhe de la trompe avec obstruction de l'oreille moyenne, toute angine avec complication d'atonie laryngienne, l'aphonie laryngienne par parésie musculaire, neurasthénie générale ou locale.

4° Le rhumatisme dans ses formes diverses : névralgies sciatique, lombo-iliaque, trifaciale, toute myalgie, lumbago, pleurodynie, torticolis... les arthralgies, les engorgements articulaires avec ankylose, semi-ankylose.

5° Les dyspepsies avec atonie c'est-à-dire inappétence, dilatation stomacale, disposition diarrhéique, entérite catarrhale et dyspepsie avec phénomènes semi-actifs, lourdeurs, chaleurs, flatulences, tenant plus du rhumatisme modéré que de la goutte, entérite pseudo-membraneuse.

6° Les maladies de la peau, eczéma sec et humide, plutôt prurigineux. Séborrhée. Toutes les formes d'acné simple ou compliquée, pityriasis, psoriasis, pelade, dermatite exfoliante kératoses, syphilides.

7° Les maladies de la nutrition : chloro-anémies non modifiées par le fer d'emblée, obésité, diabète maigre à hyperazoturie. Les lésions de la nutrition de la phtisie : hyperazoturie, phosphaturie, chlorurie, glycosurie et albuminurie.

8° Les maladies du système cérébro-spinal : à lésion fonctionnelle, neurasthénie, hystérie, parésie, paralysie ascendante, paralysie de l'enfance ; à lésion organique, hémorrhagie cérébrale ancienne, avec atrophie musculaire des parties paralysées.

9° Les maladies des voies génito-urinaires : gravelle urique, cystite rhumatismale, cystite catarrhale, catarrhe uréthral, albuminurie cyclique, traitement par la douche révulsive, contre-épreuve par la boisson ou le bain.

10° Les maladies du système circulatoire : réactions trop fortes ou trop lentes, absence de réaction, semi-asthénie cardiaque, tachycardie, irrégularités fonctionnelles, tendance à la dilatation, sthénie cardiaque, tension vasculaire fixe ou défaite par la balnéation, servant de pronostic à l'athérome cardio-vasculaire qu'elle précède comme lésion fonctionnelle.

11° Les maladies utéro-ovariennes : régularisation de la fonction caténiale, métrorrhagie par atonie vasculaire même avec corps fibreux, leucorrhée, métrite catarrhale, périmétrite avec exsudat, névralgie ovarienne.

12° Les manifestations de la scrofule, adénite, ostéite, périostite, nécrose.

13° La maladie syphilitique : syphilis papuleuse, papulo-ulcéreuse après épuisement du traitement spécifique et pour faire tolérer ce traitement.

CONTRE-INDICATIONS. — Tout état aigu broncho-pulmonaire. Les formes fébriles et hémoptoïques de la phtisie pulmonaire. Le rhumatisme goutteux et inflammatoire des moyennes et petites articulations. Les coliques hépatiques et néphrétiques, la gravelle de goutteux, l'albuminurie par processus cirrhotique. Les complications prurigineuses de la peau.

La dyspepsie de goutteux, les constipations fortes. Les hémorrhagies cérébrales récentes et les poussées congestives, les lésions d'artério-sclérose avec insuffisance ou rétrécissement des
ouvertures mitrale et aortique. Les états de cachexie ou de
fatigue créant l'immunité morbide.

Cauterets à 876 kilomètres de Paris, lignes d'Orléans, du **Midi**,
et de Pierrefitte à Cauterets, celle-ci électrique. 1.600 habitants.

Commune de l'arrondissement d'**Argelès** et une des **communes**
du syndicat de la vallée de St-Savin, propriétaire des **sources**,
à 930 mètres d'altitude, pression barométrique 684-86, dans la
grandiose vallée de ce nom, perpendiculaire à la grande chaîne
et terminée par le Pègre d'Espagne (1.450 m.) et le lac de Gaube
(1.730 m. A, 1.400 m. de profondeur), au sud, les lacs d'**Estom** et
d'Estom-Soubirau. Lac Bleu ou d'Illéon à l'ouest.

Belles forêts au sud et au sud-ouest. Pâturages au nord-est et
nord-ouest. Au sud et sud-ouest, terrain granitique : moraines,
éboulis, terrasses provenant d'anciens lacs comblés.

Granit amphibolique et syénétique. Schistes plissés **et** contour-
nés du nord-est et ouest. Au résumé, terrain primitif **et** de transition.

Climat calmant de montagne propre à l'éréthisme des arthritiques,
plutôt dépressif pour certains lymphatiques atones, malgré les
fraîcheurs matinales et vespérales. Cure d'air. Centre d'excursions
aux grands sommets, aux vallées de Gavarnie, d'Arrens ; chasses
à l'izard, à l'ours, au coq de bruyère, à la perdrix blanche.

Grands hôtels, villas, maisons meublées, pensions de famille,
théâtres, casino, fêtes de montagne.

Hôpital civil, télégraphe, etc.

Saison du 1er juin à fin septembre.

Les eaux de Cauterets s'exportent.

Médecins :

MM. Bordenave, Bouyer (Achille)*, Bouyer (André), Daudirac,
Depierris*, Domer, Duhourcau*, Flurin, Grimaud, Guinier, La-
marque*, Mallebay, Meillon, Michel E., Miquel-Dalton*, Rozier,
I. de Roig, Sénac-Lagrange*.

CHALLES

(Savoie)

Sulfurée sodique froide, iodurée

CARACTERES PHYSIQUES ET CHIMIQUES. — La source (10°,5), avec un débit de 4.800 litres en vingt-quatre heures, est riche en monosulfure de sodium (o gr. 513 par litre) ; elle contient des quantités appréciables de bicarbonate de soude (1 gr.), d'iodure, bromure et chlorure de sodium. Elle est limpide, sans odeur marquée, de saveur un peu amère.

MODES D'EMPLOI. — Elle est utilisée sous forme de boisson, de gargarismes, de bains, de pédiluves, de pulvérisations, d'inhalations (deux salles fonctionnant l'une après l'autre), d'irrigations nasales.

ACTION PHYSIOLOGIQUE. — Elle stimule toutes les fonctions de l'organisme et doit être dosée avec précaution chez les sujets à réaction facile, du moins pour l'usage interne. Elle a des vertus reconstituantes et résolutives comme la plupart des eaux de sa classe.

INDICATIONS. — La plupart des déterminations du lymphatisme et de la scrofule (engorgements ganglionnaires, scrofulides (eczéma, acné), dermatoses syphilitiques anciennes, rhinite catarrhale ou même atrophique (ozène), pharyngites et laryngites catarrhales ou hypertrophiques, catarrhe, adénopathie bronchiques.

CONTRE-INDICATIONS. — Les maladies aiguës et les formes ou périodes aiguës des maladies chroniques, l'éréthisme nerveux, les cardiopathies.

Challes, commune de la Savoie, à 5 kilomètres de Chambéry (tramway à vapeur).

A 595 kilomètres de Paris. Prix : 66 fr. 65, 45 fr. et 29 fr. 30.

Durée minima du trajet : 9 heures; moyenne : 10 heures.

Altitude : 280 mètres (sites magnifiques de plaine et de montagne).

Climat tempéré et tonique. Belles routes.

Prix des hôtels : 7 à 15 francs. Villas et chambres meublées.

Casino avec théâtre. Excursions variées.

Saison du 1er juin au 30 septembre (Établissement ouvert jusqu'au 15 octobre).

Médecins :

MM. Dénarié, Pétiaux*, Raugé, Royer.

CHATEL-GUYON

(Puy-de-Dôme)

Thermales, chlorurées sodiques et magnésiennes, bicarbonatées mixtes

Châtel-Guyon ne compte pas moins de vingt-six sources qui débitent plus de deux millions de litres d'eau par vingt-quatre heures. Quatre sources principales alimentent les buvettes dans le parc : ce sont les sources *Yvonne, Deval, Gubler* (n° 4) et *Marguerite.*

CARACTERES PHYSIQUES ET CHIMIQUES. — Les eaux de Châtel-Guyon sont limpides, incolores, sans odeur, d'une saveur légèrement acide, styptique et salée, mais nullement désagréable ; quand elles ont séjourné quelque temps à l'air, elles se recouvrent d'une mince pellicule calcaire. Partout où elles passent, sur le sol, autour des vasques des buvettes, elles laissent des couches d'oxyde rouge de fer. Leur température varie entre + 24° et + 38° ; leur densité est, à 15° centigrades, de 1.003 ou 1.004, suivant les sources.

La minéralisation des eaux de Châtel-Guyon est constituée par le chlorure de sodium : 1 gr. 633 par litre ; le chlorure de magnésium : 1 gr. 563 ; le bicarbonate de calcium : 2 gr. 176 ; le bicarbonate de sodium : 0 gr. 955 ; le bicarbonate de potassium : 0 gr. 253 ; le bicarbonate de lithium : 0 gr. 019 ; enfin le bicarbonate de fer : 0 gr. 068. L'acide carbonique libre figure pour 1 gr. 112 par litre.

Les eaux de Châtel-Guyon sont donc des eaux *chaudes, gazeuses, chlorurées sodiques et magnésiennes, bicarbonatées mixtes, lithinées et fortement ferrugineuses;* ce qui leur assigne un caractère propre et fait leur originalité, c'est le *chlorure* de magnésium. Par sa composition, l'eau de Châtel-Guyon représente un véritable *sérum.*

MODES D'EMPLOI. — Les eaux de Châtel-Guyon s'emploient en boisson et en applications externes. L'eau en *bois-son* constitue la partie essentielle de la médication. Les *bains* à Châtel-Guyon sont à *eau courante*, avec ou sans douche : les uns de 32 degrés, les autres de 28 degrés centigrades.

Des salles particulières d'hydrothérapie pour dames et pour hommes et comportant l'outillage le plus complet permettent de prendre des douches chaudes, froides ou écossaises.

Des appareils existent aussi pour donner, avec l'eau minérale, des lavages de l'*estomac*, des irrigations *vaginales*, des douches *nasales*, des bains de *siège*, des *pédiluves*. On trouve également à l'établissement des salles d'*électrothérapie*, de *mécanothérapie* et de *massage* sec ou sous l'eau.

Enfin, une installation toute spéciale (nombreuses cabines pour les deux sexes) existe à Châtel-Guyon pour les *grandes irrigations de l'intestin* à l'aide de l'eau minérale, thérapeutique de première importance dans les affections de cet organe.

ACTION PHYSIOLOGIQUE. — L'*acide carbonique* stimule, pour sa part, les fonctions digestives et du rein, et excite également le système nerveux. Les *bicarbonates alcalins* ont aussi une action excitante et régulatrice sur le rein, l'estomac, le foie et la circulation abdominale. Le *bicarbonate de chaux*, en quantité notable dans les eaux de Châtel-Guyon, entretient la plasticité du sang, excite la cellule nerveuse, fixe l'azote en un mot. Les *chlorures :* le *chlorure de sodium* aiguise l'appétit, facilite les digestions, active la circulation et tonifie les organes ; il accélère la désassimilation des albuminoïdes et augmente la quantité d'azote éliminé par les urines Le *chlorure de magnésium*, qui caractérise surtout les eaux de Châtel-Guyon, excite, en général, toutes les *fibres lisses* de l'organisme et particulièrement active la contractilité musculaire de l'intestin et de l'estomac et la sécrétion biliaire, en même temps qu'il joue vis-à-vis du sang le rôle d'un oxygénateur de premier ordre. En outre, le *chlorure de magnésium*, grâce au magnésium, favorise l'oxydation des déchets azotés urinaires et augmente la quantité d'urée ; il préside enfin aux échanges de la cellule nerveuse. Le *bicarbonate de fer*, en proportion si considérable (o gr. o.685) dans l'eau de Châtel-Guyon, vient enfin accroître les oxydations, tonifier et reconstituer les globules sanguins.

L'action physiologique de l'eau prise en *boisson* se traduit par une respiration plus ample et plus large, par une circulation générale plus active, et, enfin, par une hématose plus parfaite du liquide sanguin. Le système nerveux est tonifié et excité ; les forces et le bien-être général se trouvent augmentés. Du côté de l'utérus, la menstruation est souvent avancée et plus abondante. Les urines sont augmentées de volume et les contractions vésicales plus énergiques. L'eau de Châtel-Guyon active la production du suc gastrique, excite également les sécrétions biliaires et intestinales, réveille, en un mot, l'appétit et facilite les digestions. De plus, elle *sollicite en même temps les contractions de l'estomac, de l'intestin et des canaux biliaires.*

Sous l'influence de l'eau de Châtel-Guyon, le *chimisme gastrique* indique une diminution de l'acidité et des fermentations anormales.

Les eaux de cette station sont donc *motrices* du tube digestif et particulièrement de l'intestin ; elles sont *éliminatrices du bol fécal* et provoquent une *asepsie* relative et prolongée du canal intestinal.

Les *bains* viennent seconder le traitement interne ; ils régularisent les fonctions de la peau, tonifient le système nerveux, excitent la circulation périphérique, décongestionnent les organes profonds, exercent une action sédative et cicatrisante sur la peau et les muqueuses, et facilitent les métamorphoses trophiques.

Dans les *grandes irrigations de l'intestin* l'eau de Châtel-Guyon stimule les contractions musculaires de cet organe et exerce encore une action détergente et cicatrisante sur sa muqueuse. Il en est de même dans le *lavage de l'estomac,* qui, en outre, active les sécrétions gastriques ; les *irrigations vaginales* ont la même action décongestionnante et cicatrisante à l'égard des organes spéciaux de la femme.

ACTION SUR LA NUTRITION. — Voici, résumées et tirées des analyses d'urines, les conclusions des expériences faites à l'égard de l'action de l'eau de Châtel-Guyon prise en *boisson :* 1° Activité plus considérable dans la sécrétion des reins ; 2° Activité plus considérable dans les échanges azotés ; 3° Activité plus considérable dans les oxydations ; 4° Assimilation plus grande des chlorures, de la chaux et de la magnésie ; 5° Action d'épargne sur tous les tissus riches en phosphore ; 6° Elimination rapide de l'acide urique préformé et diminution considérable dans sa formation.

En résumé, les eaux de Châtel-Guyon sont des eaux *puis-*

*samment dépuratives, reconstituantes et toniques, essentielle-
ment modificatrices et régénératrices totius substantiæ.*

INDICATIONS. — INTESTIN. — La constipation, l'atonie,
la dyspepsie intestinale, les hémorrhoïdes, la typhlite ou péri-
typhlite, l'appendicite chronique, l'entérite glaireuse ou muco-
membraneuse, la lithiase intestinale.

ESTOMAC. — L'hypo ou l'ana-chlorhydrie, la gastralgie des
anémiques, chlorotiques et arthritiques, la dilatation de l'estomac, la dyspepsie par fermentation, la dyspepsie des hépatiques, les dyspepsies nevro-motrices, l'embarras gastrique
chronique, la gastrite catarrhale si fréquente chez les alcooliques.

FOIE. — La congestion et l'engorgement du foie, la gravelle hépatique, la cholécystite et les cirrhoses au début.

UTÉRUS. — Les congestions utérines, les métrites chroniques, la ménorrhagie ou la métrorrhagie, la dysménorrhée et
l'aménorrhée, fréquentes dans les affections intestinales.

REIN, VESSIE. — Les albuminuries secondaires (grippe,
scarlatine, diphtérie, etc.), les différentes albuminaturies, la
phosphaturie, gravelle urique, atonie et catarrhe vésical.

MALADIES GÉNÉRALES. — L'obésité (celle provenant d'un
défaut de désassimilation et d'oxydation) ; le diabète gras ; la
goutte (à la période où la nutrition est retardante) ; le rhumatisme dans ses différentes formes et en dehors des accès ;
l'asthme, la migraine et les névralgies.

Les auto-intoxications chroniques, que celles-ci proviennent
d'origine gastro-intestinale ou du surmenage ; la neurasthénie
dans le traitement de laquelle le magnésium, renfermé dans
les eaux de Châtel-Guyon, joue un rôle si considérable ; les
troubles nerveux consécutifs aux maladies aiguës fébriles ; les
convalescences longues et traînantes à la suite de traumatismes ; l'anémie (c'est-à-dire la classe des anémiques auxquels convient la médication martiale) ; la chlorose ; le lymphatisme ; les fièvres paludéennes et les affections des pays
chauds (anémies essentielles et anémies secondaires) ; les
congestions passives des centres nerveux.

Enfin il faut citer tout particulièrement les résultats constants qu'obtient la médication hydro-minérale chez les *enfants*,
qui fréquentent, de plus en plus nombreux chaque année, la
station de Châtel-Guyon et s'y transforment à vue d'œil.

Les eaux de Châtel-Guyon sont les eaux de choix par excellence pour la reconstitution du terrain et l'amendement du sol *arthritique* dont la déchéance minérale porte justement sur la soude, la chaux et la magnésie. Châtel-Guyon est, en résumé, la station des atones du *tube digestif et des atones généraux.*

CONTRE-INDICATIONS. — D'une façon générale, les contre-indications de la cure à Châtel-Guyon sont les suivantes : les états fébriles et aigus, les altérations ou dégénérescences des tissus, l'athérome, les maladies tuberculeuses et cancéreuses, les néphrites parenchymateuses, les affections du cœur et des gros vaisseaux, les débilitations nerveuses profondes, la constipation d'origine centrale par suite de lésion cérébrale, l'hyperchlorhydrie, la grossesse, l'âge trop avancé ou la première enfance (jusqu'à deux ans).

Châtel-Guyon, commune du département du Puy-de-Dôme. 1.800 habitants.

A 406 kilomètres de Paris; ligne de Paris-Lyon par le Bourbonnais. — Gare de Riom à 5 kilomètres de Châtel-Guyon.

Prix de Paris : 45 fr. 60; 30 fr. 90; 20 fr. 10.

Durée du trajet: rapides, 7 heures; directs, 9 heures.

Deux courriers par jour pour Paris; télégraphe, téléphone avec Paris, etc.

Climat doux et tempéré, exempt d'humidité, à l'abri des vents d'ouest.

Constitution géologique du sol : granitique, surtout volcanique, très perméable.

Aspect général du pays : montagneux, vallonné, bois de sapins, aux confins de la partie occidentale de la riante Limagne, près des premiers contreforts des montagnes d'Auvergne.

Distractions de la station : Casino-théâtre, belles et faciles promenades, jeux de tennis et autres, kermesse pour les enfants, châteaux historiques à visiter, carrières de Volvic, ascensions du Puy-de-Dôme.

Prix moyen des hôtels : 6 francs à 15 francs par jour. — Eau potable en abondance.

Médecins :

MM. Auzillon, V.-F. Baraduc, Bartoli*, S.-R. Bonnet*, Cohendy, Conchon, Groslier, Machebœuf, Mazeran, Pessez*, de Ribier, Ch. Sillery-Vale.

CHAUDESAIGUES

(Cantal)

Bicarbonatées sodiques, hyperthermales

Plusieurs sources débitant plus d'un million de litres par jour.

CARACTÈRES PHYSIQUES ET CHIMIQUES. — Les eaux sont les plus chaudes de la France (82°). Canalisées, elles sont utilisées en partie pour le chauffage des habitations. Elles sont peu minéralisées et contiennent : o gr. 471 de carbonate de soude, o gr. 050 de carbonate de chaux, o gr. 063 de chlorure de sodium, etc., en tout o gr. 811. Elles dégagent de l'acide carbonique.

MODES D'EMPLOI. — Les eaux sont utilisées en bains, douches, étuves, inhalations pulvérisations.

ACTION PHYSIOLOGIQUE ET INDICATIONS. — L'action physiologique varie suivant le procédé balnéologique et suivant la température de l'eau utilisée.

Chaudesaigues convient spécialement au traitement du *rhumatisme* (rhumatisme musculaire, douleurs rhumatismales, engorgements articulaires et viscéraux, paralysies rhumatismales).

On y soigne également les ankyloses, les affections chirurgicales, certaines maladies cutanées, les névroses.

Trains directs de Paris à Saint-Flour. Trajet en voiture de Saint-Flour à Chaudesaigues en trois heures.
Altitude : 650 mètres. Pays pittoresque.

Médecin :
M. Brémond.

CONTREXEVILLE

(Vosges)

Sulfatées bicarbonatées calciques, froides

Sept sources minérales: *Le Pavillon, la Souveraine, le Prince, le Quai,* dans le parc de l'Etablissement. Les sources *Le Cler, Thiéry, Mongeot,* dans le village.

Contrexeville doit sa réputation plus que séculaire à la source du *Pavillon.* Décrite pour la première fois en 1760 par Bagard, celle-ci n'est réellement célèbre que depuis cette époque, mais elle était employée de temps immémorial, dans les maux de reins, par les malades de la région. C'est autour d'elle que s'est constituée la clinique de la station, c'est la seule que nous décrirons.

Débit en vingt-quatre heures: source du Pavillon, 201.600 litres; source du Prince, 43.200 litres; source du Quai, 86.400 litres; source de la Souveraine, 16.000 litres. Le débit de toutes ces sources est invariable et n'est influencé ni par les pluies ni par la sécheresse.

CARACTERES PHYSIQUES ET CHIMIQUES. — L'eau du *Pavillon* est froide (11°,5), limpide, claire, incolore, d'odeur *sui generis,* de saveur fraîche et agréable; arrière-goût légèrement styptique .

Très peu de gaz (à peine quelques bulles d'air).

Réaction à peu près neutre (verdit un peu le sirop de violettes).

Densité à 15° : 1001,5 (Densité de l'eau distillée à 15° : 999,16).

Par le repos il se forme à la surface une pellicule irisée, et les parois du verre s'incrustent d'un enduit ocreux très tenace (fluor).

Dans les vasques, dépôt très abondant de sédiment ocracé, rougeâtre, pulvérulent.

L'eau du Pavillon contient par litre 2 gr. 4 de minéralisation totale ; les principaux éléments sont : sulfate de calcium, 1 gr. 56 ; sulfate de magnésium, o gr. 236 ; bicarbonate de calcium, o gr. 40 ; bicarbonate de lithium, o gr. 004 ; de fer, o gr. 007 ; silice, o gr. 015 ; traces de fluor et d'arsenic (Debiay, 1864).

En résumé : eau *froide, sulfatée* et *bicarbonatée calcique, magnésienne, ferrugineuse, lithinée* et *silicatée*.

D'une façon générale la composition de toutes les autres sources se rapproche plus ou moins de celle du Pavillon. Mais la source du *Prince* est plus ferrugineuse ; celle du *Quai* est plus magnésienne et la *Souveraine* mérite une mention spéciale comme très pauvre en fer, moins chargée en sulfate et carbonate de chaux, plus riche en sels de magnésie et en chlorures que les autres sources du Parc, d'où son action plus laxative et sa spécialisation dans les maladies du foie.

MODES D'EMPLOI. — La cure de Contrexeville est essentiellement une cure de boisson. L'eau s'y boit le matin, de très bonne heure, à jeun, par grands verres, à doses quotidiennement progressives.

Le verre de la station est de 333 grammes. Les abus d'autrefois ont disparu. Aujourd'hui le buveur commence le plus souvent, le premier jour, par quelques demi-verres, pour prendre, au milieu de la saison, six grands verres au maximum, à un quart d'heure d'intervalle, dose qu'il dépasse rarement et au-dessous de laquelle il reste souvent. C'est là une affaire de mesure et de cas particuliers dans lesquels le médecin a pour se guider l'examen des urines, l'appréciation des habitudes de son malade, de sa circulation et de ses vaisseaux, enfin de la perméabilité de son foie et de ses reins.

La cure du matin doit finir deux heures avant le repas Le malade marche entre chaque verre et se promène encore après le dernier. On boit peu l'après-midi.

TRAITEMENT EXTERNE. — L'Etablissement possède des douches et des bains bien installés qui ne sont que des accessoires de la cure. Les goutteux doivent s'abstenir de bains et de douches.

ACTION PHYSIOLOGIQUE. — Les premiers verres d'eau, par leur fraîcheur, et grâce au froid du matin, produisent généralement une légère sensation de constriction à l'estomac. (C'est pour éviter ce léger malaise, qu'on fait souvent aujourd'hui débuter par des demi-verres, ou qu'on fait quelquefois mettre un peu d'eau chaude dans le premier.)

Cette première action vaso-constrictive sur l'estomac n'est pas due seulement à la température du liquide ingéré, elle résulte aussi de l'excitation spéciale que l'eau du Pavillon produit sur les fibres lisses de cet organe, excitation qui se fait sentir également d'ailleurs sur les vaisseaux, l'intestin, les glandes et la vessie.

ESTOMAC. — Cette action stimulante et tonique explique l'amélioration très rapide observée par les estomacs paresseux et dilatés.

Il est fréquent de voir en peu de jours le clapotement disparaître complètement, l'appétit renaître et les digestions devenir faciles et rapides. Il y a longtemps que Patissier a dit : « l'*Eau du Pavillon est amie de l'estomac.* »

INTESTIN. — Aussitôt parvenue dans l'intestin l'eau agit à la fois sur les glandes intestinales, sur le foie et sur les parois pour provoquer des selles abondantes. Celles-ci sont à la fois bilieuses et aqueuses. Bilieuses, par une action directe sur la glande hépatique que l'eau traverse en masse, déterminant un flux de bile liquide qui entraîne les boues, les sables et les petites concrétions biliaires ; aqueuses, par la sécrétion plus abondante des glandes de l'intestin et par un excès d'eau qui traverse le tube digestif et détermine un véritable lavage intestinal.

Cette *action laxative* fait esssentiellement partie de la cure de Contrexeville, et ce qu'elle offre de tout particulier, c'est sa limitation au matin, pendant la cure, avant le repas. Elle cesse à partir du déjeuner et ne reparaît plus dans la journée. Ce lavage de tout l'appareil digestif est bien une purgation avec tous ses avantages : décongestion de tous les appareils, débarras de l'estomac, réveil de l'appétit, activité de la digestion ; et non une indigestion, comme on l'a prétendu à tort, indigestion qui, se répétant chaque matin, s'accorderait mal avec la sensation de bien-être que ressentent tous les malades.

REINS. — Après quelques jours de traitement, l'*effet diurétique* est considérable, les urines du matin sont absolument décolorées et deviennent si abondantes que beaucoup de buveurs croient rendre plus d'urine qu'ils n'ont bu d'eau. Le véritable but du traitement est ce violent courant d'eau claire qui, passant en un temps très court à travers tout l'organisme, va laver le sang et les tissus de toutes les ptomaïnes, les toxines, les dérivés xanthiques et créatiniques qui les encrassent et les altèrent, va offrir aux sels peu solubles un liquide peu chargé capable de les dissoudre, va enfin entraîner les dépôts de sables qui encombrent les tubes du rein, les concrétions déposées dans les bassinets (mucus, pus, gravelles, graviers) et même les petites pierres de la vessie, pour les expulser par les voies naturelles.

NUTRITION. — L'action de l'eau de Contrexeville est profonde. C'est une véritable médication altérante qui modifie les actes nutritifs et entraîne les résidus de la dénutrition et de la désassimilation. Ce qui est certain c'est que, pendant les premiers jours, avant même d'obtenir la purgation quotidienne, certains malades éprouvent de l'accablement, de la courbature, de la lassitude dans les jambes, des douleurs musculaires pénibles, troubles qui ne peuvent s'expliquer que par des modifications profondes dans la vie des tissus. Ces légers malaises disparaissent d'ailleurs d'eux-mêmes, rapidement, au bout de quelques jours, si l'on continue la cure.

INDICATIONS. — La cure de Contrexeville est indiquée dans *les gravelles urinaires, la goutte, les maladies du foie, le diabète arthritique* et *certains troubles urinaires.*

GRAVELLES URINAIRES. — Toutes les gravelles conviennent à Contrexeville. Qui dit Contrexeville dit gravelle (Constantin James).

La *Gravelle urique,* avec ou sans coliques néphrétiques (sédiments, sables, gravelles, graviers, petits calculs) bénéficie toujours de la cure d'eau du Pavillon. Dans tous ces états, l'eau agit à la fois d'une façon curative et d'une façon préventive. Par ses propriétés expulsives elle débarrasse l'économie et les voies urinaires des produits uriques accumulés dans l'organisme, par ses propriétés modificatrices de la nutrition elle évite le retour de la gravelle en modifiant la vitalité des tissus et la nature des échanges azotés.

Dans *la gravelle oxalique,* l'eau agit d'une façon très spéciale. Au point de vue local elle débarrasse les tubes urinifères des cristaux d'oxalate de chaux qui les font saigner, et modifie la muqueuse des bassinets sur laquelle les cristaux viennent se déposer pour former les graviers. Au point de vue général, elle améliore la dyspepsie qui est une des causes principales de cette gravelle.

Quant à la *gravelle phosphatique*, qu'elle soit primitive, c'est-à-dire liée à des troubles de la nutrition et de l'estomac, ou secondaire, c'est-à-dire qu'elle soit la conséquence d'une infection générale (pyohémie, fièvre puerpérale) ou d'une infection locale (pyélite, pyélo-néphrite ascendantes d'origine gonococcique ou microbienne) elle est tout particulièrement indiquée pour Contrexeville qui a sur elle une efficacité tout à fait spéciale. Car, à l'inverse des eaux alcalines fortes qui sont dangereuses et interdites, dans cette forme de gravelle, l'eau du Pavillon rend, en peu de jours, l'acidité aux urines alcalines ; or, les dépôts phosphatiques cessent de se former aussi longtemps que cette acidité est maintenue. D'où disparition des douleurs de reins et des phénomènes douloureux de cystite en quelques jours.

Dans cette affection il y a ordinairement un peu d'albumine due à l'altération d'un compartiment du rein. Cette albuminurie légère ne contre-indique nullement la cure, car elle disparaît ou diminue pendant le traitement.

Dans les *néphroptoses (rein mobile)* une cure est utile pour décongestionner le rein déplacé et le débarrasser des sables retenus dans l'organe par la gêne que le déplacement apporte à l'écoulement de l'urine.

Goutte. — Tous les goutteux, sans exception, que la goutte soit héréditaire ou acquise, récente ou ancienne, aiguë ou chronique, sont tributaires de Contrexeville. Tous en tirent un notable bénéfice. Les accès deviennent moins fréquents, moins longs, moins douloureux, quelquefois même disparaissent pendant plusieurs années, à la suite d'une seule saison.

Plus spécialement indiquée est la goutte atonique, blanche chronique avec dépôts tophacés, état cachectique et urines pâles et pauvres en tout (acide urique, urée, phosphates).

Relèvent aussi de la cure du Pavillon les complications goutteuses viscérales et spécialement l'iritis et l'iridochroroïdite à répétition. Les manifestations goutteuses sur les glandes, la peau, les organes génitaux, les varices douloureuses et les phlébites goutteuses sont aussi très améliorées. Enfin le rhumatisme goutteux se trouve bien également de la cure.

Maladies du foie. — Dès 1760 Bagard parle de l'action

favorable « des eaux de Contrexeville dans les cas d'épaississement de la bile et dans les obstructions du foie ».

Depuis longtemps le Pavillon réclame donc les hépatiques, et cette pratique a toujours donné de bons résultats dans les engorgements du foie des gros mangeurs, des arthritiques, des obèses et des goutteux. Plus que jamais Contrexeville. aujourd'hui qu'il a la Souveraine, convient aux malades souffrant de boues, de gravelles, de petits graviers biliaires, surtout lorsqu'un état cachectique doit faire renoncer à l'usage des eaux alcalines fortes.

DIABÈTE ARTHRITIQUE. — Les petits diabétiques (au-dessous de 60 grammes) qui ont ou ont eu de la goutte ou de la gravelle (avec coliques néphrétiques) se trouvent très bien des eaux. L'état général se relève, l'appétit devient meilleur, la soif disparait, la digestion se fait mieux, les forces et le sommeil reviennent. On voit à la fois le sucre diminuer et l'acide urique augmenter dans les urines. Ils sont, au départ, moins diabétiques et plus graveleux.

MALADIES DES VOIES URINAIRES. — On ne doit envoyer aux eaux que les cystites légères et chroniques, certains prostatiques (avec peu d'hypertrophie) mais sans rétention vraie. Les prostatiques congestifs avec hémorrhoïdes sont soulagés.

Les hématuriques rénaux par gravelles et graviers oxaliques. pourvu qu'ils viennent dans l'intervalle de leurs crises, tirent profit de la saison.

Quant aux calculeux vésicaux il ne faut les envoyer qu'après l'opération, pour nettoyer les voies urinaires et débarrasser la vessie des quelques débris qu'elle peut encore contenir.

L'incontinence nocturne essentielle des enfants guérit quelquefois à Contrexeville.

CONTRE-INDICATIONS. — La cure de Contrexeville est contre-indiquée :

1° Dans toutes les *maladies du cœur* non compensées ou mal compensées, les anévrismes, les affections cardio-vasculaires aiguës, les *lésions cancéreuses* et *tuberculeuses*, les apoplexies et congestions cérébrales.

2° *Pour les graveleux et les pyélitiques*, quand l'urine contient ordinairement plus d'un gramme d'albumine par litre. Mais lorsque celle-ci n'est pas constante, ou tombe facilement à des doses faibles (au-dessous de o gr. 25) la contre-indication n'est pas absolue.

3° *Pour les urinaires* quand il y a déjà eu des rétentions d'urine complètes, quand il y a stagnation de plus de 80 grammes, quand il y a un rétrécissement serré ou même moyen, quand il y a une pierre dans la vessie.

4° *Pour les goutteux*, par le voisinage d'un accès de goutte, surtout s'il a été interrompu par un spécifique. Ne venir qu'un mois au moins après la fin de l'accès.

5° *Pour les maladies du foie*, par la cirrhose.

6° *Pour les diabétiques*, par la néphrite et la cirrhose, par les très grosses doses de sucre et la cachexie.

Contrexeville, village des Vosges de 900 habitants.

A 366 kilomètres de Paris; ligne de l'Est, Gare de Contrexeville.

Prix de Paris : 41 fr. 10, 27 fr. 75, 18 fr. 15.

Durée minima du trajet (train des eaux) : 6 heures, du 1er juin au 20 septembre. Durée moyenne des autres trains : 8 heures.

Plusieurs courriers par jour pour Paris et la France. Poste, télégraphe, téléphone pour Paris dans l'Etablissement.

Altitude : 350 mètres.

Orientation principale : Nord-Sud.

Climat tempéré et salubre. Air vif de montagnes amenant des variations assez brusques de température.

Constitution géologique du sol : sous-étage inférieur du Muschelkalk supérieur. Eaux minérales séparées des eaux superficielles par une couche épaisse d'argile plastique.

Aspect général du pays : plaine coupée de vallons étroits; coteaux boisés au sommet et plantés de vignes à mi-hauteur; prairies; forêts de chênes et de hêtres. Jolis environs, nombreuses promenades faciles, très belles routes.

Prix des hôtels : 6 à 25 francs. Villas et maisons meublées.

Distractions de la station : casino-théâtre, musique trois fois par jour, petits chevaux, salles de jeux, tennis, tirs variés, ball-trapp, tir aux pigeons vivants.

Trains d'excursions pour Gérardmer et Domrémy.

Saison du 20 mai au 20 septembre.

Médecins :

MM. Aymé, Boichox, Boursier*, Cattat, Colin*, Contal*, Debout-d'Estrées, Etterlen, G. Graux*.

COURS-LES-BAINS

Gironde

Bicarbonatées calciques, ferrugineuses, froides

L'eau de Cours (source de la *Rode*), est froide, 13°,8 ; elle contient : Carbonate de chaux 0,184 et carbonate de protoxyde de fer 0,030 ; au total : 0,263 de minéralisation.

Elle est employée en boisson, bains et douches.

Elle est diurétique, tonique et digestive.

Elle est employée dans la chlorose, l'anémie, les troubles dyspeptiques, et dans les convalescences.

Cours est situé à 60 kilomètres de Bordeaux .(ligne du Midi), station de Langon.

Climat tempéré. Pays pittoresque.

Hôtel. Distractions diverses.

Saison du 15 mai au 15 octobre.

DAX

(Landes)

Sulfatées calciques, ferrugineuses, hyperthermales

BOUES VEGETO-MINERALES NATURELLES. —
Les Boues végéto-minérales, naturelles, sont la *principale
caractéristique de la station de Dax.* Voici comment elles se
forment : L'Adour est sujet plusieurs fois par an, surtout pendant l'hiver, à des débordements fréquents. A chaque inon-
dation, l'eau du fleuve vient recouvrir les nombreuses sources
thermales qui émergent sur la rive gauche et y dépose un
limon épais, très gras, de couleur jaunâtre, qui va constituer,
avec l'*eau thermale qui le traverse constamment,* l'*élément
minéral* de la Boue médicinale.

Le deuxième élément, végétal celui-ci, est constitué par la.
flore cryptogamique qui, sous l'influence de la lumière et de
la chaleur, se développe rapidement dans ce milieu vaseux.
Appartenant pour la plupart aux familles des *anabainées* et
des *oscillariées,* ces algues thermales forment une masse géla-
tiniforme, une glaire amorphe, *la Daxine.*

CARACTERES PHYSIQUES ET CHIMIQUES. — La
Boue médicinale est noirâtre, douce au toucher, onctueuse
et répand une odeur d'hydrogène sulfuré peu intense.

Les Boues de Dax contiennent tous les corps qui entrent
dans la composition de l'eau thermale et de plus une assez
forte proportion de sable siliceux, une certaine quantité d'alumine et une proportion notable de matières organiques.

Parmi les composants de la Boue médicinale, il faut signaler
le *sulfure de fer,* l'*oxyde de fer,* les *carbonates de chaux,* de
magnésie, les *sulfates* de *chaux,* de *magnésie,* de *soude,*
l'*oxyde de manganèse.* Dans les cendres des Boues on trouve
des traces de brome et d'iode.

MODES D'EMPLOI. — Les Boues de Dax s'administrent

en *bains entiers*, en *demi-bains*, et en *applications locales* ou *illutations*, suivant les cas.

BAINS ENTIERS. — La température des bains entiers de Boues varie entre 36° et 45° c. et leur durée est de dix à quinze minutes. Les bains de Boues se prennent toujours à jeun.

DEMI-BAINS. — Les demi-bains de Boues sont prescrits dans les cas où la maladie est exclusivement localisée aux membres inférieurs.

APPLICATIONS LOCALES OU ILLUTATIONS. — Les illutations de Boues, véritables cataplasmes de Boues appliqués sur les parties malades, sont administrées à une température de 40° à 45° c. et pendant une durée de vingt minutes à une heure.

On a recours aux applications locales de Boues toutes les fois que la constitution du sujet, son état général, le siège de la région à traiter (région cervicale, scapulo-humérale, par exemple), ou encore une cardiopathie grave rendent l'immersion de tout le corps dans la boue dangereuse ou seulement difficile ou délicate.

On y a encore recours toutes les fois que l'action du limon végéto-minéral doit être *prolongée* comme, par exemple, dans certains engorgements articulaires chroniques nettement localisés, dans certaines coxalgies, dans certains cas de rétractions tendineuses ou de contractures, de luxations ou de traumatismes anciens, alors qu'il peut être nécessaire d'adjoindre une extension légère à l'effet de l'agent naturel.

Les bains entiers de Boue, les demi-bains et les applications locales sont toujours immédiatement suivis soit d'un bain minéral, soit d'une douche dont la forme, la température et la durée varient suivant la nature de l'affection et l'état général du malade.

ACTION PHYSIOLOGIQUE du BAIN DE BOUES et DES APPLICATIONS LOCALES DE BOUES. — On attribue une importance assez grande à l'*action mécanique*, à la *pression* exercée par la Boue sur l'enveloppe cutanée. La densité de la Boue, sa grande consistance, sont, en effet, des éléments qu'on ne peut négliger dans l'interprétation de ses effets physiologiques et les éléments minéraux qu'elle contient doivent avoir aussi leur part dans l'action thérapeutique.

D'un autre côté les actions chimiques et électriques provoquées par la présence des conferves y sont à l'état constant de formation naissante et ces actions doivent assurément jouer un rôle prépondérant dans les effets physiologiques et thérapeutiques.

Le bain de Boue détermine un état fluxionnaire de la peau qui réveille la vitalité des parties, régularise la distribution de l'influx nerveux, stimule la nutrition générale en augmentant l'activité des mutations nutritives et en créant, pour les éléments anatomiques, un milieu plus favorable à la rapidité de leur métamorphose chimique. Par suite de la diaphorèse profuse qu'il détermine, il se produit une action spoliatrice, provoquée par l'élimination d'une grande quantité de matières acides.

Le bain de Boues est un agent de *révulsion*, de *dérivation*, de *décongestion* et, par le fait même, de *résolution* en même temps qu'un stimulant puissant du système musculaire.

INDICATIONS THERAPEUTIQUES DES BOUES DE DAX. — Les Boues de Dax s'adressent tout particulièrement au *rhumatisme* et à ses diverses manifestations : c'est là leur *véritable spécialisation thérapeutique.*

Le rhumatisme musculaire chronique; — le rhumatisme *articulaire chronique simple;* — le rhumatisme *articulaire chronique progressif* (rhumatisme noueux, goutteux, polyarthrite déformante); — le rhumatisme *chronique partiel* (arthrite sèche de la hanche et des genoux); — le rhumatisme chronique *fibreux péri-articulaire* (péri-arthrite de l'épaule) ou *abarticulaire* (synovites tendineuses, rétraction de l'aponévrose palmaire, etc.); — le rhumatisme *blennorrhagique* (articulaire, péri-articulaire ou abarticulaire); — les *nodosités d'Héberden*; — les névralgies des grands plexus et des gros troncs nerveux, même passées à l'état chronique et principalement les *névralgies sciatiques chroniques.*

AFFECTIONS CHIRURGICALES. — Parmi les affections chirurgicales justiciables des Boues de Dax il faut principalement citer : les *hydarthroses chroniques* (simples ou à répétition); les *engorgements*, les *raideurs articulaires* consécutifs aux fractures, aux luxations, aux entorses; les *ankyloses incomplètes* et les atonies musculaires qui en sont la conséquence.

CONTRE-INDICATIONS. — On doit s'abstenir de les

prescrire aux malades atteints de rhumatisme articulaire aigu, d'artério-sclérose confirmée, de chloro-anémie, d'épilepsie. d'hémiplégie, de mal de Brigth, de diabète accusé, de tumeurs malignes, de tuberculose, aux malades qui sont prédisposés aux congestions, dans la grossesse, dans les fibromes utérins hémorrhagiques.

Quant aux *cardiopathies*, elles ne constituent pas une contre-indication absolue à l'usage du bain de Boue, à la condition, toutefois, que le myocarde soit en bon état.

EAUX SULFATÉES-MIXTES HYPERTHERMALES. — Les sources thermales de Dax sont très nombreuses (une douzaine); leur débit total est d'environ *5 millions de litres* par vingt-quatre heures.

CARACTERES PHYSIQUES ET CHIMIQUES. — Les eaux minérales de Dax émergent de l'alluvion superposée à des roches dolomitiques; leur température est de 60° c. aux griffons des sources.

Limpides, incolores, inodores, elles sont onctueuses au toucher et sans saveur bien définie. Leur réaction est franchement alcaline.

Elles appartiennent à la classe des *sulfatées-mixtes* et elles contiennent principalement des sulfates de chaux (o gr. 3223 par litre), de magnésie (o gr. 1381), de potasse, de soude; des carbonates de chaux, de magnésie; des protoxydes de fer et de manganèse.

Toutes les sources laissent dégager, sous forme de bulles, des gaz presque entièrement composés d'azote (98 %), d'acide carbonique et d'oxygène.

MODES D'EMPLOI. — Les eaux minérales de Dax sont utilisées : 1° En bains et douches ; 2° dans des étuves naturelles chauffées par leurs vapeurs ; 3° en boisson.

1° BAINS. — Employées en bains simples ou en bains de piscine de 33° à 36° c. elles sont *sédatives; excitantes*, de 37° à 40° c. et révulsives au delà.

2° DOUCHES. — Elles produisent les mêmes résultats que dans les autres stations thermales avec de l'eau à la même température.

3° ETUVES. — Les étuves naturelles, générales ou partielles, établies directement au-dessus des griffons, produisent une action résolutive très manifeste.

4º Boisson. — A petites doses et à une température de 45° c. elles produisent une excitation légère des voies digestives et stimulent l'appétit. A doses plus élevées et à une température de 35° à 40° c., elles déterminent une diurèse abondante suivie d'une notable excrétion d'acide urique, d'urates, etc.

INDICATIONS. — *Sédatives* en même temps que *toniques* dans la *névropathie*, les phénomènes *hystériformes*, le *rhumatisme nerveux*, certaines *métrites* (métrite arthritique), les eaux minérales de Dax sont *indiquées dans tous les cas où la sédation peut être utile.* Elles sont alors prescrites surtout en bains simples et en bains de piscine de 33° à 36° c. et pendant 20 à 40 minutes. Employées à des températures plus élevées et surtout en douches elles produisent des effets *stimulants* ou *révulsifs.*

Dax, chef-lieu d'arrondissement du département des Landes; 10.500 habitants, sur la ligne de Bordeaux à Irun. A 733 kilomètres de Paris. Chemin de fer d'Orléans, de Paris à Bordeaux; du Midi, de Bordeaux à Dax; trajet direct sans transbordement.

Prix de Paris : 82 fr. 20; 55 fr. 55; 36 fr. 25. Billets d'excursion aux stations thermales, pendant toute l'année, valables 25 jours : 123 fr. 25 en 1re classe; 88 fr. 75 en 2e classe; 57 fr. 90 en 3e classe.

Durée minima du trajet, *Sud-Express*, tous les jours, 9 h. 10; rapides, 10 heures; express, 13 h. 15 à 15 h. 30.

Cinq courriers par jour pour Paris; télégraphe, téléphone.

Altitude, 12 mètres.

Climat à température très égale, élevée; absence de grands froids; température hivernale moyenne 7°,87; atmosphère humide et balsamique; station climatique hivernale, action sédative.

Constitution géologique du sol : Sol sablonneux et argileux.

Prix des hôtels : de 5 à 12 francs par jour, tout compris.

Nombreuses maisons meublées, de famille, villas.

Distractions de la station : théâtre, casino, courses de chevaux, de taureaux, pêche, chasse; promenades agréables à pied; nombreuses et pittoresques excursions à faire en voiture.

Les établissements thermaux de Dax restent ouverts toute l'année. Les saisons les plus propices à une cure thermale sont le printemps et l'automne.

Médecins :

MM. Bourretère, Camiade, Delmas, Labatut*, Larauza*, Lavielle, Mora, Pécastaings, Picot.

DIVONNE-LES-BAINS

(Ain)

La grande et ancienne réputation de l'établissement hydro-thérapique de Divonne provient à la fois de l'abondance de son eau limpide, extrêmement froide et constante à 6°,5 cent. ; de sa situation exceptionnelle au pied du Jura à 519 mètres d'altitude, ce qui en fait également une *station climatérique* de premier ordre ; du confort et du luxe de l'établissement, qui permet, hiver comme été, de suivre un traitement dans les meilleures conditions.

D'autres méthodes curatives : *isolement, cures de repos, aérothérapie, massage, gymnastique suédoise* ou autre, *électricité* sous toutes ses formes, contribuent à faire de Divonne un véritable *Sanatorium pour le traitement des maladies nerveuses et de la nutrition*. La présence constante au moins de l'un des médecins à l'établissement, hiver comme été, assure au traitement toute la rigueur scientifique désirable.

PRINCIPALES INDICATIONS THÉRAPEUTIQUES. — Neurasthénie sous toutes ses formes, nervosisme, faiblesse irritable, irritation spinale, névrose d'angoisse. Hystérie, épilepsie, goitre exophtalmique, chorée, tics. Troubles cardiaques d'origine nerveuse. Hypochondrie, lypémanie, obsessions. Vertiges, migraines, névralgies diverses, sciatique. Maladies de la moelle épinière ; tabès, sclérose en plaques, myélites. Chloro-anémie, troubles de croissance. Pertes séminales, prostatorrhée, faiblesse génitale, métrites chroniques, dysménorrhée, aménorrhée, névralgies utero-ovariennes. Dyspepsies nerveuses, entérites chroniques, colite muco-membraneuse, constipation. Obésité, diathèse arthritique, affections musculaires d'origine rhumatismale. Morphinomanie, cocaïnomanie, alcoolisme, dipsomanie. Convalescence des fièvres graves, cachexie paludéenne, cachexie syphilitique, fièvres intermittentes.

MODES DE TRAITEMENT. — *a)* HYDROTHÉRAPIE. —

Le traitement hydrothérapique est presque une tradition à Divonne où une très large part lui est réservée. Appliqué presque toujours par les médecins eux-mêmes, plus rarement sous la surveillance médicale par des doucheurs et doucheuses expérimentés, il a permis d'enregistrer des succès éclatants. La supériorité de l'hydrothérapie à Divonne est due, nous le savons, à son eau froide, provenant de 4 sources qui donnent ensemble l'énorme débit de 85.000 litres environ à la minute. Cette eau, *sans minéralisation spéciale*, d'une grande pureté, insipide, légèrement *diurétique*, prise en boisson, filtre très rapidement à travers les reins, produisant un véritable lavage de l'organisme ; elle est donc un auxiliaire précieux pour favoriser, de cette façon, l'élimination rénale chez nos malades, qui sont souvent aussi des ralentis, des intoxiqués.

Mais surtout, en applications externes, sa température *basse et constante* (6°,5 au gros de l'été, 6° en hiver), permet d'obtenir des effets autrement énergiques qu'avec d'autres eaux, à température plus élevée.

Or, plus l'eau est froide, plus l'excitation de la surface cutanée sera violente, plus les réactions seront intenses et la nutrition accélérée. Mais en même temps aussi la basse température de l'eau permet de réduire avec avantage la durée des applications hydrothérapiques ; et à Divonne, les *douches sont toujours très courtes*. L'hydrothérapie *chaude* est également fort en honneur à Divonne, soit seule, soit combinée à l'eau froide ; nous pouvons ainsi obtenir une véritable *gamme hydrothérapique* dont l'utilité paraît incontestable, étant donné la susceptibilité exquise de certains nerveux à des différences de température minimes.

Toutes les opérations hydrothérapiques ont lieu (sauf dans le cas où les malades ne doivent pas quitter la chambre et où le traitement se fait à domicile ; draps mouillés, enveloppements humides, etc.), au pavillon des bains. Ce coquet bâtiment récemment encore agrandi et amélioré couvre une étendue de 1.050 mètres environ dont pas un pouce n'est perdu. A l'entrée, un vaste hall gai et aéré élégamment décoré permet d'y faire la préaction par les mauvais temps. Il conduit à droite dans la partie réservée aux dames, à gauche dans celle pour les messieurs. Des deux côtés une rangée de cabines aérées confortables où les malades se déshabillent, sont frictionnés ou massés après la douche. Cinq salles de douches, vastes et bien éclairées, à proximité des cabines, permettent de ne pas faire attendre les patients.

La douche est alimentée par plusieurs réservoirs placés à 15 mètres de hauteur, où l'eau chaude et l'eau froide, cette dernière provenant directement de la source, sont constamment renouvelées. Une piscine à eau courante, des salles de bains, luxueuses, gaies et très aérées ; des salles réservées pour les demi-bains, le bain électrique, les douches périnéales, rectales et vaginales, le bain et la douche de vapeur ; et enfin des locaux récemment aménagés pour les traitements électriques de toute espèce, pour la mécanothérapie et la gymnastique suédoise, complètent cette installation.

Le chauffage central à la vapeur entretient partout une chaleur régulière ; car Divonne, ouvert toute l'année, a bien prouvé par ses succès la valeur, la supériorité même des cures entreprises pendant la saison froide.

Voici une liste succincte des principaux traitements hydriatriques que l'on pratique à Divonne : *douches générales ou partielles, chaudes ou froides, en jet, en pluie, en cerceau, douche de Priessnitz, douche écossaise. Piscine pour les malades qui ne supportent pas l'effet percutant de la douche ; draps mouillés, maillot humide, enveloppement de Priessnitz. Bains chauds, tièdes, froids, alternatifs, demi-bains, bains électriques, médicamenteux. Bains de vapeur généraux ou partiels, simples ou médicamenteux, sudations, douches de vapeur. Bains de siège, froids, chauds, à eau courante, percutants ; douches rectales, vaginales, lavage de l'intestin.*

Toutes ces opérations peuvent du reste être variées à l'infini suivant la susceptibilité du malade.

b) Cures d'air, aérothérapie, cures de repos. — Divonne, par sa situation à 519 mètres d'altitude en plein Jura, est une véritable *station climatérique. L'air* du Jura, beaucoup plus tonique et vif à égale altitude que celui des Alpes par exemple, remonte rapidement chez les fatigués, les anémiés, le *taux de l'hémoglobine* et le *nombre des globules* ; il favorise l'hématose et tonifie l'organisme en favorisant les échanges, augmentant l'appétit, rétablissant le sommeil. L'habitude de la cure d'air est du reste si bien prise à Divonne que la plupart des malades passent leurs journées à l'air libre dans le beau parc de l'établissement.

Cette *cure de repos* à l'air libre, qui se continue par les mauvais jours à l'abri devant des fenêtres ouvertes, est bien acceptée des malades chez qui elle agit à leur insu même, par le repos qu'ils ne prendraient pas autrement.

c) CURES D'ISOLEMENT. — Dans bien des cas nous sommes obligés de recourir chez nos malades à *l'isolement complet et rigoureux*. Aussi sommes-nous outillés pour ce mode de traitement très en faveur actuellement et qui a fait ses preuves. Chacune des chambres de l'hôtel est indépendante, à l'abri de tout bruit et peut parfaitement servir à l'isolement d'un malade. Des gardes-malades, hommes ou femmes, ou des sœurs au courant de ces genres de traitement, la présence constante du médecin dans l'établissement, qui non seulement a la responsabilité des *soins moraux et médicaux*, mais a la haute main sur la *question de l'alimentation* de ses malades, assurent à ce traitement toutes les chances de succès. De plus, récemment, un pavillon isolé dans le parc a été consacré entièrement aux personnes chez qui l'isolement est nécessaire.

d) RÉGIME ALIMENTAIRE. — Non seulement dans le traitement par l'isolement, mais dans le traitement de tout nerveux la question du *régime* est la moitié du succès. Aussi à Divonne nous avons introduit sur le principe des stations allemandes des *régimes spéciaux pour nos malades*.

e) MASSAGES, MÉCANOTHÉRAPIE, GYMNASTIQUE SUÉDOISE. — Le massage et la gymnastique font partie presque intégrante du traitement chez les nerveux, les ralentis de la nutrition, dans les paralysies, les maladies des muscles, etc. Toutes les variétés de massage se font à Divonne, soit pratiquées par les médecins eux-mêmes, soit par des masseurs expérimentés. De même, une salle spéciale est réservée à la gymnastique et à la mécanothérapie.

f) ÉLECTROTHÉRAPIE. — Un nouveau service électrique vient d'être créé à Divonne, en laissant de côté les modes de traitement encore douteux ou empiriques mais en retenant ceux dont on ne saurait nier l'efficacité. C'est ainsi que nous utilisons non seulement les courants continus et induits, mais aussi l'électricité statique sous forme d'étincelles, d'effluves, de douches, les courants de haute fréquence, le bain de lumière électrique, etc.

En résumé l'installation de Divonne ne laisse rien à désirer pour le *traitement des maladies nerveuses* et *de la nutrition* par les *agents physiques* appliqués avec une rigueur toute scientifique par le corps médical.

~~~~~~~~~~~~~~~

Divonne-les-Bains, 1.600 habitants. Village du département de l'Ain dans le « pays de Gex », à proximité du lac de Genève (7 kilomètres) et de Genève (18 kilomètres), situé sur les premiers contreforts du Jura à 519 mètres d'altitude.

A 11 heures de Paris ; on change de train à Bellegarde sur la ligne Paris à Genève et l'on arrive directement à Divonne. On peut venir également en voiture ou en omnibus depuis Genève, Nyon et Coppet (Suisse).

Le climat est intermédiaire entre le climat de plaine et celui de montagne ; l'air est vif ; l'établissement est situé un peu sur la hauteur, tourné en plein midi, regardant le lac de Genève et les Alpes, très abrité contre le vent du nord.

Au point de vue du luxe et du confort l'établissement ne laisse rien à désirer soit comme chambres, soit comme nourriture ; les médecins habitent l'établissement. On trouvera dans le village également quelques pensions à prix plus modestes.

Nous n'avons à Divonne ni casino, ni jeux dont nous redouterions l'effet sur nos malades nerveux. Mais l'existence est très gaie à Divonne ; de la musique plusieurs fois par jour, des bals, un petit théâtre où jouent soit des troupes de passage, soit des amateurs pris à Divonne même, une bibliothèque importante, des jeux de toute espèce assurent de la distraction.

Splendide parc avec tennis, croquet, etc. Promenades à pied, en voiture dans le Jura, sur les bords du lac de Genève. Pêche, chasse.

Garages pour automobiles, bicyclettes, chambre noire pour photographie.

Grande pharmacie. Bureau de poste et télégraphe. Téléphone avec la Suisse et la France.

Médecins :
MM. Ballet, Baup*, Bonnus*, Roland*.

~~~~~~~~~~~~~~~

EAUX-BONNES

(Basses-Pyrénées)

Sulfurées sodiques thermales

C'est sur la *Source-Vieille*, admirablement captée par l'ingénieur J. François, que repose la renommée des Eaux-Bonnes ; il faut néanmoins mentionner la source d'*Orteig* (23°) à double émergence et la *fontaine-froide* (13°). L'ensemble des griffons fournit un débit journalier de 75.370 litres.

Les considérations qui vont suivre s'appliquent à la *Source-Vieille*.

CARACTERES PHYSIQUES ET CHIMIQUES. — L'eau est chaude (33°), incolore, limpide, onctueuse au toucher ; sa saveur, un peu douceâtre, n'est nullement désagréable. Elle renferme un peu d'oxygène et d'argon (recherches de M. Moureu en 1902), mais surtout de l'hydrogène sulfuré qui lui donne son odeur d'œufs cuits et de l'azote qui se dégage au griffon en bulles très nombreuses et continues ; l'eau embouteillée n'en contient plus que 16 à 17 cc par litre, selon les lois de solubilité à la pression ordinaire.

L'élément de classification est le *sulfure de sodium* (o gr. 0214 par litre).

L'eau des Eaux-Bonnes se distingue de ses congénères du groupe Pyrénéen : 1° par sa faible alcalinité ; 2° par sa richesse relative en chlorure de sodium (o gr. 264) ; 3° par une quantité appréciable de sulfure de calcium et de sels de chaux qui la rapprochent des sulfurées calciques ; 4° par sa matière organique sulfurée, phosphorée et ferrugineuse, ayant de nombreuses analogies avec les substances albuminoïdes (Filhol).

Signalons aussi la présence de l'iodure de sodium (iode o gr. 007), du fluorure de calcium et de quantités pondérables de nombreux métaux (argent, cuivre, étain, or, platine, plomb, zinc, etc.), dont les uns ont un effet sur les globules sanguins et les autres sur la cellule nerveuse ; ce qui permet de comprendre certains faits cliniques dont l'analyse restait auparavant des plus obscures.

En résumé, *eau sulfurée sodique et calcique, iodurée, métallique, chaude.*

MODES D'EMPLOI. — La caractéristique est la cure de boisson à la *Source-Vieille;* mais, dans bon nombre de cas, on lui associe les divers procédés balnéaires (bains, douches, pédiluves, irrigations, pulvérisations, gargarismes, etc.).

ACTION PHYSIOLOGIQUE. — A la dose de 600 à 1.400 cc par jour, l'eau de Bonnes a une action excitante, hypersthénisante, sur les systèmes nerveux et circulatoire (accélération du pouls), sur la nutrition et les sécrétions, particulièrement sur la sécrétion urinaire qu'elle augmente.

Elle exerce, en outre, sur la muqueuse pharyngée et laryngo-bronchique, une action localisée, élective, que l'on attribue, du moins en partie, à l'élimination du soufre sous forme d'hydrogène sulfuré (Cl. Bernard). Il va de soi que l'on peut modérer, en variant les quantités et les procédés, cette hypersthénie vasculaire et nerveuse, générale ou locale. Les médecins de la station évitent notamment toute stimulation chez les tuberculeux pulmonaires en appropriant strictement les doses au tempérament et à la forme clinique, certains malades n'ingérant pas plus de 8 à 10 cuillerées par jour et ne retirant pas un moindre profit de leur cure thermale.

INDICATIONS. — Pendant deux cents ans les sources de Bonnes servirent presque exclusivement à cicatriser les plaies de toute sorte, en particulier, les blessures par armes à feu (eaux des arquebusades) ; c'est au commencement du XVIIIe siècle que Antoine Bordeu les ordonna en boisson pour diverses maladies internes surtout pour les *rhumes*, la *disposition à la pulmonie* et les vieux *ulcères au poumon*. Théophile Bordeu, poursuivant l'œuvre de son père, fit une élimination méthodique et spécialisa pour ainsi dire plusieurs Sources Pyrénéennes qui lui doivent le meilleur de leur célébrité.

La tradition fut continuée, au XIXe siècle, pour les Eaux-Bonnes par une série d'habiles médecins, Andrieu, Darralde, Guéneau de Mussy, Pidoux et nombre d'autres, en sorte que ces eaux furent de plus en plus réservées au traitement et à la prophylaxie des affections chroniques de la poitrine.

Elles sont indiquées contre :

1° *Les inflammations catarrhales* de la muqueuse des voies respiratoires (rhinites, pharyngites, laryngites, catarrhe et susceptibilité catarrhale des bronches, avec ou sans dilatation).

2° *L'emphysème pulmonaire*, surtout accompagné d'impressionnabilité de la muqueuse bronchique, et *l'asthme catarrhal*.

3° La *pleurésie* sèche ou avec épanchement peu abondant.

4° La *tuberculose pulmonaire* dans ses formes chroniques communes, à peu près apyrétiques, car c'est la fièvre qui constitue la grande contre-indication ; mais il y a lieu de distinguer la fièvre de *tuberculisation* de la fièvre *rémittente*, *hectique* ou de *résorption*. Celle-ci n'est pas un obstacle absolu, il s'en faut de beaucoup ; quand elle est sous la dépendance d'une lésion locale importante et que sa durée est limitée, on peut encore essayer le traitement hydro-minéral avec espoir de succès.

L'indication des Eaux-Bonnes sera plus nette si le malade présente certaines conditions justement regardées comme favorables : tolérance pour les remèdes officinaux déjà antérieurement administrés ; un certain degré d'embonpoint ; un poumon resté indemne ; des déterminations arthritiques, telles que hémorrhoïdes, gravelle, eczéma.

En résumé, l'indication du traitement thermal ne doit pas être tirée — nous insistons sur ce point — du degré anatomo-pathologique de la maladie, mais du mode réactionnel du malade ; plus cette réaction sera faible et plus les eaux offriront de chances de réussite.

5° La *chlorose* et les *anémies* symptomatiques. Elles sont modifiées, non seulement par l'air des hauteurs (750 à 1.200 m.), et par les divers modes balnéaires (douches, bains, etc.), mais encore et surtout par la boisson de la *Source-Vieille* dont la métallisation — tout à fait spéciale — favorise l'augmentation de l'hémoglobine.

C'est sans doute pour cette raison que l'on obtient aux Eaux-Bonnes des résultats positifs chez certains neurasthéniques caractérisés par un grand appauvrissement du sang ou de l'influx nerveux.

6° Les enfants anémiques et lymphatiques ou convalescents de rougeole, coqueluche, diphtérie et grippe, retirent un profit exceptionnel de la cure hydro-minérale et de l'atmosphère tonique des montagnes.

CONTRE-INDICATIONS. — Les Eaux-Bonnes doivent

être déconseillées, cela va de soi, dans les maladies aiguës et dans les périodes aiguës des affections chroniques. En principe, la fièvre contre-indique l'eau sulfurée, en quelque point de l'arbre aérien que siège le processus morbide (gorge, bronches, alvéoles, séreuse), mais on doit, comme nous l'avons dit, faire une distinction pour les tuberculeux pulmonaires. S'ils ont une température élevée, à rémission faible, provenant de poussée récente ou de pneumonie, pas d'eau minérale ; — si la rémission est franche et que le thermomètre monte seulement pendant quelques heures (par suite de résorption toxinique) la contre-indication n'est plus aussi formelle.

On devra s'abstenir dans les formes congestives de la phtisie, si les hémoptysies sont faciles et tenaces ; mais un crachement ou même un vomissement de sang, qui est assez souvent un signe de début, n'est pas un empêchement définitif à la cure thermale ; il suffit de laisser passer un certain temps entre la disparition de ces accidents et le commencement de la cure.

Chez les mêmes phtisiques, s'il y a grande inappétence avec nausées, s'il y a diarrhée opiniâtre (signe d'entérite bacillaire), s'il survient une dyspnée intense et persistante, ne conseillez pas les Eaux.

Ne les conseillez pas davantage chez les sujets affectés de troubles cérébraux et d'affections organiques de l'appareil digestif. Elles ne seront tolérées, dans les lésions cardiaques, que si celles-ci sont bien compensées ; mais, dans ce dernier cas, on peut remplir l'indication, lorsqu'elle existe par ailleurs, sans aggraver l'état du cœur.

Il est à remarquer que les eaux sulfurées, celles des Eaux-Bonnes comme les autres, ne sont pas contre-indiquées dans le *nervosisme*, car on ne doit pas confondre l'excitabilité des nerfs proprement dite avec la susceptibilité inflammatoire des tissus. C'est cette dernière, et non la première, qui est opposée à la cure thermale.

Terminons en disant que, dans la bacillose laryngée reconnue, si les eaux sulfurées peuvent encore être bues à titre de reconstituantes, elles ne conviennent pas en applications locales. Celles-ci sont très utiles, au contraire, dans toutes les laryngites non bacillaires que l'on observe chez les tuberculeux.

OUTILLAGE. — Il comprend, soit aux *Grands Thermes*, soit aux *Néo-Thermes*, des installations tout à fait modernes pour bains, douches de tout ordre, gargarismes, pulvérisations, irrigations et pédiluves (dont on fait grand usage) .

Signalons les appareils pour l'embouteillage de l'eau dont l'exportation est considérable.

RESSOURCES HYGIÉNIQUES. — Système complet d'égouts; canalisation d'eau de source sous pression forcée ; appareil de Geneste et Herscher pour la désinfection ; réseau étendu de promenades dont celle dite *horizontale*, avec vue splendide sur la vallée, est hectométrée pour le réglage de la marche.

Eaux-Bonnes, commune du département des Basses-Pyrénées, 812 habitants.

A 857 kilomètres de Paris, sur la ligne du Midi, par Bordeaux et Dax : gare de Laruns-Eaux-Bonnes, située à 39 kilomètres de Pau et à 5 kilomètres des Eaux-Bonnes (30 à 40 minutes en voiture).

Prix de Paris: 96 fr.; 64 fr. 85; 42 fr. 30.

Durée minima du trajet : trains rapides: 15 heures (14 heures par le sud-express). Durée moyenne (trains directs) 16 heures.

Billets de famille et d'aller-retour à prix réduits.

Deux courriers par jour pour Paris; télégraphe.

Altitude : 750 mètres (nombreux sentiers d'ascension).

Orientation principale : ouest, sud-ouest.

Climat frais de montagne, très agréable en été; moyenne des températures diurnes: 18°,5 en juin, 19° en juillet et août, 16° en septembre.

Constitution géologique du sol : les sources jaillissent du granit, au point d'affleurement des ophites et, par conséquent, des couches de sel gemme et de gypse.

Aspect général du pays : vallon du Valentin (affluent du gave d'Ossau) ; la ville est abritée par une ceinture de montagnes hautes de 1.200 à 2.600 mètres; forêts de hêtres et de sapins.

Prix des hôtels : 6 à 15 francs, tout compris; moindre dans les maisons meublées.

Distractions de la station : très bon orchestre; casino-théâtre. Excursions très belles et très variées (section du Club Alpin) ; routes carrossables pour Argelès d'un côté et pour l'Espagne de l'autre ; chasse à l'isard; pêche à la truite; faune et flore des plus remarquables; minéraux de toute espèce.

Saison du 1er juin au 1er octobre.

Médecins :

MM. Cazaux (Marcellin)*; Delocque-Fourcaud; Leriche*; Leudet*; Meunier (V.); Mével; Portes*.

EAUX-CHAUDES

(Basses-Pyrénées)

Sulfurées sodiques thermales

Les 7 sources exploitées sont : *Le Clot* (36°), *l'Esquirette* (35°), *le Rey* (33°,5), *l'Esquirette tempérée* (32°), *Baudot* (25°), *Larressec* (24°), et *Minvielle* (10°,6). Leur débit est de 180.000 litres environ par 24 heures.

CARACTÈRES PHYSIQUES ET CHIMIQUES. — Ces eaux sont limpides, incolores ; leur odeur est légèrement sulfurée, leur saveur hépatique avec un arrière-goût alcalin ; elles sont douces au toucher. Le *sulfure de sodium*, qui les caractérise, y existe à la dose de 8 à 9 milligr. par litre ; il convient de signaler en outre les sels calciques (6 à 7 centigr.), l'acide silicique (3 centigr.), les silicates alcalins (3 centigr.), et une matière azotée vivante, la glairine ou barégine. Les Eaux-Chaudes sont donc des *sulfurées sodiques calcaires* et *silicatées*, à faible minéralisation et à température peu élevée.

MODES D'EMPLOI. — L'usage est à la fois interne et externe : boisson, gargarismes, pulvérisations ; — bains, douches, irrigations. Depuis quelques années les irrigations vaginales ont pris une grande importance, grâce à un mode d'administration, spécial à la station, qui permet d'utiliser l'eau minérale arrivant directement de la source et assure ainsi l'asepsie du liquide employé. Les sources Minvielle, Baudot, le Clot s'exportent.

ACTION PHYSIOLOGIQUE. — L'action générale de la cure d'Eaux-Chaudes sur la *nutrition* se traduit par l'activité imprimée aux échanges : accroissement du coëfficient d'oxydation, de l'élimination de l'acide urique, des urates, chlorures et sulfates ; les phosphates au contraire restent stationnaires et même diminuent de quantité. Cette élimination des urates est surtout remarquable après l'absorption de l'eau de Minvielle, qui produit un vrai lavage de l'organisme.

La *circulation* est activée ; la tension artérielle s'élève, les congestions passives disparaissent. Ces résultats s'observent principalement dans la sphère génitale et du côté de l'appareil respiratoire. Mais c'est l'action exercée sur l'*innervation* qui caractérise la cure d'Eaux-Chaudes par la possibilité d''en obtenir, outre les effets généraux de la médication sulfurée, des effets sédatifs (atténuation ou suppression des phénomènes douloureux) d'une grande valeur thérapeutique.

INDICATIONS. — 1º AFFECTIONS GYNÉCOLOGIQUES. — Troubles de la menstruation chez les anémiques, les chloro-anémiques et les névropathes ; — accidents de la ménopause ; — vaginites des arthritiques ; — métrites, avec la restriction suivante : lorsque l'infection est profonde, les lésions locales devront avoir été modifiées par une désinfection préalable, médicale ou chirurgicale, conformément aux règles de la gynécologie générale ; la cure thermale ne se substitue pas à celle-ci, mais elle lui vient en aide pour parachever la guérison ; — inflammations circum-utérines avec la même réserve que pour les métrites ; — congestions pelviennes ; dysménorrhée membraneuse ; — subinvolution post-puerpérale ; — fibromyômes douloureux mais non hémorragiques ; — avortements à répétition ; — certains cas de stérilité ; — suites des grandes opérations abdominales.

2º AFFECTIONS RHUMATISMALES ET GOUTTEUSES. — Ressortissent spécialement à la cure d'Eaux-Chaudes les formes articulaires récentes, chez les sujets excitables (rhumatisme éréthique), les formes musculaires, les névralgies sciatiques, la migraine, la chorée et les diverses manifestations de l'uricémie.

3º AFFECTIONS DE L'APPAREIL RESPIRATOIRE. — Ce sont principalement les congestions et les inflammations chroniques du larynx et du naso-pharynx chez les arthritiques et les strumeux ; — les catarrhes bronchiques non bacillaires ; — les résidus d'infection grippale.

4º ETATS DE DÉBILITATION GÉNÉRALE. — C'est pour ces états que la cure thermale trouve, dans son association à la *cure d'air*, un adjuvant de la plus haute valeur. L'excellence du *climat* d'été à Eaux-Chaudes (température diurne moyenne : 18º,7), la pureté de l'air, l'absence de variations brusques, la modération du refroidissement nocturne font de cette station une résidence estivale de choix ; et à cet égard, on peut la considérer comme un sanatorium libre parfaitement approprié à *ces cures de régénération.*

CONTRE-INDICATIONS. — Elles comprennent tout d'abord les états aigus et les cachexies pour lesquels aucun médecin ne se risquerait à prescrire un traitement thermal ; de plus la cure d'Eaux-Chaudes doit être déconseillée aux brightiques, aux pleurétiques avec épanchement, aux artérioscléreux à localisations cérébrales. Quant aux cardiaques à lésions valvulaires, il convient de distinguer ceux dont le myocarde affaibli ne peut plus assurer qu'une compensation imparfaite, et qui doivent s'abstenir ; au contraire, si les lésions sont récentes et le myocarde bon, la cure est indiquée et donne des résultats excellents.

Sont encore des contre-indications : les métrites actuellement hémorragiques et non modifiées par un traitement approprié ; — les fibromyômes hémorragiques ; — les cancers génitaux au début ; — la grossesse.

Eaux-Chaudes (200 habitants) section de la commune de Laruns (Basses-Pyrénées).

A 861 kilomètres de Paris ; lignes d'Orléans et du Midi. Gare de Laruns, à 6 kilomètres d'Eaux-Chaudes (1/2 heure en voiture particulière, 3/4 d'heure en omnibus).

Prix de Paris : 95 fr. ; 64 fr. ; 42 fr. — Billets à prix réduits pour les Pyrénées.

Durée minima du trajet : 16 heures ; durée moyenne : 20 à 22 heures.

Deux courriers par jour pour Paris ; — télégraphe.

Altitude : 675 mètres.

Orientation principale : nord-sud.

Climat tonique, sans variations brusques.

Température diurne moyenne : 18°,7 (du 20 juin au 20 septembre).

Constitution géologique du sol : terrain calcaire à son point d'union avec le granit.

Aspect général du pays : vallée étroite, boisée (chênes, hêtres, sapins), arrosée par le gave d'Ossau ; hautes montagnes dans le voisinage immédiat, prairies ; pas d'usines.

Prix des hôtels : 1re classe, 10 à 12 francs ; 2e classe, 6 à 8 fr.

Distractions de la station : casino dans l'établissement thermal, promenades faciles, excursions, pêche, chasse, ascensions.

Etablissement ouvert toute l'année ; grande saison de la mi-juin à fin septembre.

Médecin :

M. Verdenal.

ENGHIEN

(Seine-et-Oise)

Sulfurées calciques et sulfhydriquées

Les eaux minérales d'Enghien ont été découvertes en 1776. Elles émergent par treize sources qui toutes ont été captées, mais dont neuf seulement sont employées au traitement des malades.

Le débit total des sources utilisées atteint 211.680 litres par 24 heures.

CARACTERES PHYSIQUES ET CHIMIQUES. — L'eau d'Enghien est froide (10 à 14° C.) ; sa densité varie de 1,0006 à 1,0016. Prise au point d'émergence, elle est parfaitement limpide et incolore ; son odeur rappelle franchement celle de l'hydrogène sulfuré ; sa saveur est fraîche, légèrement fade et alcaline, et surtout fortement hépatique.

Au point de vue de sa composition chimique, l'eau d'Enghien est caractérisée par ce fait que le soufre s'y trouve à la fois à l'état de *sulfure* et d'*hydrogène sulfuré libre :* c'est une eau sulfurée-sulfhydriquée. Elle contient également une notable proportion d'acide carbonique dissous.

Voici la composition moyenne en poids, pour un litre de liquide :

Azote, o gr. 010 ; acide sulfhydrique libre, 0.018 ; acide carbonique libre, 0.248 ; sulfure de calcium, 0.016 ; sulfure de magnésium 0.101 ; chlorure de sodium, 0.050 ; chlorure de magnésium, 0.010 ; sulfate de magnésie, 0.105; sulfate de chaux, 0.0243 ; sous-carbonate de chaux, 0.2773 ; sous-carbonate de magnésie, 0.0081 ; silicium, 0.040 ; matière organique spéciale, traces.

La richesse sulfhydrométrique, prise avec l'appareil Dupasquier, varie de 30° (source *Deyeux*) à 56° (source *du Lac*).

MODES D'EMPLOI. — Les eaux d'Enghien s'emploient à l'intérieur en *inhalation* et en *boisson*, et à l'extérieur sous forme de *bains* et de *douches*.

INHALATION. — Elle se pratique de différentes manières :

a) Inhalation avec **pulvérisation.** — Les malades, placés dans une atmosphère imprégnée de vapeur d'eau sulfureuse, sont soumis à des pulvérisations locales faites au moyen d'appareils à *tambour* ou à *tamis.*

b) Pulvérisation sèche. — Elle se fait dans l'air ordinaire : les malades ne reçoivent qu'une pulvérisation locale au moyen des appareils à tambour et à tamis.

c) Humage. — Les malades respirent un air chargé de vapeurs d'*hydrogène sulfuré* dégagées par de l'eau sulfureuse que l'on fait couler lentement en nappe sur de larges plateaux de verre.

BOISSON. — On consomme l'eau des sources *du Roi, Deyeux* et *des Roses* dans une buvette installée au voisinage des sources.

L'eau se prend froide, ou tiédie dans un appareil spécialement construit pour éviter la perte de gaz qui se produirait par le chauffage à l'air libre.

A la buvette sont annexées deux salles pour les gargarismes.

BAINS. — *a) Bain d'eau sulfureuse pure.* — C'est le bain le plus actif ; l'eau sulfureuse est chauffée par de la vapeur circulant dans un serpentin.

b) Bain mitigé. — L'eau sulfureuse est élevée à la température convenable par un mélange en diverses proportions avec de l'eau chaude ordinaire.

c) Bains locaux (de bras, de jambe, etc.).

d) Bain de vapeur sulfureuse en caisse.

e) Bain en piscine à eau sulfureuse courante (traitement de Louëche).

DOUCHES. — *a) Douche générale* (à l'eau sulfureuse pure ou mitigée d'eau ordinaire).

b) Douches locales (pharyngienne, nasale, etc.).

c) Douche sulfureuse avec massage, suivant le procédé d'Aix-les-Bains.

Il existe à l'établissement thermal des salles spécialement aménagées pour le traitement des maladies syphilitiques.

L'établissement possède également une annexe consacrée à l'hydrothérapie non-sulfureuse et comprenant deux grandes piscines, des salles de douches, de massage, de fumigations, des bains de vapeur, d'air chaud, etc.).

ACTION PHYSIOLOGIQUE. — Les eaux d'Enghien agissent sur les divers appareils en provoquant une suractivité générale des fonctions; *ce sont des eaux essentiellement excitantes*.

a) VOIES RESPIRATOIRES. — Au début du traitement, la gorge devient sèche, parfois douloureuse; puis il se produit une expectoration de plus en plus claire et abondante. Chez les tuberculeux, en particulier, les crachats deviennent moins purulents et même tout à fait muqueux. Chez certains phtisiques, des doses exagérées peuvent provoquer des hémoptysies.

b) SYSTÈME CIRCULATOIRE. — La circulation devient plus active; il y a augmentation des pulsations artérielles, avec chaleur de la peau.

c) VOIES DIGESTIVES. — L'eau, à doses modérées, a une action favorable; elle excite l'appétit et favorise la digestion. Vers la fin de la cure, il se produit quelquefois de la diarrhée séreuse.

d) PEAU. — Le traitement sulfureux détermine une transpiration qui peut exister seule ou s'accompagner d'une éruption de forme érythémateuse, miliaire ou pustuleuse, constituant la *poussée thermale*, assez rare et toujours fugace.
Chez les herpétiques, le traitement provoque souvent la réapparition d'anciennes affections de la peau ou le retour à l'état aigu ou subaigu de dermatoses à allure torpide.

e) ORGANES GÉNITO-URINAIRES. — La diurèse est augmentée; souvent il y a excitation vénérienne. Chez la femme, le traitement augmente l'hémorrhagie menstruelle; il peut provoquer son apparition ou sa réapparition.

INDICATIONS. — Les affections justiciables des eaux d'Enghien peuvent être groupées sous quatre chefs principaux :

1º **Maladies des voies respiratoires.** — La cure d'Enghien est indiquée dans les cas de :

a) Amygdalites et pharyngites chroniques — Amygdalite lacunaire — Pharyngite granuleuse — Pharyngite sèche — Catarrhe naso-pharyngien.

b) Laryngites chroniques simples. — Laryngite tuberculeuse.

c) Bronchite chronique non tuberculeuse — Catarrhes bronchiques — Bronchectasie.

d) Emphysème pulmonaire — Asthme.

e) Tuberculose pulmonaire (à la première période ; dans les formes lentes, à symptômes fébriles et congestifs peu accusés).

Parmi ces affections, il convient d'insister sur les *maladies catarrhales des voies respiratoires supérieures* comme recevant le meilleur effet de la cure d'Enghien. Or, ces affections reconnaissent le plus souvent pour cause déterminante le surmenage de l'organe vocal et inversement elles déterminent des altérations plus ou moins profondes de la voix ; il en résulte que *les professionnels de la parole ou du chant* (orateurs, avocats, chanteurs, prédicateurs, professeurs, etc.) comptent pour une large part parmi les justiciables des eaux d'Enghien.

Dans la *rhinite hypertrophique*, les *végétations adénoïdes*, les *polypes nasaux ou laryngiens*, l'*hypertrophie des amygdales*, la cure sulfureuse est indiquée, soit comme traitement post-opératoire, soit, en l'absence d'intervention chirurgicale, comme traitement palliatif.

2º **Maladies de la peau.** — Les eaux d'Enghien réussissent surtout dans les cas d'anciennes dermatoses où il est nécessaire de réveiller les fonctions de la peau par une stimulation énergique.

Eczéma chronique (formes sèches) — *Acné* — *Prurigo* — *Lichen* — *Pityriasis* — *Psoriasis.*

3º **Maladies des voies génito-urinaires.** — L'eau d'Enghien exerce une action modificatrice favorable sur les sécrétions de la muqueuse des voies génito-urinaires ; son emploi est indiqué dans les cas de : *cystite catarrhale* — *Blennorrhée* — *Leucorrhée* — *Métrite chronique du col.*

4º **Maladies dystrophiques et dyscrasiques.** — Les propriétés toniques de l'eau d'Enghien sont utilisées dans le *Rhumatisme articulaire chronique* — les *engorgements ou raideurs articulaires succédant au rhumatisme aigu* — l'*anémie* — la *chlorose*, ainsi que dans la convalescence des maladies ou à la suite des grandes opérations.

Dans la *syphilis*, la cure d'Enghien est indiquée, comme traitement tonique et aussi comme adjuvant de la cure mercurielle. On arrive en effet, grâce au traitement sulfureux, à faire absorber aux malades des doses relativement considérables de mercure sans provoquer de phénomènes d'intoxication.

CONTRE-INDICATIONS. — La cure d'Enghien est contre-indiquée dans les cas de :

1° Affections aiguës ; 2° Etat fébrile ; 3° Maladies du cœur et de l'aorte ; artério-sclérose ; 4° Goutte franche ; 5° Cachexie profonde et surtout cachexie cancéreuse.

On a vu plus haut les restrictions à apporter au traitement en ce qui concerne la tuberculose. Les lésions avancées du poumon (ramollissement, cavernes), la fièvre hectique, les hémoptysies fréquentes sont des contre-indications formelles.

Enghien-les-Bains, 4.000 habitants, à douze kilomètres nord de Paris.

Enghien est desservi par les lignes du Nord et de l'Ouest (gare Saint-Lazare) et par un tramway électrique (Trinité-Lac d'Enghien).

Durée du trajet de Paris-Nord à Enghien : douze minutes ; *130 trains* par jour.

La ville est bâtie sur le versant méridional de la colline de Montmorency, au bord d'un lac de 50 hectares. Orientation principale : Sud-ouest ; climat doux et tempéré.

Distractions de la station : casino, cercle, théâtre (opéra, opéra-comique, comédie), concerts, bals, fêtes nautiques. Parc de l'Etablissement. Jardin des Roses.

Canotage sur le lac. Pêche. Excursions dans la forêt de Montmorency (à 3 kilomètres).

Médecins :

MM. Beyrand, Buret, Guy, Hélary, Perrier, Thibout*, Weill-Spire.

EUGÉNIE-LES-BAINS

Saint-Loubouer (Landes)

Sulfurées et sulfatées calciques tempérées froides

Six sources principales : *St-Loubouer, Amélie, du Bois, Nicolas, Mounon, Les Boues,* émergeant d'un terrain calcaire argilo-marneux (ancienne tourbe). Sulfurées sodiques secondaires, dérivant des transformations du sulfate de chaux (0,011 à 0,029) par réduction et oxydation, en sulfure de calcium (0,004 à 0,002), hydrogène sulfuré (0,002) et hyposulfite de chaux (0,002 à 0,003). Traces sensibles de sulfure de fer (Le Bois). Saint-Loubouer et Amélie deviennent louches à certains moments, c'est-à-dire commencent à blanchir par le fait d'un léger dépôt de soufre. L'azote atteint 17 c. c. par litre. Onctueuses par leur matière organique, limpides, d'une saveur hépatique, d'une odeur légèrement sulfureuse à la source, ces eaux s'emploient en boissons, douches et bains, artificiellement chauffées alors.

Tour à tour, et suivant la dose, eupeptiques, diurétiques, laxatives, hyposthéniques (contro-stimulantes). Calmantes de la périphérie par la balnéation. Elles conviennent d'abord et surtout à certaines dyspepsies, avec hyperesthésie nerveuse et musculaire (vomissements), puis à quelques *rhumatismes myalgiques et viscéraux* (cystalgies) ; aux érythèmes de la *pellagre ;* à certains *catarrhes bronchiques* modérés qui, grâce à elles, peuvent se maintenir sur une *modalité semi-aiguë* propice à la guérison ; aux *catarrhes vésicaux hyperesthésiques ;* tout ce qui est *catarrhe leucorrhéique* et *disposition catarrhale* y reçoit les modifications voulues.

Action désobstruante et tonique chez de nombreux *palustres*. Nombreuse clientèle des environs, de femmes parvenues à l'âge critique, de jeunes femmes *dysménorrhéiques*, de jeunes filles à tendance *chlorotique*. Action préventive contre la goutte, après début de celle-ci. *Albuminurie cyclique chez les pléthoriques.*

CONTRE-INDICATIONS. — Les maladies avancées du cœur (asystolie) et des poumons.

Coquette petite station du département des Landes, dans la jolie vallée de Bahus (affluent gauche de l'Adour), où commence la région des pins, à 10 kilomètres de Grenade-sur-l'Adour, à 14 kilomètres d'Aire. 80 mètres d'altitude.

Chemin de fer de Bordeaux à Tarbes par Grenade.

Grand hôtel au milieu d'un beau parc à proximité du Grand Etablissement. 6 à 8 francs par jour.

Service d'omnibus entre Grenade et la station.

Hôtels, maisons et appartements meublés.

Excursions dans le pittoresque pays de la Chalosse : ancienne abbaye de Saint-Jean-de-la-Castelle, sur la rive gauche de l'Adour ; cloître de Geaune ; château du Lau ; château de Saint-Loubouer (remarquables tapisseries).

Eaux d'exportation. Tarif spécial des chemins de fer pour les eaux minérales.

Saison : de mai à novembre.

Médecin :

M. Beaumont.

EUZET-LES-BAINS

(Gard)

Sulfurées calciques froides

Les sources d'Euzet jaillissent dans un terrain lacustre bitumeux, au sud des monts Bonquet, dernier contrefort des Cévennes.

Deux sources principales : *La Valette, Béchamp*. 3 gr. 130 de minéralisation, dont 1 gr. 660 de sulfate de chaux et 0,0047 d'acide sulfhydrique libre.

Elles contiennent une notable proportion de matière bitumineuse.

La température varie de 13 à 18°.

Le débit est de 40.000 litres.

ACTION THERAPEUTIQUE. — Elles sont toujours favorables dans la gravelle et la lithiase biliaire, dans les dyspepsies.

Elles sont particulièrement utiles aux *ralentis*, aux *scléreux*, aux *neurasthéniques* dont elles activent les échanges cellulaires, dans les *congestions pulmonaires*, dans les accidents *post-grippaux* ou résultant *d'autres toxines*.

Service régulier de voiture à la gare d'Euzet-les-Bains.

Ligne de Tarascon au Martinet, à 10 minutes de l'Etablissement.

Etablissement, hôtel et villa situés dans un parc très ombreux de 20 hectares.

Climat égal et tempéré.

Balnéothérapie, Bains, Hydrothérapie, Salles d'Inhalation, de Pulvérisation, etc.

Prix de l'hôtel : 5 à 12 francs par jour.

Saison : du 1er juin au 1er octobre.

Médecin:
M. Perrier.

EVAUX-LES-BAINS

(Creuse)

Sulfatées sodiques, thermales et hyperthermales

Vingt-cinq à trente sources chaudes jaillissent à 500 mètres au nord d'Evaux, dans une étroite vallée bien abritée contre les vents et fréquentée depuis des siècles par les malades des contrées voisines, du Limousin surtout.

Toutes ces eaux n'ont pas la même thermalité : mais leur composition chimique est à peu près identique.

Une seule, découverte récemment, est froide, et semble un peu plus minéralisée que les autres, et, sauf cette dernière, ce qui peut être dit de l'une quelconque des sources peut, à bien peu de chose près, s'appliquer à l'ensemble. Le débit général est de plus de six cents mètres cubes par jour.

COMPOSITION CHIMIQUE ET CARACTERES PHYSIQUES. — Toutes les analyses donnent des résultats identiques :

Prédominance des sulfates de soude et de potasse ; chlorure de sodium en assez grande quantité : o gr. 02138 par litre, et des bicarbonates. Donc, eaux thermales sulfatées sodiques ; on pourrait ajouter le qualificatif de chlorurées sodiques.

THERMALITE. — La température des différentes sources varie entre 48° et 60° centigrades. Nulle source froide, autre que celle découverte récemment et qui n'a que 11°, ne se trouve dans le voisinage.

Les Eaux d'Evaux sont d'une limpidité et d'une transparence remarquables. On distingue très nettement le fond des bassins de près de deux mètres de profondeur.

Elles sont légèrement onctueuses au toucher : elles renferment des bicarbonates de soude, de chaux, de magnésie et de lithine. Conservées très longtemps dans des bouteilles bien bouchées, elles ne laissent aucun dépôt et ne dégagent aucune odeur.

A la dégustation, on leur trouve un léger goût alcalin.

En séjournant dans les bassins, les eaux donnent naissance à des conferves d'un très beau vert, à forme d'algues gorgées de liquide et de gaz, et contenant un peu de brome et d'iode. L'air et la lumière semblent indispensables à leur formation, car on n'en trouve pas dans les tuyaux de conduite souterrains.

MODES D'EMPLOI. — Pendant fort longtemps, les Eaux d'Evaux ne furent utilisées qu'en bains, douches et bains de vapeur. Cependant les gens du pays s'en servaient pour dissoudre les sels purgatifs, prétendant qu'elles renforçaient leur action purgative. D'autres les utilisaient aussi en boissons et en gargarismes. Actuellement, une assez grande consommation de ces eaux, surtout de celle du puits de César, est faite comme diurétiques et décongestives du foie.

Une installation toute récente permet d'employer les eaux des différentes sources sous les formes les plus usitées : bains, demi-bains, et douches de toutes façons. Une salle spéciale de bain de vapeur, chauffée uniquement par un jet d'eau thermale qui porte la température à 45°, rend les plus grands services aux malades qui supportent sans gêne cette chaleur humide pendant 15 à 20 minutes.

ACTION PHYSIOLOGIQUE. — Dans la cure d'Evaux, la réunion des deux éléments, chaleur et minéralisation, est nécessaire pour arriver aux résultats obtenus. Quoi qu'il en soit, ces résultats sont indéniables et consacrés par le temps.

Un des effets immédiats les plus marquants consiste en une certaine excitabilité du système nerveux qui peut aller jusqu'à l'insomnie. Cela dure deux ou trois jours et se produit d'autant plus vite qu'on use des eaux plus ou moins chaudes.

Une chose vraiment remarquable, et qui semble en contradiction avec l'enseignement classique, c'est la facilité, je dirais presque le bien-être avec lequel les cardiaques (et ils abondent chez les rhumatisants) supportent un traitement parfois très énergique. Une autre remarque digne d'intérêt, c'est la disparition rapide de la douleur.

INDICATIONS. — Les rhumatisants de tous les pays environnants ont de temps immémorial fréquenté les Eaux d'Evaux. Le Limousin, pays fertile en rhumatismes noueux, a

fait longtemps et fait encore le fond de la clientèle. Quelle
que soit la forme que prenne le rhumatisme, il est justiciable
des Eaux d'Evaux. Les sciatiques les plus invétérées, avec
atrophie musculaire, guérissent le plus souvent et en deux ou
trois saisons au plus.

Les eczémas, prurigos, et autres manifestations cutanées
disparaissent rapidement. En quelques jours, plus de démangeaisons, plus de douleurs. Les neurasthéniques, les épuisés
par surmenage se trouvent bien de l'action stimulante des
eaux. L'aménorrhée, la dysménorrhée, les métrites sont soignées avec succès.

N'oublions pas l'asthme, qui est si souvent rhumatisant.

CONTRE-INDICATIONS. — Quelques précautions sont
à prendre pour éviter les congestions chez les gens sanguins.

Evaux, ancienne petite ville, de 3.000 habitants, est située à
474 mètres d'altitude, sur les confins du Puy-de-Dôme et de l'Allier, entre les deux rivières la Tardes et le Cher.

Les bains sont à 500 mètres au nord de la petite ville, dans
une très étroite vallée et à 420 mètres d'altitude environ. Le pays
est très pittoresque : vallées profondes, les unes boisées, les
autres nues et surmontées de rochers parfois à pic.

Température du centre de la France, très douce. Le pays est
sain. Les routes sont très belles. Un beau parc entoure l'établissement.

Station jusqu'à ce jour paisible. Pas de casino.

Distance de Paris : 355 kilomètres. 6 h. 1/2 de route. 4 trains
par jour pendant l'été.

De Bordeaux et de Lyon, il y a environ 8 heures de chemin de
fer.

En dix minutes, on est de la gare à l'Etablissement.

Postes et télégraphe.

La saison dure du 15 mai au 1er octobre.

Les hôtels sont à prix modérés. Il y en a pour toutes les
bourses.

Médecins :
MM. Bona, Cazy*, Darfeuille, de Quintal.

EVIAN

(Haute-Savoie)

Bicarbonatées mixtes froides

Evian possède plusieurs sources minérales, qui se ressemblent beaucoup par leurs propriétés physiques et chimiques. Parmi ces sources, la *source Cachat*, connue depuis plus d'un siècle, est la plus importante. Elle doit à l'ancienneté de sa découverte, à l'abondance de son débit et à la perfection de son captage, d'être à peu près seule employée thérapeutiquement à Evian.

CARACTERES PHYSIQUES ET CHIMIQUES. — L'eau d'Evian est froide ($11°,6$) ; sa température et son débit sont constants, quelle que soit la saison. Parfaitement claire et limpide, elle prend une coloration bleue, quand elle est vue sous une certaine masse. Elle n'a pas d'odeur et sa saveur donne une sensation très agréable de fraîcheur et de légèreté. Sans être gazeuse, elle est très aérée comme le prouve l'apparition des bulles d'air, qu'on voit perler sur les parois du verre qui la contient.

Par sa composition chimique l'eau d'Evian peut être rangée dans le groupe des eaux très légèrement alcalines. Sa minéralisation est très faible, à peine o gr. 50 centigr. par litre, dont plus de la moitié est représentée par les carbonates de chaux, de magnésie et de soude.

MODES D'EMPLOI. — L'eau d'Evian est employée surtout en boisson. C'est l'ingestion de l'eau Cachat, prise le matin à jeun et à doses variables, mais ordinairement élevées, qui forme la base de la cure hydro-minérale à Evian.

Mais l'installation très complète d'un établissement de création récente permet d'ajouter à ce traitement toutes les ressources qu'offre l'usage externe de l'eau sous forme de balnéation et d'hydrothérapie.

ACTION PHYSIOLOGIQUE. — L'action physiologique, que l'eau d'Evian doit à la faiblesse de sa minéralisation et à l'heureux ensemble de ses propriétés physico-chimiques, permet de la caractériser d'un mot : elle réalise le type *d'une eau diurétique*. Elle peut, en effet, être ingérée à des doses assez considérables pour provoquer une diurèse abondante et rapide sans fatiguer les voies d'absorption, de circulation et d'élimination.

La cure d'Evian est donc essentiellement une *cure de diurèse*. Les malades, sauf des contre-indications, dont nous parlerons plus loin, et après un entraînement progressif, supportent facilement de boire le matin, à jeûn, des quantités d'eau pouvant atteindre jusqu'à 3 litres, et, il est facile de s'assurer qu'ordinairement, 2 heures environ après la dernière prise d'eau, la quantité ingérée est intégralement éliminée sous forme d'une urine de densité très faible. C'est grâce à la facilité de son absorption par les voies digestives et à la rapidité de son élimination par les voies urinaires, qu'il est possible d'établir dans l'organisme un courant de lavage aussi intense. Il paraît inutile d'ajouter que la cure intensive avec des doses élevées demande à être surveillée de très près au point de vue de la tolérance des voies digestives, au point de vue des modifications de la tension artérielle et au point de vue de l'élimination urinaire.

Donc, le passage rapide à travers l'économie d'un abondant courant d'eau faiblement minéralisée : tel est le fait le plus frappant de l'action de l'eau d'Evian. On en conçoit toute l'utilité, si l'on tient compte d'une part de la place que les intoxications occupent de plus en plus en pathologie générale et d'autre part du rôle que joue la dépuration urinaire dans la conservation de la santé et l'évolution des maladies. C'est pour caractériser cette action vivifiante sur les divers appareils de l'organisme (foie, sang, voies urinaires), qu'on a pu dire : « L'eau d'Evian agit par ce qu'elle emporte, et non par ce qu'elle apporte. »

Mais cet aphorisme est-il complètement vrai? Et s'il est incontestable que l'eau d'Evian agit « *par ce qu'elle emporte* », n'agit-elle pas aussi « *par ce qu'elle apporte* »? En d'autres termes, n'a-t-elle pas aussi un rôle plus complexe et plus délicat en intervenant dans les phénomènes intimes de la nutrition et en modifiant les conditions physico-chimiques (action oxydante, tension osmotique) du milieu humoral où se font les échanges cellulaires?

INDICATIONS. — Agent de lavage, l'Eau d'Evian trouve, d'une façon générale, son indication soit pour éliminer les poisons ,qui altèrent l'économie, soit pour entraîner au dehors les produits anormaux qui encombrent les organes que traverse le flot laveur.

INDICATIONS D'ORDRE GÉNÉRAL. — Tous les états morbides causés par une intoxication chronique et rangés sous ce terme général d'*arthritisme* sont justiciables de la cure d'Evian.

1° La GOUTTE, dans toutes ses formes et particulièrement dans les formes asthéniques.

2° DIABÈTE ARTHRITIQUE. — La cure d'Evian est indiquée dans ces formes de diabète, qui semblent liées à des altérations hépatiques, attestant un hyperfonctionnement du foie (diabète par hyperhépatie).

3° NEURASTHÉNIE. — La cure de diurèse donne de très bons résultats dans les formes de la neurasthénie d'origine toxique et particulièrement dans celles qui sont causées par une toxi-infection d'origine biliaire et qui constituent une des manifestations cliniques de la cholémie simple familiale.

4° MIGRAINE. — C'est également à titre de symptôme nerveux d'un état toxique que la migraine est favorablement modifiée par la cure d'Evian.

5° ARTÉRIO-SCLÉROSE. — La cure de diurèse trouve dans l'artério-sclérose et les cardiopathies artérielles son indication par la nécessité de favoriser l'élimination par le rein — qui tend à devenir insuffisante — des produits toxiques, dont l'origine est souvent dans une alimentation vicieuse (dyspnée toxi-alimentaire). Les résultats sont particulièrement bons à la phase pré-scléreuse, alors que l'hypertension artérielle semble être le fait d'un spasme vaso-constricteur plutôt que de lésions vasculaires constituées.

INDICATIONS D'ORDRE LOCAL :

APPAREIL DIGESTIF. — *Estomac.* — L'expérience prouve que l'eau d'Evian a une heureuse action sur la *Gastrite hyper-peptique*, dans le traitement de laquelle on sait qu'il faut craindre les phénomènes d'excitation produits par les cures fortement alcalines.

Mais, si on ne vise pas toujours l'estomac dans la cure d'Evian, il doit toujours être considéré comme l'auxiliaire indispensable de la cure. Or, nous tenons à signaler à ce propos sa tolérance parfaite pour les fortes doses d'eau prises à jeun, sans qu'il y ait tendance à la distension, comme il est facile de s'en assurer par l'examen méthodique des malades. Nous exceptons, bien entendu, les cas de dilatation gastrique déjà constituée.

INTESTIN. — Entérites chroniques et particulièrement l'entéro-colite muco-membraneuse.

FOIE. — On sait le rôle que joue en pathologie générale la toxi-infection d'origine biliaire et combien sont fréquents les états morbides, décrits sous le nom de cholémie simple familiale. Dans ces affections, une nécessité s'impose tout d'abord : le lavage du sang par un traitement dépurateur, que constituent la diététique, le régime lacté et les eaux faiblement minéralisées.

Ainsi la cure d'Evian est indiquée dans :

1º Les angio-cholites simples chroniques, dont les manifestations cliniques sont si variées.

2º Les cirrhoses biliaires ; au moins dans les premières périodes.

3º La lithiase biliaire.

Dans tous ces états, la cure de diurèse active par le rein l'élimination des poisons et des pigments biliaires que déverse dans l'économie le foie, atteint d'angio-cholite chronique. En outre, l'eau possède peut-être sur le foie une action élective qui se traduirait par une sécrétion biliaire plus abondante et plus fluide et par une chasse biliaire plus intense.

VOIES URINAIRES. — Une longue pratique a montré l'efficacité de l'emploi des eaux diurétiques faiblement minéralisées dans les affections des voies urinaires. Le mécanisme de l'action produite ici est aisé à comprendre. Du glomérule de Malpighi au méat uréthral, on réalise un lavage des canaux et réservoirs de l'urine, qui, se faisant de haut en bas, se présente dans des conditions physiologiques d'autant meilleures qu'il suit le courant normal de l'excrétion. Non seulement ce courant de lavage entraîne les produits anormaux, mais il est probable qu'il en facilite encore l'expulsion en augmentant la contraction des conduits d'élimination sous l'influence d'une sécrétion plus abondante.

Lithiase rénale, gravelle urique, oxalique ou phosphatique, qu'elle soit aseptique ou qu'elle se complique d'infection légère.

Pyélo-néphrites, pyélites, que l'infection se soit faite par voie sanguine, ou par voie ascendante, ou comme complication de gravelle.

CYSTITES CHRONIQUES. — La cure d'Evian peut être indiquée dans toutes les cystites non tuberculeuses. Mais il faut savoir que le lavage interne de la vessie par l'eau d'Evian suppose comme condition que ce réservoir se vide bien.

URÉTHRO-CYSTITES CHRONIQUES AVEC OU SANS PROSTATITE. — Le lavage interne par une diurèse abondante peut être utile dans ces complications fréquentes et tenaces de la blennorrhagie.

ALBUMINURIES. — Il est difficile de poser des indications nettes dans un groupe si mal défini, où sont réunis des états morbides qui n'ont souvent de commun qu'un symptôme : l'albuminurie, mais qui ressortissent à des processus pathogéniques disparates. Cependant, on peut dire, d'une façon générale, qu'un albuminurique peut bénéficier de la cure d'Evian, dans tous les cas où il y a lieu de stimuler physiologiquement la fonction rénale, mais à condition que la cure soit très prudente. La cure hydro-minérale est alors un complément de la cure lactée, complément d'autant plus utile parfois que le malade supporte mal le lait.

CONTRE-INDICATIONS. — Rares sont les maladies où la cure d'Evian est formellement contre-indiquée, puisque dans la plupart des états morbides il peut y avoir indication de favoriser la dépuration urinaire. Mais cette indication ne peut pas toujours être réalisée et il existe des contre-indications relatives à l'état des organes d'absorption, de circulation et d'élimination, etc., dont le fonctionnement est mis en œuvre par le mécanisme même de la diurèse. C'est ainsi que la cure d'Evian, absolument indiquée dans une affection donnée, peut cesser de l'être et devenir contre-indiquée du fait des altérations que le processus morbide a apportées dans l'état de l'un ou plusieurs de ces appareils.

ABSORPTION. — ESTOMAC. — Dilatation gastrique avec ou sans obstacle pylorique.

FOIE. — Cirrhose à une période avancée où le processus scléreux produit de l'hypertension portale avec œdème des membres inférieurs, circulation sous-cutanée abdominale, tuméfaction de la rate, hémorrhoïdes, hémorragies gastro-intestinales et opsiurie marquée.

CIRCULATION. — CŒUR. — Affections valvulaires non compensées, cardiopathies artérielles à la phase hypo-systolique.

VAISSEAUX. — Altérations artérielles, s'accompagnant d'une hypertension très élevée avec insuffisance de la perméabilité rénale, due à un processus scléreux avancé de cet organe.

ÉLIMINATION. — REIN. — Calcul trop gros pour être expulsé par les voies naturelles et justiciable de l'intervention chirurgicale, après laquelle la cure redevient indiquée comme dans la lithiase rénale en général.

VESSIE. — Rétention complète ou incomplète. Là encore la contre-indication est toute relative et peut disparaître par l'emploi des moyens assurant l'évacuation de la vessie, si d'autres motifs, d'ordre local ou général, commandent de recourir à la cure d'Evian. Comme pour le rein, la présence d'un calcul vésical constitue une contre-indication temporaire.

RESSOURCES HYGIENIQUES. — Evian est une station privilégiée par tout ce que la nature y a fait pour rendre l'hygiène agréable : par son climat tempéré et par sa situation admirable au bord du lac Léman, avec promenades variées et nombreuses sur le lac, en terrains plats et en terrains accidentés (possibilité de cures de terrains).

En outre, un Etablissement de création récente, placé sous une direction médicale, réunit les modes d'application des agents physiques à l'hygiène et à la thérapeutique.

* * *

Evian, chef-lieu de canton du département de la Haute-Savoie. 1.800 habitants.

Altitude : 380 mètres. Orientation principale : nord.

A 625 kilomètres de Paris, à 215 kilomètres de Lyon, à 40 kilomètres de Genève.

Durée des trajets : 12 heures de Paris à Evian, 12 heures de Marseille à Evian ; 5 heures de Lyon à Evian.

Plusieurs courriers par jour pour Paris : télégraphe, téléphone.

Distractions : casino-théâtre, promenades faciles, excursions sur le lac.

Saison : du 15 mai au 15 octobre.

Médecins :

MM. Bergouignan, Bordet*, Challan de Belleval, Chiaïs, Cottet*, Dufour, Dumur, Falibois, Soullier, Trombert, Albert Jalaguier.

FORGES-LES-EAUX

(Seine-Inférieure)

Ferrugineuses, crénatées, froides

Il existe à Forges trois sources d'origine très ancienne, émergeant l'une près de l'autre et portant le nom de *Reinette*, *Royale*, *Cardinale*, en souvenir du séjour d'Anne d'Autriche, Louis XIII et Richelieu ; une quatrième source *Saint-Antoine*, découverte en 1852, non exploitée.

CARACTÈRES PHYSIQUES ET CHIMIQUES. — Les eaux de Forges sont froides à une température à peu près constante de + 7°. Prises à la source elles sont limpides, transparentes, inodores, et ont une saveur fraîche, agréable et piquante.

Leur goût, acidulé avec la Reinette, devient ferrugineux avec la Royale et styptique (absolument le goût d'encre) avec la Cardinale.

Si on laisse à l'air libre évaporer l'acide carbonique, le protocrénate de fer, qui est le principe actif de ces eaux, devient en partie insoluble en se transformant en sesquicrénate de fer qui se dépose en flocons nuageux.

Ce dépôt rouge, ocracé, globuleux, adhère aux parois du vase et forme à la surface des réservoirs une pellicule irisée que l'on appelle la Crème de Cardinale.

Ces eaux contiennent une petite quantité d'acide carbonique et du protocrenate de fer qui se chiffre par :

o gr. 098 dans la Cardinale
o gr. 067 dans la Royale
o gr. 022 dans la Reinette

En résumé les eaux de Forges sont athermales, acidulées et ferrugineuses.

MODES D'EMPLOI. — L'eau est surtout utilisée en boisson

mais la cure trouve un précieux adjuvant dans l'emploi des bains, des douches et du massage.

La basse température + 7° à laquelle l'eau émerge des sources permet des douches à très basse température, ce qui est un grand avantage au point de vue hydrothérapique.

Deux piscines à eau courante, des douches locales, des bains de vapeur viennent compléter l'arsenal thérapeutique.

ACTION PHYSIOLOGIQUE. — La composition chimique des eaux de Forges explique aisément l'action tonique et reconstituante qui les caractérise et à ce point de vue les observations nouvelles ne diffèrent pas des anciennes.

Dans les premiers jours de la cure, le pouls augmente de force, de fréquence ; la peau et les muqueuses se colorent ; on note de la pesanteur de tête et de la somnolence, un peu de céphalalgie et de paresse intellectuelle, en un mot de la pléthore sanguine. Ces phénomènes s'atténuent rapidement sous l'influence du grand air et de l'accoutumance médicamenteuse.

L'appétit augmente, la digestion devient plus facile, plus rapide et souvent, au lieu de produire de la constipation, les eaux régularisent les selles.

A noter du côté des reins une diurèse très prononcée qui se rencontre rarement à ce point dans les eaux ferrugineuses et une modification très prononcée dans la force du jet : il y a là réveil ou excitation de la force musculaire qui chasse l'urine de la vessie, ce qui explique en grande partie les expulsions de graviers ou de calculs et les évacuations catarrhales.

Une des particularités des eaux de Forges est l'action sédative très marquée exercée sur le système nerveux et cela peu de temps après le début de la cure.

Cette sédation n'est pas due seulement à l'action de l'air marin qui nous arrive de 10 lieues dépourvu de toute sa violence mais surtout à celle du protocrénate de fer contenu dans les eaux de Forges. Ce sel est considéré comme le véritable type des oxydases, c'est-à-dire des vecteurs d'oxygène. Il absorbe avec facilité, spontanément et rapidement une grande quantité d'oxygène qu'il cède ensuite aux matières organiques et augmente ainsi les moyens d'oxydation qui constituent les phénomènes de la vie.

INDICATIONS. — Tous les états morbides où l'élément ferrugineux du sang fait défaut ; et il est peu de maladies qui ne puissent présenter à un moment de leur évolution l'indication des ferrugineux : la chlorose, l'anémie, la chloro-anémie et leurs conséquences, l'état de débilité résultant de longues fièvres continues ou intermittentes, les dyspepsies ato-niques, asthéniques ; la diarrhée et la dysenterie chronique, l'albuminurie, le diabète, les difficultés ou les troubles de la menstruation observés soit à la puberté soit à la ménopause ; les affections utérines subaiguës suites de fatigues ou de fausses couches : les métrites chroniques, la stérilité ou plus exactement les maladies qui en sont ordinairement la cause, bon nombre de névroses.

Ajoutons que les voies urinaires ont commencé la réputation des eaux de Forges et que le catarrhe vésical, la gravelle, les coliques néphrétiques se trouvent bien de leur emploi.

CONTRE-INDICATIONS. — Les maladies aiguës, la pléthore, la tendance aux congestions et aux ruptures vascu-laires, les affections organiques du cœur ou des gros vais-seaux. La tuberculose pulmonaire, éréthique ou avancée.

RESSOURCES HYGIENIQUES. — Le pays est très sain, l'air est très pur et les épidémies graves y sont inconnues.

Trois cours d'eau y prennent leur source, l'Epte, l'Andelle, la Bethune; il n'y a donc pas d'eau contaminée.

De plus l'adduction des eaux potables installée depuis 1902 dans toute la ville a comblé la seule lacune qui nuisait à l'hygiène de cette station.

* * *

Forges-les-Eaux, chef-lieu de canton du département de la Seine-Inférieure.

A 112 kilomètres de Paris sur la ligne de Paris à Dieppe par Pontoise (gare de Forges-les-Eaux). Sur la ligne d'Amiens à Rouen (gare de Serqueux).

Prix de Paris: 13 francs; 8 fr. 75; 5 fr. 70.

Les trains les plus commodes au départ de Paris sont ceux de 9 h. 35 du matin et 4 h. 50 du soir.

Durée minima du trajet : 2 h. 30; Durée moyenne : 3 h. 15.

Quatre courriers par jour pour Paris.

Télégraphe, téléphone avec Paris, etc.

Altitude : 160 mètres.

Orientation principale : à l'abri des vents du nord, sur le ver-sant méridional d'un monticule dirigé de l'est à l'ouest. Climat très varié, la température moyenne l'été est de 20 à 25° avec refroidissements sensibles matin et soir; l'air de mer s'y fait souvent sentir, mais y arrive dépouillé de toute sa force.

Constitution géologique du sol : on trouve aux environs de Forges les trois membres de ce qu'on appelle la formation du weuld ou néocomienne du nord dans l'ordre suivant de haut en bas : argiles bigarrées grossières, argiles wealdiennes; sables ferrugineux, sables de Hastings; argiles fines, grises, bleues, Purbeck-beds.

Aspect général du pays : très vallonné, bois, prairies.

Distractions de la station : casino-théâtre, excursions nombreuses; pêche, canotage, lawn-tennis, etc.

Prix des hôtels : 7 à 20 francs par jour tout compris.

Très nombreuses villas et appartements meublés.

Saison du 1er juin au 1er octobre.

Médecins :

MM. Fiquet, Mathon*, Nicolas.

GÉRARDMER

(Vosges)

Gérardmer est une station climatérique d'altitude moyenne avec un établissement complet d'hydrothérapie.

GÉRARDMER, STATION CLIMATÉRIQUE. — Gérardmer est situé à 671 mètres d'altitude, dans un vaste bassin, orienté de l'est à l'ouest et entouré de montagnes qui dépassent l'altitude de 1.000 mètres. Il se trouve près de la rive est du lac qui porte son nom, magnifique nappe d'eau de 2 kilomètres 500 de longueur sur 800 à 900 mètres de largeur. Les montagnes environnantes sont couvertes de forêts de sapins très étendues, car sur les 8.896 hectares composant la superficie de la commune, 5.622 sont en forêts. La température pendant la saison y est très douce, et dépasse rarement 25° C. ; les soirées et les nuits y sont toujours fraîches, et la chaleur des plus chaudes journées de l'été y est tempérée par la fraîcheur entretenue par les immenses forêts de sapins avoisinantes et par le voisinage du lac. L'air y est d'une pureté absolue et la transparence de l'atmosphère donne aux paysages des tons plus crus et un aspect plus rapproché qu'ils ne le sont en réalité.

ETABLISSEMENT D'HYDROTHERAPIE. — Cet établissement reconstruit totalement en 1892 et ouvert du 25 mai au 1er octobre reçoit une eau abondante provenant de sources captées dans la montagne et d'une température de 10 à 12° C. Hydrothérapie chaude et froide sous toutes ses formes : bains, douches, piscines. Des étuves pour la sudation, des cabines pour le massage, des bains d'eaux-mères chlorurées, des bains de bourgeons de sapin complètent cette installation.

INDICATIONS. — Le climat de Gérardmer est un climat sédatif ; il ne provoque pas chez les nerveux l'excitation, l'insomnie qu'on rencontre souvent à des altitudes supérieures. Sous son influence, l'appétit augmente, les fonctions digestives s'améliorent, et l'anémie tend à disparaître. Aussi une saison à Gérardmer est indiquée dans les affections justiciables d'une cure d'air à une altitude moyenne, cure d'air associée ou non à un traitement hydrothérapique. En tête de ces affections, il faut placer :

La neurasthénie, sous toutes ses formes, qu'elle s'accompagne ou non de troubles de l'estomac et de l'intestin.

Les anémies de toutes natures : la chlorose de la puberté, l'anémie de croissance, l'anémie des convalescences, l'anémie pré-tuberculeuse, l'anémie des nourrissons.

Les états de débilité produits par la fatigue, la vie sédentaire, le surmenage, le séjour dans les grandes villes.

Les affections justiciables de l'hydrothérapie chaude ou froide, combinée ou non au massage ; nous ne pouvons citer ici toutes ces maladies où les affections nerveuses tiennent la tête : ce sont du reste les indications de la médication hydrothérapique.

Comme cure de repos ou cure complémentaire par l'hydrothérapie après une saison à Plombières, Luxeuil, Contrexeville, Vittel, etc., Gérardmer trouve encore ses indications.

CONTRE-INDICATIONS. — Les cachexies avancées et la tuberculose, les affections organiques du cœur à une période avancée, les affections organiques du cerveau et de la moelle.

Gérardmer, chef-lieu de canton des Vosges, avec 3.500 habitants pour le centre. A 7 h. 1/2 de Paris avec voitures directes pour Gérardmer. Prix de Paris : 1re classe : 50 fr. 40 ; 2e classe : 34 francs.

Télégraphe, téléphone avec Paris.

Paysages charmants et variés ; sites pittoresques ayant valu à Gérardmer d'être surnommé « la Perle des Vosges ». Sentiers tracés dans les forêts avec nombreux poteaux indicateurs. Routes bien entretenues permettant les excursions en voiture, et à bicyclette. Tramway de la vallée des Lacs et de la Schlucht. Tramway de Remiremont. Excursions dans les Vosges alsaciennes. Voitures publiques. Canotage sur le lac. Casino-théâtre.

Cultes catholique, protestant et israélite.

Prix des hôtels : 7 à 18 francs. Villas et appartements meublés.

Pour tous renseignements, s'adresser au Directeur de l'Etablissement.

Médecins:

MM. Charles*, Greuell et Grosjean.

GORBIO (Sanatorium de)

(Alpes-Maritimes)

Le sanatorium de Gorbio est le premier sanatorium de la Riviera française qui ait été édifié dans le but spécial de traiter les tuberculeux. Fondé en 1900 par le Dr Malibran, il est la maison sanitaire type réalisant tous les progrès de l'hygiène et du confort modernes.

SITUATION ET CLIMATOLOGIE. — Le sanatorium de Gorbio est construit au fond d'un diverticule de la vallée du même nom, à 250 m. d'altitude et à 3 kil. de la mer. Il est pour ainsi dire enveloppé par un demi-cercle montagneux qui le protège contre les vents dominants du littoral mentonnais, c'est-à-dire contre les vents de l'est. Le mistral et les vents de sud-ouest ne peuvent l'atteindre que lorsqu'ils soufflent avec une violence considérable, en moyenne trois ou quatre fois par an et pendant quelques heures chaque fois. Ainsi encadré, le sanatorium domine les collines boisées environnantes ainsi que la florissante vallée de Gorbio, offrant aux malades une vue étendue et pittoresque sur la Méditerranée. Il est de plus baigné d'un air très pur et dénué de toute poussière. Les conditions météorologiques générales de cette station sont celles de la campagne mentonnaise avec cette différence que, le soleil disparaissant peu à peu derrière l'écran montagneux de l'ouest, les malades n'éprouvent pas le refroidissement atmosphérique dû à la radiation brusque du déclin du jour . En résumé, éloignement de la mer, absence de vent et de poussière, grande égalité thermique, telles sont les principales caractéristiques climatologiques du sanatorium de Gorbio.

DESCRIPTION. — Le sanatorium de Gorbio se compose d'un vaste bâtiment de 63 mètres de façade d'aspect riant, et de deux galeries de cure. A l'intérieur, des couloirs et un escalier très clairs et très spacieux contribuent à l'aération intensive de la maison. Ses 58 chambres, dont 8 avec loggias (galeries de cure particulières) sont toutes situées au midi. Elles ont chacune de 60 à 70 mètres cubes, sont tapissées de toile lavable dite salubra, et possèdent un mobilier hygiénique, élégant et dépourvu de tentures. L'eau potable est fournie par une source amenée de la montagne par une canalisation souterraine. Il existe en outre trois sources secondaires et plusieurs vastes citernes. Le chauffage est obtenu à l'aide de la vapeur d'eau à basse pression. L'éclairage électrique et un ascenseur hydraulique complètent cette installation. Des salles de bain existent à chaque étage. Enfin, les conditions de vidange et de déversement des eaux et ordures ménagères sont, grâce à la porosité du sol sablonneux et siliceux, grâce aussi à un dispositif ingénieux, absolument parfaites au point de vue de la salubrité du sol et de la maison.

En fait de distractions, les malades ont à leur disposition, outre un parc de douze hectares en partie boisé, des salons de réunion, un piano, un billard, différents jeux, et une bibliothèque.

INDICATIONS ET CONTRE-INDICATIONS. — L'ensemble des conditions climatologiques de la région rend nulles les contre-indications basées sur la forme de la maladie. Les nerveux qui redoutent le voisinage de la mer, le vent et la poussière, se trouvent là dans un site abrité et isolé, qui est à la fois tonique et sédatif. Tous les débilités, les surmenés, plus ou moins candidats à la tuberculose, les tuberculeux confirmés curables, tous les malades en un mot à qui la cure d'air permanente est nécessaire peuvent tirer profit d'un séjour à Gorbio. Les tuberculeux trop malades pour se plier à la vie disciplinée du sanatorium trouveront dans les villas de Menton des conditions de cure préférables, car ils pourront y établir un véritable *home-sanatorium* approprié à leur usage particulier.

Trajet en voiture : 40 minutes de la gare de Menton ; 20 minutes pour la descente ; Omnibus spécial.

Prix : 18 à 35 francs par jour, pension sans la boisson et soins médicaux.

Saison : du 1er octobre au 15 juin.

Médecin en chef: Dr Malibran*. — *Administrateur:* M. Burdet.

HAMMAM=R'IRHA

(Près Alger)

Station hivernale et thermo-minérale

LA STATION HIVERNALE

La station de Hammam-R'Irha s'élève sur les ruines de l'antique ville d'*Aquæ calidæ* qui florissait sous Tibère.

Ses ressources thérapeutiques sont :

1° Un *climat véritablement de choix*.

En effet, la *température moyenne*, de novembre à fin avril, ne descend pour ainsi dire jamais à Hamman-R'Irha au-dessous de + 13°. De plus, l'*égalité de cette température* est un fait universellement reconnu ; soit dans la même journée, soit d'un jour à l'autre, on ne rencontre pas dans cette région d'écarts considérables.

Abrité contre les vents du nord par la crête de la montagne dont il occupe le flanc— le djebel Hamman-R'Irha — et contre ceux de l'ouest par le djebel Zaccar-Chergui (1.600 m.), l'établissement n'est jamais tourmenté l'hiver, ces deux vents, les deux plus redoutables de la région, passant au-dessus de lui. Dès lors, nul danger à redouter pour les voies aériennes suspectes, et possibilité pour le sujet délicat et pour le malade de mener pendant toute la durée du jour la vie au grand air. Cela d'autant plus que la nature granitique du sol rend l'atmosphère exempte de toutes poussières et que le degré de l'humidité de l'air est très faible.

La succession des saisons, qui se fait avec régularité et harmonie, et la douceur de l'air entrent, pour une large part, dans la salubrité du territoire de Hamman-R'Irha.

Enfin à ces précieux éléments climatériques vient s'ajouter un ensemble de conditions hygiéniques qu'il doit être, pensons-nous, bien rare de trouver ainsi réunies dans une même contrée. Ces conditions particulières sont : l'*isolement absolu* de l'Hôtel et des Thermes ; *la déclivité du plateau* sur lequel ils s'élèvent, déclivité qui s'oppose nettement à la stagnation des eaux ; la *mise en culture de toutes les terres*, et les *plantations* innombrables qui ont été faites tout autour de la station, dans une étendue considérable. Aussi l'Etablissement et le petit village, qui est distant de 2 kil., jouissent-ils de l'air le plus pur et le plus vivifiant qu'il soit possible de rencontrer en même temps qu'ils sont soigneusement tenus à l'abri de toutes ces affections soit contagieuses, soit endémiques, malheureusement trop fréquentes dans tant de grandes villes.

2° Une de ces luxuriantes *forêts de pins*, dont l'avantage est de briser les vents pernicieux qui parfois soufflent avec tant de violence dans les parages méditerranéens, en même temps que les émanations balsamiques qui se dégagent constamment de ces arbres exercent sur les poumons, en se mélangeant à l'air respiré, la plus salutaire influence.

3° La *proximité relative de la mer*, laquelle est éloignée du village de 20 kilomètres environ. « Allons à la mer le plus souvent, car la santé est là », disait le Dr Burgraeve.

L'aphorisme, qui peut être vrai appliqué à une certaine catégorie de malades, cesse de l'être s'il s'agit, par exemple, de bronchitiques éréthiques à tempérament nerveux primordial ou acquis, et il convient que ces derniers soient envoyés à une certaine distance de la côte. Or, par une providentielle coïncidence, Hamman-R'Irha unit aux avantages de l'atmosphère maritime, qui lui apporte matin et soir sa fraîcheur et sa force et ne lui arrive qu'après avoir perdu, en raison même de son éloignement, l'excès de son énergie d'action, ceux de cet air sylvestre doux, pur, balsamique et éminemment sédatif.

4° Une *altitude de 520 mètres*.

5° *Les eaux thermo-minérales* feront l'objet de la deuxième partie de cette étude. A Hammam-R'Irha, pendant l'hiver, séjourneront tous les prédisposés pulmonaires dont les poumons délicats ne peuvent résister aux inquiétantes oscillations barométriques et thermométriques des pays froids. Mais à côté des oisifs à la recherche d'une agréable installation hivernale, à côté de ces prédisposés pulmonaires et de ces patients déjà effleurés par la bacillose tuberculeuse, doit se joindre la cohorte plus fournie des anémiques, des neurasthéniques, des rhumatisants, des goutteux, des arthritiques.

LA STATION THERMO-MINERALE

Sous le rapport *thermal*, la station de Hamman-R'Irha n'est pas moins bien favorisée que sous le rapport climatérique.

Les Thermes sont installés dans les sous-sols voûtés de l'établissement. L'installation actuelle comprend deux vastes piscines de natation à eau courante et à thermalité différente. La première est à la température de 39°, tandis que la seconde est à 42°. A côté des piscines existent les baignoires, les chambres de sudation, les salles de massage et les appareils spéciaux donnant toute la gamme des applications thérapeutiques d'une eau hyperthermale.

Le médecin possède là un instrument merveilleux auquel il peut faire rendre les effets qu'il désire : effets sédatifs, effets toniques, révulsion locale, révulsion générale. Et puis, à côté de cet instrument dont la base est l'hyperthermalité, car les sources de Hammam-R'Irha jaillissent du sol à une température oscillant, au griffon, entre 42 et 70°, il y a toutes les adjuvances que l'on peut faire ressortir à propos de chacune des stations thermales : un soleil chaud, une température hivernale constante élevée, un air pur, sec et léger, une altitude de premier ordre, une protection complète contre les vents du désert, la proximité de la mer et le voisinage immédiat d'une profonde et ombreuse forêt de pins, paradis des anémiques, des neurasthéniques, et de tous ces égrotants traînant dans leur organisme épuisé des séquelles d'infections de toute nature.

Toutes ces eaux sont d'une limpidité parfaite et leur *minéralisation*, qui atteint, par litre, 2 gr. 50 c., est riche surtout en carbonates (chaux, magnésie, manganèse, soude), chlorures divers, silicate de soude, acide phosphorique, oxyde de manganèse et peroxyde de fer.

Ces eaux appartiennent au groupe dit *sulfaté calcique*, dont la richesse de minéralisation ne le cède en rien à celle de la thermalité.

INDICATIONS. — Quelles sont maintenant les principales *indications thérapeutiques* qui découlent de l'emploi judicieusement prescrit des eaux de Hammam-R'Irha ? Ces eaux étant essentiellement *alcalines*, il va de soi qu'elles conviennent à merveille pour combattre les prédominances acides caractéristiques de certaines affections.

En résumé, elles sont douées d'un pouvoir à la fois *résolutif*, *excitant* et *tonique*, suivant la façon dont elles sont employées. *Altérantes* au premier chef, leur forte minéralisation, l'excitation dont leur usage est suivi, l'augmentation qu'elles provoquent des échanges azotés, et l'activité qu'elles impriment à l'élimination des déchets organiques en font des eaux puissamment reconstituantes.

Au premier rang des maladies traitées avec succès par les eaux de Hammam-R'Irha, nous placerons les rhumatisants et les goutteux, les ataxiques, les paralysies partielles, les névralgies et névroses de tout siège, certaines affections cutanées, la classe innombrable des maladies articulaires et osseuses, celles de cette catégorie ayant entraîné des complications d'ostéite, d'ostéomyélite, de cicatrices vicieuses, etc... et tous les états viscéraux chroniques, conséquence de l'impaludisme, de l'alcoolisme ou de la syphilis.

Dans le voisinage de ces eaux hyperthermales jaillissent deux autres sources : l'une *froide, gazeuse et ferrugineuse*, servant d'ordinaire boisson de table, et indiquée dans la plupart des cas de chlorose et d'anémie ; l'autre, légèrement chaude (24º), dénommée *source Vichy* et appartenant au groupe des bicarbonatées sodiques.

CONTRE-INDICATIONS. — La tuberculose, les maladies du cœur et des gros vaisseaux.

Pour tous renseignements, s'adresser : à Paris, 4, rue Mogador ; à Marseille et à Alger, au Crédit Foncier et Agricole d'Algérie.

Trajet de Paris par Marseille : 47 heures arrêts compris.

Possibilité de réduire la traversée à une durée de 7 heures (Carthagène-Oran) par le train de luxe hebdomadaire Paris-Espagne-Oran-Alger-Tunis.

Hammam-R'Irha. — Gare de Bou-Medfa (ligne Alger-Oran, Compagnie du P.-L.-M.), à 2 kilomètres de l'Etablissement.

Eglise catholique. Culte protestant dans l'hôtel même.

Hôpital thermal militaire (le seul de l'Algérie). Hôpital civil (ouvert pendant l'été) pour les trois départements de l'Algérie.

Grand hôtel et établissement thermal.

Forêt de 1.800 hectares, avec chasse réservée. Crocket, Tennis, etc., etc.

Excursions splendides (automobiles, voitures de tout genre, chevaux, mulets, ânes).

Orchestre pendant toute la saison. Fêtes arabes. Fantasias. Danses indigènes. Concerts symphoniques.

Médecin :

M. Barbaud*.

HYÈRES

(Var)

Hyères, la ville sainte pour les uns, la ville des aires pour les autres, est de beaucoup la plus ancienne des stations hivernales qui s'échelonnent sur les rives de la Méditerranée.

Son riche territoire fut successivement occupé par les Grecs et les Romains; il est situé dans le département du Var sur la pointe du Continent français qui s'avance hardiment à la rencontre des Iles d'Or, et qui sépare le Golfe du Lion de la mer ligurienne. Sa position exacte se trouve à plus de quatre kilomètres dans l'intérieur des terres, à l'intersection du 4ᵉ degré de longitude E du méridien de Paris et du 43ᵉ degré de latitude N.

Hyères est donc sans conteste la plus méridionale des stations françaises; elle est aussi une des plus rapprochées de Paris (le voyage s'effectue actuellement en moins de quinze heures), et les hivernants qui s'y rendent par les trains rapides n'ont pas à subir les ennuis d'un transbordement s'ils montent au départ dans le wagon spécialement affecté à cette destination. Hyères est en communication directe avec Toulon par un embranchement se détachant de la grande ligne Marseille-Vintimille à la gare de la Pauline, et est en outre le point de départ d'un tronçon du chemin de fer Sud-France qui suit le littoral jusqu'à Saint-Raphaël.

CLIMATOLOGIE GENERALE. — La configuration du territoire d'Hyères, la diversité des terrains qu'on y rencontre et la proximité de la mer, ont permis d'y fonder trois stations bien distinctes et possédant chacune leur climat particulier. Nous donnerons plus loin sur chacune d'elles des renseignements précis, mais comme elles jouissent de conditions climatériques communes, nous allons dès le début les passer rapidement en revue.

a) Hyères jouit d'un climat tempéré dans toute l'acception du mot; cela est mis hors de doute par la variété et la vigueur des végétaux exotiques qui embellissent ses jardins ; l'air y est doux en hiver et frais en été ; la moyenne annuelle de la température est de 15°,6 ; la moyenne de la journée médicale du 15 octobre au 15 avril est de 14°,58. Le thermomètre y descend rarement au-dessous de 0°. La neige, la grêle et les orages y sont à l'état d'exception.

b) Grâce à la proximité de la mer, et malgré la sécheresse du sol, l'état hygrométrique de l'air se maintient pendant toute la saison hivernale dans une moyenne favorable aux maladies de poitrine.

c) Les statistiques annuelles qui résultent des observations pluviométriques, s'élèvent de plus en plus ; elles étaient il y a vingt ans de 560^{mm} en moyenne ; elles se rapprochent aujourd'hui de 650^{mm}.

d) Les grands vents sont fort rares à Hyères mais les brises y sont fréquentes ; pendant les belles journées d'hiver, elles s'élèvent sous l'influence de la chaleur solaire ; et pendant la saison chaude, elles arrivent régulièrement de l'Ouest sous la forme de vents alizés.

e) La hauteur moyenne de la colonne barométrique, observée à quarante mètres au-dessus du niveau de la mer, et corrigée pour une température moyenne de 15°6, est de 760 ^{mm} 2.

f) Nous ne négligerons pas cette occasion de protester une fois de plus contre la légende qui représente Hyères comme un foyer d'endémie paludéenne. Cela pouvait être vrai au commencement du siècle dernier, mais il résulte d'une enquête faite dans les divers services publics que les cas de fièvre intermittente ont de nos jours complètement disparu, et même que les douaniers atteints de la maladie spéciale au delta du Rhône y guérissent rapidement.

GEOLOGIE. — OROGRAPHIE. — Au point de vue géologique, le territoire d'Hyères fait partie des monts Maures dont il est séparé par le cours du Gapeau.

Il se présente sous la forme d'un vaste cirque parfaitement abrité contre les vents du Nord, et largement ouvert sur la mer du fond de laquelle émergent dans le lointain les gracieuses Iles d'Or.

Les eaux d'alimentation proviennent directement du massif alpestre ; elles sont abondantes, fraîches, limpides, et faciles à digérer ; elles cuisent bien les légumes et dissolvent rapidement le savon ; elles appartiennent au groupe des bicarbonatées calciques, et toutes les analyses qui en ont été faites

soit par le service technique des hôpitaux de Lyon, soit dans le
laboratoire de M. le Professeur Arloing prouvent qu'elles sont
d'une irréprochable pureté au point de vue bactériologique.
Elles sont en outre distribuées sous pression à domicile ; on
peut donc les consommer en toute sécurité sans se préoccuper
de la légère proportion de calcaire qu'elles abandonnent par
l'ébullition ou pendant leur repos à l'air libre.

CLIMATOLOGIE PARTICULIERE. -- Hyères, nous
l'avons dit, possède trois climats bien distincts :

1° Le climat franchement stimulant du littoral et de Giens.

2° Le climat tonique des côteaux des quartiers de Costebelle.

3° Le climat sédatif de la ville d'Hyères.

Dans le but de faciliter la tâche des médecins, voici quelques détails sur chacune de ces différentes stations :

I. — LE LITTORAL ET GIENS. — Entre Carqueiranne et le
cap Bénat, on trouve d'abord une source lithinée dont M. Gau-
trelet a récemment donné l'analyse et qui pourrait être appelée à rendre de grands services. La côte s'abaisse ensuite
pour longer l'étang fortement chloruré des Pesquiers et se
relève en abordant la presqu'île de Giens sur laquelle s'élèvent les riants pavillons de l'hôpital Renée Sabran qui reçoivent gratuitement cent cinquante enfants pauvres des deux
sexes encore au début de la maladie scrofuleuse. Depuis la
création de l'hôpital Renée Sabran, la presqu'île de Giens,
jadis inabordable du côté de la terre, y a été reliée par une
belle route stratégique ; la marine y construit un port, les
hôtels et les villas s'y multiplient et les habitants y reçoivent
sous pression l'eau de la source d'Hyères. Les médecins pourront donc envoyer à Giens les tuberculeux pulmonaires à
forme torpide et les lymphatiques menacés de scrofulose.

II. — COSTEBELLE. — Située sur un promontoire qui
s'élève à une certaine distance de la mer, la station intermédiaire de Costebelle mérite le nom qu'elle porte depuis un
temps immémorial. Les hôtels et villas qu'elle offre à ses
hôtes sont disséminés au milieu d'une vaste forêt de pins séculaires et parfaitement abrités contre les vents du Nord et de
l'Ouest. Du Sud et de l'Est, Costebelle reçoit les brises venant
de la haute mer, et jouit ainsi d'un climat résino-marin qui
la fait rechercher par les Européens débilités par le séjour
prolongé des pays chauds, par les convalescents des maladies

graves, par les neurasthéniques et enfin par tous ceux qui ont besoin d'être stimulés mais pour lesquels une excitation trop violente serait à redouter.

Au moment actuel (janvier 1903) s'achèvent en ces parages les travaux de construction du sanatorium philanthropique du mont des Oiseaux (150 chambres pour adultes) et du sanatorium d'enfants de San Salvadour (150 lits). Ces deux établissements, dont l'ouverture aura lieu le 1er octobre prochain, sont exclusivement destinés aux malades de la classe moyenne.

III. — STATION D'HYÈRES. — Séparée du littoral par une vaste plaine de quatre kilomètres, et de Costebelle par une large vallée dans laquelle serpentent deux lignes de chemin de fer, la ville d'Hyères met actuellement à la disposition de ses hôtes d'hiver des installations munies de tous les raffinements de l'hygiène moderne. La douceur du climat y permet de nombreuses promenades, et de tous les côtés, des sentiers bien abrités facilitent l'accès des forêts voisines dans lesquelles on peut pendant les heures de la journée médicale respirer un air admirablement pur, et imprégné d'émanations balsamiques. Grâce à ces exercices quotidiens, les malades les plus nerveux retrouvent bientôt l'appétit et le sommeil qu'ils avaient perdus.

Les indications d'un séjour à Hyères s'appliquent donc aux catégories de malades suivants : tuberculeux pulmonaires à tous les degrés, catarrheux, emphysémateux, cardiaques, goutteux, arthritiques, tabétiques, névropathes, diabétiques, néphrétiques, hémophiles, à tous ceux en un mot qui ont besoin d'un air doux, sec et calmant.

C'est à côté de cette antique station hivernale, sur une éminence qui domine la vieille route de Toulon, que les sœurs de Villepinte ont fondé il y a quelques années un sanatorium qui porte le nom d'Alice Fagniez.

Ce sanatorium est un établissement charitable ; il reçoit en effet gratuitement trente-quatre jeunes filles malades qui ne doivent pas encore être entrées dans la période cavitaire de la tuberculose pulmonaire. Il est donc venu compléter depuis dix ans l'Œuvre de Villepinte et a constitué une étape bien marquée contre la tuberculose, puisque dès cette époque il a été exclusivement réservé à des malades guérissables.

En résumé, les médecins pourront conseiller le séjour du littoral d'Hyères à leurs clients atteints de lymphatisme, le climat tonique de Costebelle aux débilités en général, et réserver le séjour de la ville qui est éloignée de la mer aux malades dont les bronches délicates ont besoin d'un air sédatif.

Les distractions les plus variées abondent à Hyères : on y trouve un excellent théâtre, deux casinos, un eden-concert, des bals et des matinées musicales dans les hôtels sans compter des fêtes publiques, des concours de musique et des batailles de fleurs organisées par la Société de publicité avec le concours de la municipalité.

Tous les genres de sport tels que le tir, l'escrime, l'automobile, le Lawn-Tennis y sont représentés. Il existe en outre à Hyères un excellent Golf-Links, un des premiers du littoral, et tout dernièrement ont été créés deux grands « courts » pour le crocket.

Enfin il y a deux réunions annuelles de courses hippiques.

N.-B. — Les hivernants qui en font la demande sont admis dans tous les cercles.

Etablissement modèle d'hydrothérapie complète.

Médecins :

MM. Balmoussières, Biden, Cas, Cormack, Dubrandy, Dumas, Foëx, Guiol, Laure, Louis, Luys H., Marquez, Perrenot, Raymonenq, Roux-Seignoret, Sadler*, Toussaint, Valmyre, Vidal, Voronoff.

LA BOURBOULE

(Puy-de-Dôme)

Arsenicale, bicarbonatée et chlorurée

Les sources minérales, froides et chaudes, qui jaillissent dans le bassin de La Bourboule, sont toutes arsenicales à divers degrés; leur arsenic dosé en arséniate de soude va de 4 à 28 milligrammes par litre ; pour le moment du moins, on n'emploie que la source chaude *Choussy-Perrière*, et, pour la mitiger ou en abaisser la température dans la balnéation, les sources *Fenestre I et II*. — La source chaude *Croizat*, aussi riche en arsenic (0,025 d'arséniate sodique), mais plus chargée en chlorure de sodium (5,636) n'a pas encore la sanction clinique ; les autres sources, froides, n'ont que des indications restreintes ; la source Choussy-Perrière est donc la véritable eau de la Bourboule et nous emploierons indifféremment un de ces deux termes, pour la désigner ; c'est elle seule que nous envisageons dans cet article, en dehors des quelques mots consacrés aux sources Fenestre, dans le paragraphe suivant.

CARACTERES PHYSIQUES ET CHIMIQUES. — La source Choussy-Perrière, captée au fond de deux puits, sur la même veine, dans une faille du granit, débite environ 400 litres d'eau à la minute. — Cette eau a une température de + 60° aux griffons et de + 59° à sa sortie du puits ; sous un faible volume, elle est *claire, limpide ;* sous une épaisseur plus forte elle prend une teinte *vert clair,* pour devenir légèrement *opaline* en masses plus considérables. Son odeur dans le verre est nulle, mais dans les établissements balnéaires, on perçoit une odeur spéciale, très faiblement alliacée. — Sa *saveur* est moyennement *salée ;* au-dessous de + 40° elle laisse un arrière-goût métallique ; très légèrement gazeuse, elle est toujours bue sans répugnance, d'autant plus aisément qu'elle est plus chaude. — Elle est *onctueuse* au toucher.

Sa surface, au repos, se recouvre d'une mince pellicule irisée, et à la longue, elle incruste les vases qui la reçoivent d'un dépôt ocreux, faible, mais adhérent aux parois. — Sa minéralisation totale est de 6 gr. 50, dont 0,05 d'acide carbonique libre ; o gr. 0282 d'*arséniate de soude ;* 2 gr. 838 de chlorure de sodium et 2 gr. 892 de bicarbonate sodique. — C'est donc une eau *arsenicale* forte, *chlorurée et bicarbonatée sodique* moyenne.

SOURCES FENESTRE. — Elles débitent ensemble de 250 à 300 litres, à la minute, d'une eau à la température de + 19°. — Ces deux sources captées dans le même puits à des hauteurs différentes ont une composition à peu près identique ; mélangées elles contiennent, entre autres corps : arséniate de soude : o gr. 004 ; bicarbonate de soude o gr. 997 et chlorure de sodium o gr. 32. — Leurs eaux sont claires, limpides, assez gazeuses ($CO_2 = 0,100$) ; elles laissent déposer dans les vasques un assez fort résidu ocreux foncé.

MODES D'EMPOI. — L'usage *interne* de l'eau Choussy-Perrière et son application locale, soit en *bains*, soit en *inhalations*, sont les bases fondamentales de la cure bourboulienne. — Les bains peuvent être administrés purs ou mitigés, courts ou prolongés ; un des établissements possède une piscine ; de nouvelles vont être construites ; le mode d'inhalation est particulier à la station. A l'aide de fortes pompes on comprime à 14 kilog. l'eau minérale dans des tubes épais, percés de trous filiformes. L'eau en jaillit en filets très ténus, qui vont se briser sur des collerettes métalliques entourant les tuyaux, et s'y réduisent en une buée d'une extrême ténuité. Celle-ci se répand dans une pièce où les malades viennent l'aspirer pendant un temps variable ; la buée pénètre avec l'air dans l'arbre aérien, chargée de tous les principes minéraux de l'eau d'où elle émane. La température de ces chambres d'inhalation, dont l'air est renouvelé par des ventilateurs, varie entre + 30° et + 34° ; des appareils permettent de maintenir la température dans ces limites.

On achève de construire des chambres plus vastes, dans lesquelles la température pourra être abaissée et maintenue plus basse. A ces salles sont annexés des appareils à bains de pied pour décongestionner les parties supérieures pendant l'inhalation. Les établissements possèdent un outillage complet d'hydrothérapie minérale ou ordinaire, des appareils à pulvérisations, à humages.

ACTION PHYSIOLOGIQUE. — L'eau arsenicale de la Bourboule est en même temps chlorurée et bicarbonatée sodique et, pour prépondérante que soit l'action de son arsenic, ses autres éléments actifs interviennent dans les résultats, en les atténuant, les accentuant, en les modifiant plus ou moins. D'ailleurs, le problème n'est pas là tout entier ; il faut tenir compte de la complexité du traitement, des quantités d'eau ingérées (et on sait le rôle important des doses dans l'action de l'arsenic), des circonstances individuelles de milieu, d'existence, toutes choses que la clinique seule peut apprécier.

NUTRITION. — Après les premiers jours du traitement, on constate un accroissement de l'appétit, un réveil des forces, de l'énergie vitale du sujet, il n'y a en général ni troubles digestifs, ni *poussée* thermale. Jusque vers le milieu de la cure cet état s'accentue ; le sujet engraisse, augmente en poids, jusqu'à la fin du traitement. Quand on examine les urines, on constate tantôt une légère augmentation en volume et en densité, tantôt une diminution, suivant que le patient se baigne ou non ; le plus souvent le taux de l'urée et des chlorures monte, tandis que l'acide et les phosphates diminuent ; toujours le *rapport* des phosphates à l'azote de l'urée décroît : toujours le coefficient d'oxydation, c'est-à-dire le rapport de l'azote de l'urée à l'azote total tend vers la normale ; quelquefois, mais rarement, le chiffre des phosphates et de l'acide urique grandit ; quand le sucre existe dans les urines, il tend à baisser.

DIGESTION. — Les fonctions gastriques sont activées dès le début ; on constate vers le milieu de la cure tantôt de la constipation, tantôt de la diarrhée, quelques légers troubles en un mot, généralement passagers ; vers la fin, il y a un peu d'inappétence et de constipation.

RESPIRATION. — Aisance plus grande des actes respiratoires, amplitude plus marquée et diminution du nombre des inspirations, disparition graduelle de l'anhélation primitive, des bruits anormaux, souffles, râles ou frottements, dessèchement des muqueuses ; voilà ce que l'on observe assez rapidement, et bien que ces signes soient expliqués par l'action connue de l'arsenic, la rapidité de leur production peut être, sans exagération, mise sur le compte de l'action locale de l'eau, favorisée par l'altitude et la pureté de l'air.

CIRCULATION. — On note cliniquement une suractivité circulatoire, une hypertension artérielle qui veulent être surveillées et qui rendent compte des phénomènes de poussée et de congestion. Il résulte d'expériences que le nombre des hématies et le taux de l'hémoglobine sont augmentés, ce qui concorde avec l'action de l'arsenic et permet de croire, par analogie, à la production d'une leucocytose polynucléaire active. Ainsi se justifient les résultats obtenus dans la cure de la chlorose, des anémies, du lymphatisme, du paludisme, etc.

SYSTÈME NERVEUX. — Nous constatons une action *sédative* de l'eau qui nous paraît devoir être attribuée tant à son application locale (bains, inhalations), qu'à l'action générale de l'arsenic sur la cellule nerveuse.

PEAU. — Le bain de la Bourboule est sédatif, on l'a dit *cataplasmant;* il est cicatrisant ; il n'agit pas à la façon des modificateurs et des réducteurs énergiques, mais rend la peau capable de les supporter. Sous sa seule influence, avant que l'action générale se produise, on voit souvent se combler les lésions superficielles et profondes avec une étrange rapidité. Celle-ci s'accroît ultérieurement quand vient s'ajouter l'action générale à cette action topique si curieuse ; en fin de compte, la peau devient au moins plus souple ; les poils et les cheveux plus brillants poussent plus rapidement, les éphélides, les taches pigmentaires s'effacent, les muqueuses naturellement réagissent de la même façon. L'élimination de l'arsenic par la peau, les muqueuses et les phanères, son action sur les cellules fixes du tissu conjonctif qui retournent à l'état leucocytaire actif, rendent compte de ces phénomènes, mais l'action du bain reste inexpliquée.

INDICATIONS THERAPEUTIQUES. — Les *Dermatoses* ont de tout temps été traitées à la Bourboule ; et on peut dire sans exagération que toutes en ont retiré au moins quelque profit.

Dès qu'une affection cutanée, si aiguë soit-elle, peut supporter un bain, elle supportera un bain d'eau de la Bourboule, et elle le supportera alors même qu'elle n'en supporterait pas un autre. Pour quelques affections, la cure ne sera, à la vérité, qu'un adjuvant des autres traitements, mais presque toujours elle éloignera les récidives ou les préviendra. Voici par ordre de convenance la liste des affections à envoyer.

1° *Affections prurigineuses* (même le prurigo d'Hébra) ;
2° *lymphatico-scrofuleuses :* érythèmes pernio et induré ;
acroasphyxie ; lichen scrofulosorum ; toutes les *tuberculides*, et
les diverses formes de *lupus tuberculeux* ou *érythémateux*. Ici,
le **traitement général** agit en modifiant le terrain ; 3° les *eczémas* et surtout les eczémas prurigineux, et les eczémas du
type ancien, les séborrhéides pityriasiformes et psoriasiformes
non infectées ; 4° Les *affections squameuses :* Psoriasis, pityriasis rubra-pilaire, icthyose et kératose pilaire ; — affections
très rebelles, dans lesquelles la cure est adjuvante, mais c'est
encore la Bourboule qui donne les meilleurs résultats ; 5° la
furonculose, l'*acné;* 6° les *affections syphilitiques*. La cure favorise le traitement spécifique indispensable, en agissant sur
l'état général.

LYMPHATISME. — SCROFULE. — Il s'agit ici moins d'états
morbides que de tempéraments prédisposés à contracter certaines infections, ou à subir certaines modifications, la tuberculose pour les premières, les lésions cutanées ou muqueuses,
les engorgements ganglionnaires pour les secondes. — La médication bourboulienne agit en modifiant le terrain, en faisant
disparaître ces prédispositions.

La Bourboule est la station de choix pour les enfants nerveux, neuro-arthritiques, qui ont besoin de la médication chlorurée et qui redoutent la mer. Cette indication, déjà très importante aujourd'hui, sera encore plus formelle, dès que la
source Croizat pourra être utilisée, et ce sera bientôt ; nous aurons avec elle l'option entre la chlorurée moyenne (Choussy-
Perrière) et la chlorurée forte (Croizat).

TUBERCULOSES LOCALES. — En dehors de la tuberculose
cutanée, dont nous avons plus haut donné l'indication, la
Bourboule s'adresse aux tuberculoses ganglionnaires, osseuses,
articulaires. Les deux premières surtout sont justiciables du
traitement général.

TUBERCULOSE PULMONAIRE. — Les prétuberculeux en première ligne, les tuberculeux du premier degré, les tuberculeux dont l'affection est torpide, à évolution lente, même
ceux du 2e degré doivent venir à la Bourboule. Ce que nous
avons dit de l'action de l'eau sur la nutrition, de son action
topique, et peut-être aussi de son action leucocytaire, explique
assez cette indication. Quelques hémoptysies au début de

l'affection ne sont pas pour empêcher l'envoi à la source ; mais il convient de s'arrêter là.

MALADIES DES VOIES RESPIRATOIRES. — La bronchite chronique chez les non-congestifs, chez les neuro-arthritiques, l'emphysème greffé sur la bronchite chronique, celui- des arthritiques, la pleurésie chronique, les reliquats de pleurésies, de grippes infectieuses doivent être dirigés sur la Bourboule. Pour l'asthme, il faudra étudier le terrain sur lequel évolue l'affection et choisir pour notre station l'asthme se compliquant de lésions pulmonaires, celui des neuro-arthritiques, des diabétiques et des cutanés. L'*asthme infantile* doit nous être réservé et enfin les *adénopathies trachéo-bronchiques*.

MALADIES DU NASO-PHARYNGO-LARYNX. — La cure prévient surtout l'apparition des affections de cette catégorie chez les prédisposés ; elle empêche les récidives, mais elle ne fait pas disparaître quelques-unes des lésions qui relèvent de la chirurgie. Quant aux *laryngites*, celles des arthritiques, des anémiés, des chanteurs, peuvent y être traitées avec avantage.

ANÉMIES ET CHLOROSE. — Toutes ces affections sont justiciables de la cure bourboulienne. Nous l'avons expliqué plus haut.

PALUDISME. — Si le quinquina reste le médicament de choix contre cette affection, il est cependant des cas, dans les formes chroniques, les cachexies, où il n'agit plus ; alors la médication arsenicale est un puissant facteur de cure, direct ou adjuvant du médicament héroïque.

DIABÈTES. — Ce que nous avons dit de l'action de l'eau dans la nutrition générale, sur le système nerveux, peut nous permettre d'affirmer ses effets dans les diabètes, et surtout dans les diabètes avec azoturie, phosphaturie et ceux chez lesquels la polyphagie ne compense pas les pertes.

RHUMATISMES. — Par sa haute thermalité la source Choussy-Perrière convient au *rhumatisme chronique ;* le *rhumatisme noueux* est soulagé à la Bourboule.

MALADIES DU SYSTÈME NERVEUX. — Les neurasthéniques, les surmenés, les choréiques, sont à peu près les seuls qui puissent venir à la Bourboule avec avantage.

CONTRE-INDICATIONS. — *a)* Affections aiguës, du foie surtout. Tuberculoses ouvertes et congestives. — *b)* Lésions cardiaques non compensées.

RESSOURCES ACCESSOIRES. — Cure d'air. — Cure d'altitude. (On peut avec facilité élever les malades sur un plateau boisé en partie, d'une altitude variable de 1.150 à 1.200 mètres.)

La Bourboule, canton de Rochefort (Puy-de-Dôme), 1.200 habitants.

A 450 kilomètres de Paris. Ligne d'Orléans (Paris-La Bourboule et le Mont-Dore) ; gare de la Bourboule. Prix : 50 fr., 34 fr., 22 fr. Durée minimum du trajet : trains rapides, 10 heures ; trains ordinaires, 14 heures.

Deux courriers par jour. Télégraphe, téléphone. Succursale du Comptoir d'Escompte.

Altitude : 850 mètres ; 11 à 1.200 sur les plateaux sud, 1.000 à 1.500 dans le nord. Orientation de la vallée : Est-Ouest.

Climat montagnard, tempéré par la direction de la vallée et les contreforts nord, à variations brusques. (Se munir de vêtements chauds et légers.)

Terrain granitique, roches et tufs très perméables.

Hautes montagnes escarpées, très boisées au sud, moins raides et cultivées au nord. Vallées profondes et fraîches, excellentes routes.

Prix des hôtels : de 6 à 20 francs par jour. Villas meublées. Pensions de famille.

Casino, funiculaire, voitures pour promenades. Excursions pittoresques. Établissements balnéaires de trois classes (même traitement).

Médecins :

MM. Aube*, Boudry, Cany, Chadefaux, Chatard*, Duliège, Gachon, Gilchrist, Heulz, Lamarle, Maurel*, Méneau, Nicolas*, Noir, Olivier, Sarazin*, Sersiron, Turner, Verdalle*, Veyrières*.

LA MALOU

(Hérault)

Bicarbonatées mixtes thermalisées

La station thermale de La Malou est constituée par trois groupes de sources, et chacun de ces groupes est représenté par un établissement balnéaire. Ces établissements sont désignés, d'après l'ordre de leur topographie respective, sous les noms de *La Malou-le-Bas, La Malou-le-Centre, La Malou-le-Haut.* Leur origine est loin de remonter à la même époque, et la Malou-le-Bas qui a fondé la réputation du vallon thermal, et qui est resté le groupement capital de la station, se dénomme volontiers *La Malou l'Ancien.*

CARACTERES PHYSIQUES ET CHIMIQUES. — La température des sources de La Malou est diverse. Les plus chaudes de celles usitées pour la balnéation atteignent 40°. Les plus tempérées n'ont que 28°. Elles sont toutes employées à leur chaleur native sans mélange ou refroidissement au bassin.

Vue dans la piscine ou dans le réservoir, l'eau présente un aspect jaunâtre qui disparaît quand on l'examine sous un petit volume. L'acide carbonique se dégage spontanément et vient crever à la surface, sous forme de bulles. Toutes les sources sont inodores. Leur goût est acidulé et astringent. L'eau mouille peu la peau et semble glisser sur sa surface. Elle provoque des picotements et des démangeaisons, quelquefois vives. Sa densité dépasse sensiblement celle de l'eau ordinaire. Elle ne s'altère pas à l'air, ni à la lumière, et présente une remarquable fixité.

Les eaux de La Malou ont pris diverses places dans les classifications chimiques. Les principes dominants de leur minéralisation sont les bicarbonates de soude, de magnésie et de fer. On y constate aussi l'arséniate de soude et de cuivre, la lithine, le manganèse, le strontium. Leur minéralisation totale arrive à peine à trois grammes. On pourrait les définir justement : *bicarbonatées, sodiques et ferrugineuses, métallifères, chaudes.*

Le Haut a une température de 29°; l'acide carbonique s'y dégage avec plus d'abondance. La moyenne des sels dissous est de 1 gr. 50.

MODES D'EMPLOI. — La diversité des moyens thérapeutiques est grande à La Malou. Elle a pour principal élément la faculté de choisir entre les trois établissements qui forment la station. Elle dépend aussi de l'exceptionnelle multiplicité des procédés balnéothérapiques dont elle a été naturellement pourvue ou artificiellement dotée : piscines, baignoires, buvettes, appareils hydrothérapiques divers, bains et douches d'acide carbonique, bains de pieds à eau courante, étuves naturelles, massage humide.

Quelle est l'importance du rôle de chacun de ces procédés dans l'ensemble de la cure? Sans aucun doute, c'est la balnéation qui constitue le principal moyen de traitement, et surtout la balnéation par les piscines. Les buvettes représentent un auxiliaire assez généralement mis à profit. Ainsi se trouvent associées naturellement deux médications qu'on essaie artificiellement de combiner dans les stations concurrentes de l'Europe centrale.

Les douches n'ont qu'un rôle accessoire dans l'ensemble de la médication thermale. Les douches en pluie, très divisées, à température modérée, et les douches chaudes sur les membres inférieurs, sont surtout usitées. Les installations de massage à sec ou sous la douche, les bains de pieds à eau courante, à La Malou-le-Bas ; l'utilisation locale de l'acide carbonique des eaux, à La Malou-le-Haut, méritent d'être mentionnés. Enfin, l'Institut de rééducation, annexe de la station, s'adresse spécialement aux troubles moteurs, et complète, dans ces cas, l'ensemble des moyens thérapeutiques qui constituent la cure thermale.

ACTION PHYSIOLOGIQUE. — Le principal effet physiologique de La Malou, c'est d'augmenter fortement l'activité circulatoire et d'activer les combustions. Sous son influence, le taux de l'urée s'élève dans d'assez notables proportions. L'action stimulante s'exerce surtout sur la surface de la peau et sur les organes du bassin. La Malou provoque une excitation génitale, généralement assez marquée.

En résumé, l'effet primitif est plutôt stimulant ; l'effet consécutif, au contraire, est sédatif et tonique à la fois. L'influence du traitement balnéaire peut s'accuser au début par une exaspération des phénomènes sensibles qui justifie le nom de période d'excitation. Cet orage passager disparaît le plus souvent avant la fin de la cure.

Sur la peau, l'action de l'eau est assez irritante pour aviver les plaies et s'opposer à leur cicatrisation.

INDICATIONS. — Les *affections du système nerveux*, et notamment les *affections chroniques de la moelle épinière*, constituent l'indication capitale de La Malou. Mais sa spécialisation la plus nette et la plus accusée a trait au *tabes*, à l'*ataxie locomotrice*. Quelle que soit l'origine de cette réputation traditionnelle, elle s'est progressivement étendue, généralisée ; et le nom de La Malou est devenu, dans l'esprit du praticien, inséparable de celui du tabes. Les maladies du système nerveux tributaires de La Malou, et en particulier le tabes dorsal, y sont favorablement modifiées dans presque tous leurs symptômes, d'ordre sensitif ou d'ordre moteur. Mais il ne faut pas se borner à cette affirmation empirique. L'observation, l'analyse des indications, la recherche d'une spécialisation aussi limitative et précise que possible, permettent d'établir les conclusions suivantes :

Les eaux de La Malou sont particulièrement indiquées dans les affections médullaires d'origine arthritique.

Elles sont aussi très nettement indiquées dans les affections consécutives à la fatigue, au surmenage, et à la suractivité des fonctions de l'organisme, et notamment des fonctions génésiques.

Les tempéraments anémiques et les constitutions appauvries ressortissent beaucoup plus de leur sphère d'action, que les tempéraments pléthoriques et les constitutions robustes.

La Malou convient particulièrement aux malades à hérédité et à antécédents névropathiques.

Dans les affections médullaires, et dans toutes les affections nerveuses d'origine syphilitique, la cure de La Malou constitue un adjuvant utile et un complément de la médication spécifique. Les doses les plus intensives peuvent y être employées avec les moindres inconvénients.

L'efficacité des eaux de La Malou, dans les affections des centres nerveux, est en raison inverse de l'ancienneté de la maladie et du degré de la lésion. Il est donc important de recourir au plus tôt à l'action thermale.

L'expérience prouve surtout l'efficacité de la cure de La Malou dans les symptômes douloureux : douleurs fulgurantes, crises viscérales ; — dans les parésies des sphincters ; — dans

la plupart des troubles trophiques ; — dans l'affaiblissement
de l'état général. Associée aux exercices de rééducation
(Institut de La Malou), elle modifie très utilement l'incoordi-
nation motrice.

Les changements symptomatiques, si fréquents dans le tabes,
peuvent déterminer des changements dans l'indication balnéaire. La Malou a cet avantage que ce roulement thermal
peut s'effectuer sur place, grâce à la variété de ses sources
et aux différences de leur température.

La cure de La Malou mérite enfin d'être indiquée, comme
moyen préventif, ou mieux correctif, chez les descendants des
médullaires, comme chez tous les prédisposés et les prédes-
tinés aux maladies nerveuses graves.

Comme indications de second plan, il faut surtout citer : *Le
rhumatisme*, qui a d'abord établi la réputation de la station.
Les manifestations rhumatismales, encore actuellement, et
surtout les manifestations douloureuses : *sciatique, névralgies*, etc. amènent à La Malou un nombre important de
malades. L'éthymologie elle-même : « La Malou » douleur
rhumatismale, en languedocien, témoigne de cette réputation.

La *chlorose* et l'*anémie* forment aussi une clientèle importante pour ces sources ferrugineuses et arsenicales ; et ce
sont les névralgies de l'anémie et de la chlorose, qui y sont
le mieux modifiées, ainsi que les névralgies consécutives à
l'épuisement ou à l'action dépressive d'une fièvre grave ou
d'une maladie infectieuse.

Les complications douloureuses des *affections utéro-ovariennes* y sont traitées avec succès.

Enfin, les *névroses* et les divers *états neurasthéniques* y
sont presque toujours utilement modifiés, surtout dans leurs
manifestations motrices : paralysies et contractures hystériques.

CONTRE-INDICATIONS. — Les maladies de la peau
représentent une des contre-indications les plus nettes de La
Malou. Ces eaux doivent être employées avec la plus grande
circonspection dans les affections de nature herpétique.

La tendance aux hémorrhagies, quelle qu'en soit la localisation, constitue aussi une contre-indication.

Ainsi que le fait pressentir l'action physiologique de la
cure sur les organes génito-urinaires, les tumeurs du bassin
et les affections aiguës des viscères qui y sont contenus contre-
indiquent également La Malou.

Il en est de même dans les cas d'éréthisme **vénérien**, et pour les mêmes causes, tandis que l'affaiblissement viril et les défaillances génésiques constituent une indication utile.

L'existence de la période inflammatoire est une contre-indication d'autant plus catégorique, en l'espèce, que l'aggravation des phénomènes aigus peut provoquer les complications les plus redoutables.

La Malou doit être également interdit aux médullaires dont la maladie a débuté par des ictus **congestifs** ou apoplectiformes.

~~~~~~~~~~~

La Malou-les-Bains, commune du département de l'Hérault, à 800 kilomètres de Paris. La Malou est située sur la ligne du chemin de fer du Midi : Montpellier à Montauban. De Paris, on accède à La Malou par le P.-L.-M. (Paris : gare de Lyon ; Arvant ; Bédarieux), ou par l'Orléans (Paris : quai d'Orsay ; Montauban). Des deux côtés, des wagons, spécialisés pour La Malou, évitent tout transbordement. La gare de La Malou est en pleine cité thermale.

Trois courriers par jour avec Paris. Télégraphe. Téléphone relié directement.

Le vallon de La Malou s'ouvre sur la vallée de l'Orb, à l'extrémité N.-O. de l'Hérault, au milieu des contreforts montagneux qui unissent les Cévennes à la montagne Noire, sous un climat remarquable par la pureté de son air et la douceur de sa température. L'altitude moyenne est de 200 mètres.

Constitution géologique du sol : schistes siluriens, très ferrugineux.

Distractions de la station : casino ; théâtre ; eden-concert ; concerts symphoniques tous les jours dans les promenades publiques ; parcs, jardins et squares ; Excursions faciles ; routes parfaites ; environs pittoresques ; curiosités archéologiques ; chasse et pêche.

Installations hygiéniques modernes. Eau potable de source, amenée des montagnes Noires.

Prix moyens des hôtels : 1re cl. : 10 à 15 francs ; 2e cl. : **8 fr.** ; pensions de famille : 6 à 7 francs tout compris.

Saison du 1er avril au 1er novembre, comportant habituellement deux cures annuelles : une cure de printemps et une cure d'automne, l'intervalle de ces deux traitements balnéaires pouvant être utilisé par les exercices de rééducation de l'Institut **Faure**.

Médecins :

MM. Belugou*, Boissier, Cauvy, Cros, Descays, Donnadieu*, Faure*, Ménard, Michaud.
~~~~~~~~~~~

LA MOTTE-LES-BAINS

(Isère)

Chlorurées sodiques hyperthermales

Deux sources : *le Puits* et *la Dame*, de composition à peu près identique et donnant 400.000 litres en 24 heures.

CARACTERES PHYSIQUES ET CHIMIQUES. — Eaux *très thermales* (60 degrés), limpides, inodores, d'une saveur très légèrement salée.

Le Puits, qui est seul utilisé actuellement, renferme 7 gr. 500 de principes minéraux par litre dont le *chlorure de sodium* (3 gr. 80) est l'élément dominant ; il est associé à de nombreux autres sels et notamment le *carbonate de lithine*, les *bromures alcalins*.

MODES D'EMPLOI. — Surtout externes : grands bains prolongés de deux heures de durée parfois ; irrigations vaginales ; douches générales données dans des baignoires avec massages sous l'eau et suivies ou non de bains ; douches et bains locaux.

Usitées aussi en boisson comme eaux de lavage.

ACTION PHYSIOLOGIQUE ET THERAPEUTIQUE. — Les Eaux de La Motte sont au point de vue de leurs actions *locales*, remarquablement *décongestives*, *résolutives* et *fondantes*, en même temps qu'elles exercent sur l'organisme une action *générale tonique et reconstituante* en même temps que *sédative*.

INDICATIONS. — Les indications *capitales* sont : les affections gynécologiques, les affections rhumatismales, les suites de traumatismes osseux et articulaires, la scrofulo-tuberculose osseuse et articulaire.

1º AFFECTIONS GYNÉCOLOGIQUES. — Et tout d'abord les affections chroniques et douloureuses des *annexes de l'utérus ;* les *périmétrites chroniques* d'origines diverses. L'action réso-lutive et sédative des eaux fait merveille dans ces cas.

a) Les *métrites chroniques.*

b) *Les fibrômes utérins* dans lesquels on obtient souvent de remarquables résultats de cessation des hémorrhagies, arrêt de *développement, sédation des douleurs.*

2° AFFECTIONS RHUMATISMALES parmi lesquelles très spé-cialement :

a) Le rhumatisme *polyarticulaire à récidives fréquentes et tenaces.*

b) Le rhumatisme *noueux,* avant la période des lésions défi-nitives et graves, est souvent *enrayé* pendant de longues an-nées et les douleurs sont manifestement *apaisées.*

c) Le rhumatisme d'Heberden.

d) La sciatique rhumatismale, même ancienne, tenace, réci-divante, est *toujours améliorée, souvent guérie.*

A noter que les complications *cardiaques* du rhumatisme ne sont *jamais* une contre-indication et même que, si elles sont d'origine récente et chez des sujets encore jeunes, elles sont *favorablement influencées.* Même observation pour les compli-cations *oculaires* et notamment les *iritis et irido-choroïdites rhumatismales.*

3° Les résultats sont excellents dans les suites de trauma-tismes osseux et articulaires (*fractures, entorses,* plaies *par armes à feu, etc.*).

4° Dans la scrofulo-tuberculose osseuse et articulaire, à l'action de l'eau minérale s'ajoute celle de l'altitude et du cli-mat. C'est le *bain de mer à la Montagne.*

CONTRE-INDICATIONS. — Les états aigus, le cancer, la tuberculose pulmonaire contre-indiquent les eaux de La Motte. La *vieillesse; l'artério-sclérose* (sauf dans son stade très avancé) ne sont pas des contre-indications. Comme aussi les *paralysies, myélites chroniques,* qui souvent même retirent un bénéfice appréciable du traitement thermal.

CLIMATOLOGIE. — La Motte est à une altitude de 650 mètres dans une vallée très abritée des vents du Nord et du Sud. Aussi la température y est-elle *très régulière* et *agréable* (20 degrés en moyenne pendant la saison d'été). Une autre condition très favorable est *l'absence absolue d'humidité.* Orientation Est-Ouest.

La Motte-les-Bains, *gare de chemin de fer de la ligne de Saint-Georges-de-Commiers à La Mure* (embranchement de la grande ligne P.-L.-M. de Grenoble à Gap et Marseille).

652 kilomètres de Paris. Durée du trajet, par le rapide n° 7 du P.-L.-M., 13 heures avec *un seul* changement de wagon à Saint-Georges-de-Commiers; 5 heures de Lyon; 11 heures de Marseille; 1 h. 40 de Grenoble; 55 minutes de Saint-Georges-de-Commiers.

Poste; télégraphe; *téléphone* avec Paris, Lyon, Marseille, Grenoble, etc.

Pays très pittoresque, montagneux, nombreuses promenades et excursions. Pas de casino.

Parc de 20 hectares entourant l'établissement thermal qui comprend l'établissement proprement dit et l'hôtel du Château *réunis dans le même bâtiment.* Prix de pension à l'hôtel : 7 fr. 50 à 12 francs par jour tout compris; traitement thermal en sus.

Il existe encore un petit hôtel, Hôtel du Bois, très modeste : 5 à 6 francs par jour et deux villas meublées à louer.

Une masseuse de l'Ecole royale de Stockholm est attachée à l'Etablissement.

Médecins :

MM. P. de Langenhagen*, Gubian.

LA MOUILLÈRE

Près Besançon (Doubs)

Chlorurée sodique forte, iodo-bromurée

La source saline dont les eaux naturelles et les eaux-mères sont utilisées à La Mouillère (arrêté du ministre de l'Intérieur, sur avis d'autorisation de l'Académie de Médecine, en date du 30 décembre 1892), est captée au moyen d'un puits de forage de 200 mètres de profondeur, à Miserey, à 3 kilomètres, environ, à vol d'oiseau, de la station, et amenée par canalisation spéciale, parfaitement étanche, au réservoir du Chasnot, puis à l'Etablissement thermal.

La source provient de la pénétration et de la lixiviation, par les précipitations aqueuses tombées sur le vaste plateau boisé d'Amont, du banc de sel gemme qui, de Gouhenans et de Mellecey-Fallon (Haute-Saône), se continue, en passant par Châtillon, Miscrey et Montferrand (Doubs), jusqu'à Arc-et-Senans, Salins, Poligny et Lons-le-Saunier (Jura).

CARACTERES PHYSIQUES ET CHIMIQUES. — L'eau saline naturelle de Miserey-la-Mouillère est froide (+ 11°), claire et limpide, très fortement salée, d'une densité de 1.201. L'*eau-mère* est d'une consistance onctueuse épaisse, d'une coloration faiblement rouillée ; sa densité est de 1.224.

L'eau saline, naturelle (analyses de MM. E. Baudin et Boysson, confirmées au laboratoire de Tenon par les soins de l'Académie de médecine), renferme, par litre, 298 grammes d'éléments salins, dont 291 grammes de chlorure (sur lesquels 283 grammes de chlorure de sodium), 0 gr. 108 de bromure de potassium, et des traces très sensibles d'iodure. C'est donc une eau *chlorurée sodique forte, iodo-bromurée*, l'une des plus puissamment minéralisées qui existe, et joignant à l'*énorme chloruration* de Salies-de-Béarn la *bromuration si précieuse* de Salins (du Jura).

L'*eau-mère* renferme, par litre, 333 grammes d'éléments salins, dont 308 grammes de chlorure, 2 gr. 250 de bromure de potassium et des traces très accentuées d'iodure.

MODES D'EMPLOI. — Rarement à l'intérieur : à très petites doses fractionnées (cuillerées à café) et très diluées (bouillon d'herbes ou de veau, de bœuf ou de poulet). Surtout en *bains*, de température et de durée variables, à *concentration graduée*, avec ou sans addition, — selon indications, — de 1/20 à 1/5 d'eau-mère ; en douches générales (chaudes ou écossaises) ou locales ; — en gargarismes, en pulvérisations et en compresses.

ACTION PHYSIOLOGIQUE. — C'est une eau tonique et modificatrice de la nutrition. Elle stimule le réseau nerveux périphérique, qui reçoit la percussion, et porte le dynamisme vers le centre, et, par le choc en retour de la nutrition, vers la cellule, les tissus, les organes.

Les résultats d'une cure à La Mouillère ne sont pas seulement subjectifs (sensation de réconfort, de stimulation), mais objectifs, puisque les malades rendent des sables, et que l'analyse des urines montre les modifications intimes résultant de l'augmentation des oxydations et de la suractivité des échanges organiques.

Par l'adjonction des eaux-mères en proportion plus ou moins forte, on obtient une gamme d'effets sédatifs.

Parmi les *chlorurées*, La Mouillère possède la note tonique sans excitation ; on pourrait la dénommer : *tonique sédative.*

INDICATIONS. — La *spécialisation thérapeutique* de La Mouillère s'applique formellement au *lymphatisme*, à la *scrofule* et à la *tuberculose localisée*, non viscérale, à tous leurs degrés et dans toutes leurs manifestations, si nombreuses et si variées, directes ou indirectes, précoces ou tardives, superficielles ou profondes : gourmes, eczémas impétigineux, coryzas et amygdalites chroniques, à répétition, conjonctivites, kératites et blépharites strumeuses, otorrhées, glandes suppurées ou non suppurées, abcès froids, tumeurs blanches, mal de Pott, etc. Dans toutes ces affections, La Mouillère fournit le traitement de choix, « spécifique » en quelque sorte, et qui s'impose.

C'est l'organisme en voie de croissance qui est surtout justiciable de La Mouillère; les enfants qui, sans localisations morbides nettes, sont en état de déchéance, qui souffrent dans leur croissance, les enfants qui ont été frappés de rachitisme trouvent à La Mouillère une cure spéciale et un nouvel élan qui remonte et transforme leur tempérament affaibli. La cure des enfants possède là un de ses meilleurs facteurs.

La Mouillère n'est pas moins efficace dans certaines *maladies des femmes*, dans les *tumeurs fibreuses de l'utérus* en particulier, et dans les vieux engorgements utérins ou annexiels (péri et para-métrites, ovaro-salpingites sans collection purulente), — ainsi que dans nombre d'*affections chirurgicales anciennes*, ganglionnaires, osseuses ou articulaires. Pour toutes ces affections on fait, à La Mouillère, à la fois la cure diathésique et la cure des impotences fonctionnelles.

La Mouillère rend encore de signalés services dans les *débilités* congénitales ou acquises, les *convalescences*, les *épuisements* (quelle qu'en soit la cause), — dans les *anémies* ou *chloro-anémies* avec ou sans troubles menstruels ou nerveux concomitants, — dans la lutte contre la *prédisposition* (héréditaire ou acquise) *à la phtisie*, — dans quelques *maladies nerveuses chroniques* (paralysie infantile, chorée, neurasthénie à forme dépressive); — enfin, dans les *maladies par ralentissement de la nutrition :* rhumatisme chronique (semi-ankylosés), goutte chronique (à la période précachectique), obésité, diabète gras, etc.

CONTRE-INDICATIONS. — Les *affections organiques du cœur*, la *tuberculose généralisée* et la *tuberculose pulmonaire évoluante*, l'*asthme* et l'*emphysème*, le *mal de Bright* et *le cancer*. Et, d'une manière générale, tous les états aigus.

La Mouillère est un faubourg-campagne de l'ancienne, grande et belle ville de Besançon (60.000 hab.), chef-lieu du département du Doubs.

A 406 kilomètres de Paris; ligne Paris-Dijon-Besançon. — Durée minima du trajet : 7 heures; durée moyenne (trains directs) : 8 h. 1/2.

Prix : de Paris : 45 fr. 55, 30 fr. 80 et 20 fr. 10. Billets collectifs d'aller et retour, à prix réduits, pour villes d'eaux, valables 33 jours, délivrés du 15 mai au 15 septembre.

Quatre courriers par jour dans toutes les directions. Télégraphe et téléphone.

Altitude : 260 mètres ; 300, 400 et jusqu'à 500 mètres sur les collines environnantes. Climat *de localité*, variété du climat rhodanien, avec les qualités toniques et stimulantes de l'air de la montagne.

Constitution géologique du sol : terrain jurassique ; calcaires et marnes alternées.

Aspect général du pays : très accidenté ; vallées profondes, ombreuses ; sommets boisés et couronnés de rochers, avec eaux vives en abondance. Véritable « préface de la Suisse », selon le mot connu de Ch. Nodier.

Distractions : grand casino, avec cercle, théâtre, salle des fêtes, restauration, etc. ; orchestre de 25 musiciens ; opéra-comique, opérette, ballet. Magnifiques promenades et excursions (sources de la Loue, du Lison, du Dessoubre, saut du Doubs, etc.). Visites à la ville, à ses monuments, musées, bibliothèques, facultés, etc.

Prix des hôtels : 6 à 8 et 10 à 12 francs par jour.

L'Etablissement thermal est ouvert toute l'année. La « saison » va du 1er mai au 1er octobre, la « grande saison » du 15 juin au 15 septembre.

Médecins :

MM. Aron, Baigue, Baudin, Bolot, Bourgeau, Bruchon J. (père), Bruchon H. (fils), Brunschwig, Chapoy, Cornet, Diétrich, Druhen, Dupond, Gaudron, Gomet, Gounand, Heitz, Lanchamp, Ledoux, Mandereau, Nargaud, Prétet, Retrouvey, Roland, Saint-Martin, Toubin, Hyenne, Vaissier, Vérette.

LA PRESTE

(Pyrénées-Orientales)

Sulfurées sodiques, thermales

Quatre sources débitent 1.700.000 litres en vingt-quatre heures, à une température de 44° ; 0,012 de sulfure de sodium et très chargées de gaz azote.

L'usage interne est le principal ; mais un établissement permet l'usage des bains, douches, pulvérisations et inhalations.

INDICATIONS TRADITIONNELLES. — Catarrhe douloureux de la vessie, gravelle phosphatique et urique, colique néphrétique.

Leur nature sulfureuse permet d'expliquer aussi leur action dans les affections des voies respiratoires, le rhumatisme et les dermatoses sèches et prurigineuses.

Altitude : 1.100 mètres. Situation pittoresque. Climat doux. Saison toute l'année.
Hôtel-casino dans l'établissement.
Chemin de fer du Midi par Perpignan et Céret.

Médecin :
M. Berny.

LE BOULOU

(Pyrénées-Orientales)

Bicarbonatées sodiques

HISTORIQUE. — Il y a quatre sources au Boulou. L'une d'elles est très ancienne puisqu'elle est indiquée dans une charte de Charles le Chauve (23 février 869). Les trois autres ont été captées bien plus récemment. On les connaît sous les noms de sources *du Boulou-Clémentine, Saint-Martin-de-Fenouillard* et du *Milieu*. Elles donnent ensemble 8.000 litres d'eau par jour.

Les eaux de ces sources sont beaucoup plus connues des savants et des chimistes en particulier que des médecins et des malades, si on en excepte ceux qui vivent dans leur voisinage, c'est-à-dire ceux des Pyrénées-Orientales, des départements méridionaux voisins ainsi que de la Catalogne.

CARACTERES PHYSIQUES ET CHIMIQUES. — Tous les ont classées parmi les eaux bicarbonatées sodiques, dans le même groupe que Vichy.

Leur composition est des plus complexes. Sans compter l'eau qui les dissout, vingt corps simples, combinés entr'eux de diverses façons, concourent à les constituer. Mais c'est bien le bicarbonate de soude qui les caractérise.

Chacune des sources du Boulou a une température qui lui est propre et qui reste constante en toute saison. Elle est peu élevée : 16° à 19° environ. Elles sont ainsi d'une fraîcheur agréable l'été et presque chaudes l'hiver.

Elles sont parfaitement limpides. D'un goût agréable, légèrement aigrelet, que leur donne l'acide carbonique libre qu'elles contiennent, et l'une d'elles en grande abondance.

MODES D'EMPLOI. — Les eaux du Boulou sont employées en boissons et en bains, mais c'est surtout en boisson qu'on en fait usage. Aux sources on en boit en toute saison

car elles sont fréquentées, plus ou moins, toute l'année à raison du climat très doux de la région dans laquelle elles viennent au jour. Elles se transportent du reste facilement en bouteilles et elles se conservent ainsi indéfiniment sans altération.

On ne pourrait pas supporter un bain pris avec ces eaux
pures de tout mélange. Il faut donc les étendre d'eau ordinaire s'il y a lieu d'en user de cette façon.

Elles rendent alors la peau particulièrement souple, douce
et onctueuse, agréable au toucher; elles la décapent en quelque sorte.

En boisson on les prend suivant les indications, le matin
à jeun, peu avant les repas, et aussi pendant les repas; mais
c'est surtout par l'absorption le matin de très bonne heure
qu'elles ont leur plus grande efficacité. Les doses sont des
plus variables. En principe des doses assez petites mais continues produisent de très bons effets. Mais il faut savoir les augmenter suivant les besoins. Certains malades arrivent à en absorber des quantités énormes.

La dose moyenne ne doit arriver d'habitude à un litre par
jour qu'en s'y accoutumant peu à peu.

ACTION PHYSIOLOGIQUE. — Elles excitent l'appétit,
facilitent la digestion et provoquent une diurèse abondante.
Ces phénomènes généraux ne sauraient pour ainsi dire pas
manquer à la suite de leur emploi. Ce n'est que lorsqu'elles
sont mal prises qu'on les voit causer de légers accidents.

Au Boulou la fièvre thermale est à peu près inconnue.

INDICATIONS. — L'usage empirique de ces eaux, datant
d'une haute ancienneté, avait permis d'établir un bon nombre
d'indications. Elles ont été étendues et complétées lorsqu'on a
connu leur composition chimique et par analogie avec les
autres eaux alcalines qui leur ressemblent.

Parmi les maladies de l'estomac, l'atonie gastrique, les
dyspepsies, surtout la dyspepsie hyperchlorhydrique, et la
gastralgie retirent de leur usage un bénéfice remarquable, parfois surprenant, autant par la rapidité avec laquelle il se produit que par la durée de l'amélioration ou de la guérison. Il en
est de même pour l'ulcère simple de l'estomac.

Certaines diarrhées en retirent des bénéfices analogues,
quoique d'une façon habituellement moins rapide. Telles
sont celles que nos marins et nos coloniaux rapportent de leur
séjour en Extrême-Orient ou sous les tropiques. Elles sont

aussi efficaces contre les affections hépatiques qui ont la même origine que ces diarrhées ou qui naissent en Europe. Signalons parmi elles les congestions, l'hypertrophie, l'hépatite chronique, l'ictère aigu, subaigu ou chronique (lorsqu'ils ne sont pas dus à des lésions anatomiques) et enfin la lithiase biliaire.

Leur action physiologique sur les voies urinaires se manifeste heureusement en pathologie sur les maladies de ces organes et sur ceux qui les avoisinent. Telles sont la lithiase urique, ou d'une manière plus générale, la lithiase rénale et les coliques qu'elle cause ; la cystite catarrhale chronique, la congestion et l'hypertrophie de la prostate. La congestion utérine et la dysménorrhée en sont souvent très heureusement influencées.

Elles sont surtout efficaces lorsque ces localisations sont dues à la goutte, au rhumatisme, à la diathèse urique, ou, d'une manière plus générale, à l'arthritisme, à l'anémie ou au diabète. Car toutes ces maladies générales éprouvent les meilleurs effets de leur usage judicieux, et souvent avec une rapidité qui ne cesse de surprendre ceux qui sont le plus habitués à les constater. Nous insistons surtout sur l'efficacité des eaux du Boulou contre le diabète en général, car nous ne pouvons ici faire des distinctions entre ses diverses espèces.

Il en est de même, et il y a lieu de le noter à part, lorsqu'on les emploie contre le paludisme, quelque intense qu'il soit, quelque variées et graves qu'en soient les manifestations (hypertrophie de la rate, du foie, ascite, cachexie, etc.).

Nous devons noter encore les heureux effets de leur emploi contre des états un peu vagues ou indéterminés, tels que ceux dénommés : faiblesse générale, inappétence, convalescence longue ou difficile.

L'anémie et la chlorose sont justiciables de ces eaux.

Parmi les maladies de la peau, l'eczéma, le prurigo et le psoriasis sont heureusement modifiés ou guéris par leur usage *intus et extra*, surtout si la cause en réside dans un des états généraux que nous avons signalés.

CONTRE-INDICATIONS. — Elles sont nombreuses, mais elles peuvent être résumées en peu de mots, au moins d'une façon générale. Il ne faut pas les employer contre les maladies en voie d'évolution aiguë, particulièrement lorsqu'il y a de la fièvre, ou lorsqu'elles sont dues à l'évolution d'un néoplasme.

Le Boulou est une commune du canton de Céret, comptant
1.954 habitants. Elle est située sur un embranchement du chemin
de fer du Midi.

La distance de Perpignan est de 27 kilomètres; celle de Paris,
de 923 kilomètres, est parcourue en 19 heures par les trains
rapides.

Poste, télégraphe et téléphone.

L'altitude est de 80 mètres au-dessus du niveau de la mer.

Le climat est un des plus doux de la France.

Le sol est constitué par un terrain schisteux de la période
secondaire.

L'aspect général du pays est des plus heureux.

L'établissement thermal est situé au pied même des Pyrénées,
mais presque encore en plaine. Aussi est-il des plus variés.

La vallée du Tech, si pittoresque et si sauvage dans son cours
supérieur, offre dans son cours inférieur une des plus belles plaines
qui se puissent décrire et que la mer toujours bleue borne à l'Est.
On trouve donc dans ce coin de terre les trois plus beaux aspects :
la montagne majestueuse, la plaine superbe et la mer immense.

Prix de l'hôtel : 6 à 10 francs par jour.

Distractions : chasse et pêche pendant les saisons. Promenades
faciles. Beau parc. Excursions : au Perthus (France) et à La
Junquéra (Espagne), 14 kilomètres; à Amélie-les-Bains, 16 kilomètres; à Arles-sur-Tech (restes d'une abbaye célèbre), 20 kilomètres et à l'établissement thermal de La Preste, 40 kilomètres;
à Elne (l'un des plus beaux cloîtres de France), 15 kilomètres; et
sur le littoral méditerranéen : à Argelès-sur-Mer, Collioure, Port-
Vendres, Banyuls-sur-Mer (sanatorium maritime pour enfants,
laboratoire Arago, annexe de la Sorbonne), Cerbère (France) et
Port-Bou (Espagne). Excursions de montagne faciles et superbes,
au pic Saint-Christophe, au Puig-Néoulous, au Canigou.

L'établissement peut être fréquenté en toute saison.

Par décision ministérielle, l'Etablissement du Boulou a été ac-
cepté pour hospitaliser les malades ressortissant au ministère des
Colonies.

Médecins :

MM. Mirapeix Jean; Paraire Jules; Massot Joseph.

LE MARTOURET

A DIE (Drôme)

Etablissement thermo-résineux et hydro-minéral

Le Martouret est un établissement qui se caractérise par sa double médication : la cure thermo-balsamique par les bains de vapeurs résineuses du *Pin Mugho*, et la cure hydro-minérale, par l'eau de la source *La Virginale*.

INDICATIONS. — 1º Les affections goutteuses et rhumatismales sous toutes leurs formes, la poly-arthrite déformante, etc., toutes les affections produites par un excès d'acide urique ; 2º les catarrhes, la cystite, les coliques néphrétiques, les pyélites, l'albuminurie, la tuberculose rénale, etc., toutes les affections des organes génito-urinaires. — Les cardiaques et les congestifs ne se heurtent pas à des contre-indications ; ils peuvent sans crainte suivre ce traitement, la température du bain étant modérée, graduée, et *ne dépassant jamais 35º à 36º pour la tête.*

MODE D'ACTION. — Les bains de vapeurs résineuses accroissent les phénomènes d'oxydation : la térébenthine, les acides benzoïque et cinnamique, se combinant aux éléments de *glycocolle*, entraînent, sous forme *d'acide hippurique*, une partie de la matière première de l'acide urique et, introduisant dans l'organisme de *puissants mobilisateurs de l'acide urique, les acides de la série aromatique*, en font une combinaison plus soluble.

La cure de la source *La Virginale* ajoute à la médication balsamique l'action d'une eau puissamment éliminatrice, avec un pouvoir dissolvant considérable, qui n'apporte rien, mais qui emporte des déchets, tout en laissant aux éléments balsamiques le soin de modifier la composition des urines.

Le Martouret (500 mètres d'alt.), en face du mont Glandoz (2.045 mètres d'alt.), domine la ville de Die et ses vallées, il est situé au milieu d'un vaste domaine, entouré de bois, de prairies, de sites pittoresques.

La température d'été est modérée, sans variations brusques, sans humidité ; l'air est invariablement sec.

Promenades et excursions. — Promenades faciles et excursions nombreuses dans le Diois, le Vercors, le Briançonnais et toutes les Alpes dauphinoises qui attirent chaque année des milliers de touristes.

Renseignements divers. L'établissement ne prend que des pensionnaires, depuis 12 fr. 50 par jour.

Saison du 15 mai au 15 octobre.

Postes, télégraphe, téléphone.

Ligne du chemin de fer de P.-L.-M. Embranchement de Livron-Die-Briançon. Billets de villes d'eaux.

Médecin :

M. Benoit du Martouret*.

LUCHON

(Haute-Garonne)

Sulfhydratées, sulfurées, sodiques

Au centre des Pyrénées, à 625 mètres d'altitude, sur l'emplacement des Thermes Romains, Luchon offre toutes les ressources que l'on peut demander à la thérapeutique par le soufre. On y trouve, en effet, quarante-huit sources principales ayant de 22 à 66° centigrades de température constante. Elles sont donc toutes thermales ou hyperthermales.

D'autre part, la sulfuration allant de 1 à 7 centigr. par litre, on voit que Luchon représente une échelle étendue ; c'est la cause et la justification des indications nombreuses de cette station.

Voici les noms des quatorze sources les plus connues, avec leur **température et leur** sulfuration :

1° *Bayen*, 66° centigr., o gr. 07.
2° *Pré I*, 64° centigr., o gr. 07.
3° *Grotte supérieure*, 58° centigr., o gr. 05.
4° *Reine*, 55° centigr., o gr. 05.
5° *Richard Sup.*, 50° centigr., o gr. 03.
6° *Romains*, 49° centigr., o gr. 05.
7° *Enceinte*, 49° centigr., o gr. 06.
8° *Bordeu*, 49° centigr., o gr. 04.
9° *Etigny*, 48° centigr., o gr. 04.
10° *Blanche*, 47° centigr., o gr. 03.
11° *Bosquet*, 43° centigr., o gr. 03.
12° *Pré II*, 42° centigr., o gr. 03.
13° *Sengez*, 41° centigr., o gr. 07.
14° *Ferras*, 40° centigr., o gr. 02.

Le captage de toutes les sources a été fait à la roche en

place, dans le granit, au contact de celui-ci et des schistes quartzeux.

Le débit total des quarante-huit sources principales, seulement, est estimé au chiffre de 500.000 litres par vingt-quatre heures.

PROPRIETES PHYSIQUES. — Limpides aux griffons de captage, onctueuses, donnant au toucher une sensation agréable ces eaux, au contact de l'air, acquièrent une teinte jaune-verdâtre plus ou moins prononcée, selon qu'il se forme plus ou moins de polysulfures.

Quelques-unes des sources (Pré II, Ferras et Blanche) deviennent laiteuses, par précipitation du soufre : c'est là, entre toutes les sulfurées, et bien spécial à Luchon, le phénomène du blanchîment.

Il convient de signaler, à côté des caractères physiques, l'activité électrique de plusieurs sources de Luchon.

Les sources Bayen (66° et 0 gr. 07) et Reine (55° et 0 gr. 05) mélangées ont été reconnues au galvanomètre comme les plus électrogènes. Aussi, sont-elles les plus souvent prescrites dans le traitement des atrophies musculaires.

COMPOSITION. — Le principe minéralisateur dominant serait, d'après Filhol, le mono-sulfure de sodium ; pour A. Fontan (opinion défendue par Garrigou et généralement acceptée), le principe sulfuré doit être appelé : *Sulfhydrate de sulfure de sodium.*

Cette composition chimique, spéciale à Luchon, dans le grand groupe des sulfurées a permis de baser scientifiquement l'installation des salles de humage ou d'inhalation particulière.

A côté du sel dominant, il faut citer des carbonates, des silicates de soude, de la sulfuraire, de la barégine, etc.

Récemment H. Moissan a communiqué (académie des sciences) ses analyses des gaz de la source Bordeu, où il a trouvé, dans un total de 94,22 % d'azote, le chiffre élevé de 2 gr. 56 % d'Argon.

Fait certain : le soufre revêt dans ces Thermes les formes successives et définitives de ce métalloïde si voisin d'action de l'oxygène. En effet, il se dégage à l'état d'hydrogène sulfuré et vapeur de soufre ; il se concentre dans les polysulfures ; il s'isole à l'état de soufre en nature ; enfin se combine avec l'oxygène pour former des hyposulfites.

La rapidité croissante des transformations établit la division des sources en trois groupes :

1° *Relativement plus fixes* (sources excitantes).
2° *Blanchissantes* (modificatrices cutanées) ;
3° *Hyposulfitées* (Sources plus sédatives).

Toutes les sources dégagent des vapeurs chaudes sulfhydriquées, mais les plus riches en hydrogène sulfuré sont seules utilisées au humage.

Les eaux de Luchon sont donc : *thermales et hyperthermales, sulfurées et sulfhydratées*.

MODES D'EMPLOI. — Le traitement à Luchon est interne, et externe, mais, malgré son importance, la boisson n'est que le complément du traitement externe. Au surplus, le traitement dit externe est fatalement un peu interne en même temps.

Les thermes de Luchon sont pourvus d'une balnéothérapie complète.

On y trouve en effet :
1° Bains de baignoires (130) ;
2° Piscines : petites et de natation :
3° Douches : petites, grandes et écossaises ;
4° Douches pulvérisées (nasales, pharyngiennes et laryngiennes) prises dans des salles soit communes, soit particulières, quand il s'agit d'affections cutanées ou de la pelade ;
5° Douches ascendantes ;
6° Etuve sulfurée, naturelle, dont la température moyenne est 40 à 42° centigr. et dont les parois sont tapissées de dépôts de soufre. Cette étuve constitue un bain de vapeur très actif, et particulièrement favorable aux rhumatisants ;
7° Salles de *humage* ou inhalation particulière.

La caractéristique de Luchon réside dans ce fait : Dégagement de vapeurs sulfhydriques qui sont inhalées, à l'insu des malades, en quelque point des thermes que les conduise leur traitement sulfuré. Aussi, tout emploi des eaux, d'apparence seulement externe, est-il toujours doublé d'un usage réellement interne.

Les bains étant pris dans des salles hautes ou à voûte surbaissée, selon les cas, et cette inhalation étant fatale, il s'ensuit que les prescriptions médicales demandent toujours à être bien surveillées, après avoir écarté avec soin toutes les contre-indications.

Cette inhalation est manifestement plus active dans les salles de humage. Là le malade est placé devant un porte-vapeurs qui lui est personnel, et qui lui a été indiqué par le médecin connaissant bien exactement la température et le degré de richesse en vapeurs sulfhydriquées.

Les divers appareils collecteurs sont gradués de 30 à 43° centigrades, fournissant de 10 à 50 milligrammes d'hydrogène sulfuré par mètre cube de vapeurs. Celles-ci sont émises, spontanément, avec une richesse supérieure aux autres sulfurées, dit le professeur Garrigou. Elles sont humées dans les salles bien aérées, dont la température est, à peu près, en été, celle de l'air ambiant.

Il y a quelques jours, à l'Académie de Médecine, M. H. Moissan a exposé que, pour lui, le gaz dominant au humage n'était pas de l'hydrogène sulfuré mais de la vapeur de soufre.

En attendant le dernier mot de la chimie, la clinique s'enrichit chaque jour de résultats favorables.

A côté des salles communes de humage, se trouve un salon réservé pour le traitement des obstructions de la trompe, et des otites de la caisse, chroniques. Les insufflations de ces vapeurs chaudes de la source de la Grotte produisent de remarquables effets ; aussi le nombre de malades va-t-il croissant, chaque année ;

8° Boisson. — Dans les thermes et au pourtour se trouvent les buvettes munies de gargarisoirs. Dix sources de température et de sulfuration différentes les alimentent. La dose est de 50 à 200 grammes matin et soir ;

9° Il convient de citer comme adjuvants de la médication habituelle : les bains émollients, le massage fort en honneur dans la station pourvue d'un personnel habile.

A citer aussi la douche hydrothérapique à 10° centigrades constants, et à une pression, à volonté, de 1 à 4 atmosphères ; la cure de petit-lait et les sources ferrugineuses et sulfuro-alcalines. La source de Ravi, sulfurée dégénérée, rend des services signalés dans les cas de catarrhe chronique de la vessie.

ACTION PHYSIOLOGIQUE. — L'activité du soufre sur les divers appareils : nerveux, de la circulation, cutané, respiratoire, digestif et urinaire est certaine. Elle se manifeste plus ou moins selon les tempéraments et selon l'intensité de la cure.

On peut dire en bloc : action tonique excitante, modifiant l'atonie des tissus par une circulation meilleure, visible à la peau et sur les muqueuses, dont les sécrétions et excrétions reviennent à la normale.

La dose importe beaucoup, car, dessiccative, *kératinisante* (comme dans l'eczéma humide) à petites doses, l'action du soufre, à doses plus massives, sera exsudative.

L'action péristaltogène plus ou moins marquée, l'appétit remonté, l'urine plus abondante avec décharge d'urates et de produits excrémentitiels, le retour habituel des forces et le réveil génésique sont autant de signes de l'activité profonde imprimée aux divers éléments cellulaires.

Au surplus, rappeler que le soufre fait partie intégrante de la cellule humaine, qu'on le retrouve assez abondant dans l'hémoglobine, c'est justifier son rôle dans la nutrition.

La réparation plus rapide des plaies, des ulcérations indique le mouvement phagocytaire accru par l'hydrogène sulfuré naissant. Celui-ci agit presque seul au humage.

Les vapeurs respirées ne causent aucun malaise, calment vite la toux, modifient les sécrétions de l'appareil vocal et respiratoire, et, absorbées, favorisent les oxydations intra-cellulaires, et, par suite, le remontement général.

INDICATIONS. — On ne saurait s'étonner de leur grand nombre, à cause des groupes divers d'eaux sulfurées et sulfhydriquées thermales, qu'on trouve réunies à Luchon :

Les résultats les meilleurs sont obtenus :

1° Dans les AFFECTIONS CUTANÉES.

a) Etats séborrhéiques;
b) Le groupe eczéma, particulièrement les formes humides ;
c) L'acné rosée, arthritique et de la ménopause;
d) L'acné polymorphe des lymphatiques ;

Ces affections sont tributaires des eaux blanchissantes et hyposulfitées. Elles seraient irritées par les polysulfurées.

c) Du côté du cuir chevelu, la *pelade*, même ancienne et étendue aux autres régions pilaires, est traitée avec succès dans des salles de pulvérisation, où l'isolement des malades est assuré. La douche dirigée sur les points atteints est très vigoureuse, hyperthermale, et une friction énergique est pratiquée sur le cuir chevelu.

2° Sont largement traitées à Luchon :

LES AFFECTIONS CHRONIQUES HERPÉTO-ARTHRITIQUES de plusieurs muqueuses, surtout celles de l'appareil respiratoire :

a) Le coryza chronique avec cornets légèrement hypertrophiés ;

b) Le coryza des enfants lymphatiques avec adénoïdes étalées, non en tumeur saillante ;

c) L'*angine chronique* (pharyngite granuleuse avec amygdales hypertrophiées ;

d) La laryngite chronique, arthritique, soit professionnelle (professeurs, orateurs, chanteurs), soit par abus de tabac, d'alcool, etc. ;

e) La bronchite chronique (plutôt la forme humide) ;

f) L'*asthme* sans complications cardiaques, la forme humide de préférence.

Pour ces divers malades des voies respiratoires, les bains, les grandes douches et la boisson visent le terrain, tandis que le gargarisme, pratique des plus utiles, la douche pulvérisée et surtout le humage sont dirigés avec succès contre l'état local.

Les vapeurs sulfhydriques du humage ont un effet très prolongé, qui blinde, en quelque sorte, les muqueuses contre les retours offensifs hivernaux.

Ces divers modes d'emploi aux eaux sulfurées peu fixes sont particulièrement à rechercher après une atteinte de grippe qui, loin d'assurer l'immunité, favorise le retour de nouvelles manifestations sur un terrain longtemps amoindri, déminéralisé.

3° LEUCORRHÉE ET BLENNORRHÉE. — Le traitement local en injections durant le bain composé des sources sulfuroalcalines, prises aussi en boisson, vient ajouter ses effets rapides au remontement procuré par la médication générale.

4° Les eaux moyennes et fortes de Luchon fournissent des indications formelles pour la cure de plusieurs infections :

En tête, nous citerons la SYPHILIS.

A la période secondaire et tertiaire, la syphilis, en effet, est, depuis plus d'un siècle, largement représentée dans la clinique de cette station. Pendant la cure sulfurée, les préparations iodurées et surtout hydrargyriques, ces dernières sous toutes les formes : frictions *largâ manu* ou injections, (le plus souvent de sels solubles), sont généreusement distribuées à ces malades dont la tolérance pour le mercure est accrue par le soufre.

Les eaux sulfurées fortes, dans un climat de montagne, sont assurément l'adjuvant le plus précieux dans la cure de la syphilis. Le fait était consacré bien avant la constatation récente de la notable désulfuration chez les syphilitiques qui présentent, tous, une déminéralisation notable, surtout à la période des poussées.

.5° LE RHUMATISME CHRONIQUE. — Le groupe hyposulfité et si riche en Argon de Bordeu, et celui de Richard, employés en bains prolongés, sont le plus souvent prescrits contre les diverses manifestations : articulaire, musculo-articulaire, nerveuse, comme dans le cas de sciatique rebelle avec atrophie. On peut escompter, aussi, un bon résultat dans les arthrites suivies de roideurs avec atrophie, dues au gonocoque.

Dans le traitement efficace des rhumatisants l'étuve sulfurée mérite une mention spéciale, bien connue des montagnards du pays.

6° L'ATROPHIE MUSCULAIRE, de cause diverse, le massage aidant, soumise à l'action des sources électrogènes, sera vite améliorée, comme le prouverait, à lui seul, le dynamomètre.

7° La station de Luchon est merveilleusement adaptée aux soins nécessités par les enfants convalescents ou simplement affaiblis; ceux dont les muqueuses aériennes fragiles sont l'objet de poussées inflammatoires trop fréquentes, ou qui présentent des adénoïdes étalées, ne relevant pas de la curette. Les diverses piscines et les douches de toute nature sont les agents actifs de cette *puériculture*.

8° Les cas d'hydarthrose traumatique, de roideurs articulaires, suites de fractures ou autres accidents ; les trajets fistuleux, suites de lésions scrofulo-tuberculeuses, seront également améliorés, à la condition que les malades consentiront à une cure sérieuse, prolongée au delà de la fâcheuse période des 21 jours, abusivement dénommée saison thermale.

En résumé, Luchon, par ses sources thermales et hyperthermales, de sulfuration variée, présente les indications communes aux autres sulfurées fortes et moyennes contre la plupart des états atoniques.

Cette station, par ses ressources de tout ordre, mérite d'être placée au premier rang pour la cure des syphilitiques.

Luchon offre, en outre, des indications spéciales qu'elle doit :

1° Au blanchîment de certaines sources pour le traitement des affections cutanées, en particulier les états séborrhéiques ;

2° Au humage, pour la cure des affections chroniques de l'appareil vocal et respiratoire de nature non bacillaire.

Groupés autour du soufre, les adjuvants hygiéniques les meilleurs viennent compléter un ensemble précieux de ressources thérapeutiques, dans une vallée des Pyrénées aussi renommée par les effets de ses sources sulfurées, que pour la salubrité de son climat et de la beauté de ses sites.

CONTRE-INDICATIONS. — *a) Formelles*. — Signalons les affections du foie, du rein, de la prostate, les affections chroniques du cœur non très bien compensées, les affections de l'estomac, à part la dyspepsie atonique bien modifiée par la source électrogène de Reine. Au même rang des contre-indications formelles il faut ajouter : les affections subaiguës de l'utérus et des annexes, la métrorragie, l'hystérie, l'épilepsie, l'obésité exagérée.

b) Relatives. — Elles sont fournies par des états morbides qui, à d'autres périodes, ou pour des formes différentes, pourraient bénéficier des eaux de Luchon. Citons comme contre-indiquées dans ces cas : la tuberculose pulmonaire hémoptoïque et pyrétique ; le tabès manifestement ataxique ; la chorée récente ; l'hémiplégie datant de plus de deux ans ; la sciatique-névrite récente, éréthique.

Parmi les affections cutanées qui n'ont pas à bénéficier beaucoup des eaux de cette station, il convient de signaler l'ichtyose et le psoriasis ancien, intense.

Luchon (Bagnères-de-Luchon), chef-lieu de canton du département de la Haute-Garonne, 4.000 habitants, pouvant recevoir 10.000 étrangers à la fois.

A 850 kilomètres de Paris. Lignes d'Orléans et du Midi; gare terminus.

Prix de Paris : 95 fr., 64 fr., 42 fr.

Train le plus confortable au départ de Paris : 9 heures du soir, gare d'Orsay.

Train de luxe spécial : Paris-Luchon. Durée minima du trajet par train rapide : 13 heures; 15 heures par trains dits directs.

Quatre courriers par jour pour Paris, télégraphe.

Altitude : 625 mètres. Orientation principale : Nord-Est, Sud-Ouest.

Climat moyen de montagne.

Constitution géologique du sol : Le fond de la vallée occupe un lac préhistorique; sous-sol aréneux; terrains primitifs et secondaires; la plupart des sources se trouvent au contact des schistes et du granit.

Aspect général du pays : vallée salubre, entourée de forêts, au pied de la haute chaîne des Pyrénées, en face la Maladetta (3.404 mètres); vallée frontière d'Espagne. A 2 heures de marche de la Catalogne, à 4 heures de l'Aragon.

Distractions de la station : courses nombreuses dans les vallées secondaires, à pied, à cheval, en voiture. Chasses à l'izard sur les glaciers voisins, français et espagnols. Courses de chevaux. Courses de taureaux, comme à Madrid, et courses landaises.

Casino célèbre. Fêtes nombreuses. Retraites aux flambeaux par la corporation des guides. Fantasia.

Hygiène de la station bien surveillée. Eau potable parfaite; 1.500 litres par jour et par habitant.

Saison du 1ᵉʳ mai au 1ᵉʳ octobre; mais thermes ouverts toute l'année.

Prix moyen des hôtels : 1ʳᵉ classe, 10 à 15 fr.; 2ᵉ classe, 6 à 8 fr. Tables de régime, à volonté, dans les hôtels et restaurants.

Nombreuses villas de 20 à 50, 60, 100 fr. et plus par jour; se louent au mois, ou pour la saison. Prix à forfait.

Plus de deux cents maisons particulières offrent des chambres et appartements garnis. Cuisine au gré de chacun.

Selon le quartier de la ville, on peut vivre avec le budget le plus modeste, et satisfaire les goûts les plus exigeants.

En juin et septembre, le tarif général des thermes et les prix des hôtels sont moindres; mais, même en juillet et août, les prix aux Thermes sont différents le matin et l'après-midi, pour répondre à la fortune de chaque malade.

Un hôpital thermal reçoit, moyennant une faible rétribution, les malades peu aisés durant toute l'année.

Médecins :

MM. Audubert, Azémar, Baqué, Barrié*, Cargue, Doit-Lambron*, Dulac, Estradère J. (père)*, Estradère G. (fils), Faivre, Ferras P. (père)*, Ferras J. (fils)*, Germès, de Gorsse*, de Lavarenne*, Le Juge de Segrais*, Margoton, Pelon, Racine, Rück, de Torrès*, Vignaux*.

LUXEUIL

(Haute-Saône)

Eaux chlorurées et ferro-magnésiennes, thermales

Luxeuil est située au pied des derniers contreforts des Vosges et, parmi les stations balnéaires de la région vosgienne, mérite une place importante.

SOURCES. — Dix-huit sources thermales, d'un débit journalier de 600.000 litres, forment deux groupes distincts : les *Salines* émergent du granit ; les autres viennent du grès bigarré, ce sont les *Ferrugineuses*. Les premières sont très chaudes (30° à 52°) et conservent une limpidité remarquable ; **les secondes offrent une température de 21° à 29°**, se troublent à l'air et laissent sur les parois un dépôt ocracé. Toutes ces sources, et surtout celle des *Dames*, renferment une notable proportion d'azote. Les sources salines renferment 1 gr. de chlorure de sodium, 3 à 4 milligr. de manganèse, 2 à 3 milligr. de fer, 1 centigr. de lithine, 10 centigr. de silice, 6 à 7 dixièmes de milligr. d'arsenic et des traces d'iode. Les sources ferrugineuses renferment 12 milligr. de fer, 7 centigr. de manganèse. La présence du manganèse, le plus précieux agent d'oxydation des globules sanguins, fait de ces sources une espèce unique en Europe.

MODES D'EMPLOI. — C'est surtout *le traitement balnéaire externe* qui prédomine à Luxeuil (Bains en baignoire ou en piscine, douches, irrigations vaginales, lavages intestinaux, massage). Mais ce sont les irrigations vaginales qui sont le triomphe de la station.

Grâce à un ingénieux système de canalisation, l'eau est captée à sa sortie du griffon et menée, sans qu'elle voie le jour, directement dans la baignoire. On a affaire de la sorte à une eau pourvue de sa force naturelle, à de *l'eau vivante* qui conserve une température constante (48°-50°). L'eau du griffon arrive directement au contact du col de l'utérus avec la pression réduite au minimum, de façon à constituer un véritable bain local.

Les douches ascendantes couchées (véritables lavages de l'intestin) s'emploient beaucoup à Luxeuil depuis quelques années et rendent de grands services pour toutes les utérines et aussi pour tous les neuro-arthritiques adressés à cette station.

Les cabines sont aménagées avec tout le luxe et le confort voulus.

L'établissement comporte aussi l'emploi des douches les plus variées.

Enfin l'eau se prend également en *boisson*. L'eau saline est bue au griffon en petite quantité, et quant à l'eau ferrugineuse, qu'on peut boire pure ou mieux coupée d'eau alcaline, elle est bien tolérée par l'estomac et rend le fer plus assimilable à l'organisme en raison même de sa thermalité.

ACTION PHYSIOLOGIQUE ET MODE D'ACTION. — Les eaux de Luxeuil sont *sédatives, décongestionnantes et toniques*. L'action physiologique du bain se traduit dans sa forme moyenne par une série de phénomènes dont l'ensemble indique un certain degré d'excitation. Cette excitation plus ou moins forte a pour effet de réveiller ou d'augmenter la vitalité des tissus, de faire passer les organes de l'inertie à l'activité et de leur donner ainsi la force de se dégager d'une maladie devenue indolente par sa chronicité. La stimulation peut être assez vive pour qu'au bout de quelques jours (cinquième au huitième jour), les malades éprouvent de la fièvre, de l'inappétence, de l'agitation nocturne, de l'insomnie, de la tristesse et une grande lassitude physique et morale ; il y a quelquefois exaspération des douleurs actuelles ou réveil des douleurs anciennes. En général, ce moment critique dure peu et n'offre rien de grave : il atteste au contraire l'impressionnabilité de l'organisme.

Cette première période franchie, la cure se continue paisiblement jusqu'à ce que des phénomènes analogues à ceux du début de la cure indiquent la saturation. Mais, en général, le calme renaît et finalement l'action physiologique d'une série de bains est franchement sédative d'une part et franchement tonique de l'autre.

Prises en boisson, ces eaux portent une douce stimulation sur la muqueuse digestive, excitent légèrement la soif et impriment une plus grande activité à l'estomac et à l'intestin dont la sécrétion est augmentée. C'est une eau très appropriée lorsqu'il s'agit de ranimer les fonctions trop languissantes du tube digestif : tout en facilitant l'évacuation alvine, elle relève le ton des organes et provoque l'appétit. Un autre effet est d'agir puissamment sur la sécrétion urinaire. Cette activité dans les diverses sécrétions intestinale, biliaire et rénale ne tarde pas à provoquer un effet résolutif marqué en vertu duquel tous les engorgements chroniques tendent à diminuer, à se résorber et à disparaître.

INDICATIONS. — Luxeuil est une station surtout féminine par essence ; les utérines, pelviennes, génitales y sont donc en majorité. Ces eaux ont une action pour ainsi dire élective, le traitement par l'eau chaude étant devenu classique dans les affections utéro-annexielles. Aussi y voit-on affluer toutes les variétés de phlegmasies génitales profondes, cellulites et scléroses utéro-annexielles. Luxeuil aura pour effet de combattre les congestions, de faire résorber les exsudats, de régulariser la circulation locale, de calmer les douleurs et spasmes, tout en tonifiant l'état général. Il y a là une action toni-sédative très nette. Qu'il s'agisse de para et périmétrites (fixation de l'utérus soit par sclérose du tissu cellulaire des ligaments, soit par reliquats de pelvi-péritonite) ; qu'il s'agisse de flexions utérines, de prolapsus utéro-vaginal ; qu'il s'agisse de sub ou superinvolution (scléroses infectieuses post-partum hypertrophiques ou atrophiques) ; qu'il s'agisse de dysménorrhée par sténose cervicale ou par difficulté de ponte ovarique (ovaires déviés, prolabés ou scléro-kystiques) ; qu'il s'agisse enfin d'endométrite chronique, — autant de cas liés pour la plupart à un état arthritique, — on rencontrera toujours des modifications défectueuses de la circulation pelvienne, réalisant la congestion des organes génitaux et provoquant de la pesanteur et des névralgies pelviennes et lombo-abdominales.

Nous tenons à faire mention de certaines variétés de fibromes utérins, surtout sous-péritonéaux, dans lesquels l'élément douleur seul est en jeu. Si Luxeuil ne guérit pas les fibromes utérins, ses eaux décongestionnent l'utérus et permettent à l'organisme épuisé par les pertes sanguines de résister à de nouvelles hémorrhagies. Les malades sont alors dans de meilleures conditions pour supporter une opération chirurgicale, si elle était nécessaire.

La dysménorrhée, les accidents de la ménopause se trouveront bien de Luxeuil dont les eaux sédatives apaisent l'éréthisme nerveux et régularisent les troubles circulatoires.

Enfin la tradition a fait adopter Luxeuil comme jouissant d'une influence heureuse contre *la stérilité*. Si cette stérilité est due à une hyperexcitabilité nerveuse, on aura recours à la balnéation sédative ; si, au contraire, il y a de l'engorgement des organes pelviens avec torpeur et atonie, les bains chauds et l'emploi des douches sous toutes les formes seront prescrits.

ENTÉRITES. — *Entérite muco-membraneuse.* — Le ralentissement des inflammations utéro-annexielles sur l'intestin est presque constant : aussi la constipation, les différentes formes d'entérite se rencontrent-elles chez la plupart des utérines. C'est dire que les douches ascendantes sont très suivies à Luxeuil. Aussi la clientèle des dyspeptiques atones, de certains gastralgiques, des entérites y augmente-t-elle chaque année.

NEURASTHÉNIE. — Les neurasthéniques des deux sexes peuvent être adressés à Luxeuil. Les femmes paient largement leur tribut à cette maladie pendant la vie sexuelle et surtout à l'époque de la ménopause.

ARTHRITISME. — *Rhumatisme à forme névropathique.* — Luxeuil est une station décongestionnante et anti-arthritique au premier chef. La classe des malades tributaires de la diathèse arthritique est très nombreuse. Ils sont en général rhumatisants et quelquefois goutteux, toujours en proie à une foule de malaises subits, aigus ou chroniques, très mobiles, où les phénomènes nerveux ou bien l'élément fluxionnaire jouent le principal rôle. La réputation des sources chaudes de Luxeuil dans la cure du rhumatisme chronique est depuis longtemps incontestée. Ces eaux sont très indiquées sous forme de bains dans le traitement des affections rhumatismales à forme névropathique, de la sciatique invétérée, des parésies musculaires et paralysies d'origine rhumatismale, des névralgies rebelles et des névrites.

Enfin signalons les remarquables effets produits par les douches chaudes dans les dermatoses prurigineuses, le prurigo arthritique *sine materia*. Notons aussi que les piscines de Luxeuil jouissent d'une vieille réputation dans le traitement des *phlébites*, et cette réputation est pleinement justifiée par les cures remarquables obtenues chaque année.

ANÉMIQUES. LYMPHATIQUES. — Les sources ferro-manganésiennes méritent une mention spéciale, car leur composition, presque unique, nous révèle qu'elles sont souveraines contre la *chlorose* et l'*anémie* et dans tous les cas où l'organisme réclame du fer, dans les convalescences, dans les anémies consécutives aux maladies aiguës, aux hémorrhagies et surtout chez les jeunes enfants lymphatiques. Ces eaux non seulement contiennent du fer sous forme de carbonates et phosphates assimilables, mais surtout du manganèse, le plus précieux agent d'oxydation des globules sanguins, de l'arsenic et de l'iode. Dans le traitement de l'anémie la chaleur des eaux ferro-manganésiennes de Luxeuil est doublement précieuse : d'une part, elle permet d'administrer des bains généraux d'eau ferrugineuse presque pure, et, d'autre part, elle rend ces eaux tolérables pour l'estomac qui s'assimile le fer qu'elles contiennent.

CONTRE-INDICATIONS. — Rhumatisme aigu ; goutte floride ; affections cardiaques aiguës et subaiguës ; cardiopathies avec asystolie surtout chez le vieillard ; maladies de l'aorte ; lésions cérébro-spinales ; hysteria major, hystéro-épilepsie.

～～～～～～～～～～～

Luxeuil, chef-lieu de canton du département de la Haute-Saône, 5.000 habitants.

Altitude : 350 mètres.

Saison du 15 mai au 1er octobre.

A 406 kilomètres de Paris. Ligne de Paris à Belfort par Port-d'Atelier et Aillevillers.

Durée du trajet : 7 h. 1/2. Service direct entre Paris et Luxeuil, et *vice versa*, par le train des eaux.

Le rapide Calais-Bâle, par Boulogne, Amiens, Laon, Reims, Nancy, dessert Luxeuil.

Relations directes entre Marseille et Luxeuil, et *vice versa*, par Lyon, Dijon, Chalindrey, Port-d'Atelier et Aillevillers.

Service téléphonique avec Paris.

Prix des hôtels : de 7 à 15 francs par jour, tout compris.

Distractions : Concerts au parc. Casino. Théâtre. Jeux divers.

Parc magnifique. Promenades et excursions dans les environs.

Médecins :

MM. Bornèque Causeret, Dussuc, Galliot, Gauthier père, Gauthier fils, Héraud*, R. de Langenhagen*, Paris, Picot.

MARTIGNY-LES-BAINS

(Vosges)

Sulfatée, bicarbonatée calcique et magnésienne, froide

Dans un parc clos de vingt hectares environ, se trouvent les trois sources exploitées à ce jour. Leur nom générique est : *Sources du Parc;* leur qualificatif respectif : *source lithinée, ferrugineuse, savonneuse.* Les deux premières seules sont prises en boisson, la troisième réservée à l'usage externe.

La première analyse en a été faite en 1852 par Ossian Henry ; plus tard, en 1868, la source lithinée, seconde en date, ayant été captée, le Professeur Jacquemin, de Nancy, fit une analyse nouvelle, qu'il revisa en 1883. Cette source est la source type.

Le débit des deux sources prises en ingestion est de cent mille litres par jour.

CARACTERES PHYSIQUES ET CHIMIQUES. — La température des sources prises à l'émergence a été trouvée égale à + 10°,25. Elle est sensiblement invariable ; agréable au goût, inodore, transparente, sa saveur est douceâtre. Ce qui la caractérise, c'est sa composition, sulfatée, calcaire magnésienne, ses silicates de soude et de chaux, sa lithine dont la teneur est variable suivant les analystes, 32 milligr. pour Jacquemin en 1869 ; o milligr. 24 pour Wilm en 1878 ; 35 milligrammes pour le professeur Held de Nancy en 1899.

MODES D'EMPLOI. — La cure se fait à jeun. En général on débute par des verres de la contenance de deux cents grammes. Chaque ingestion est espacée de 15 à 20 minutes, en promenant son eau, comme dit le buveur. Le minimum ingéré est de 3 à 400 grammes, le maximum : deux litres à deux litres et demi. Cette absorption est surveillée par le médecin et réglée par lui. La posologie varie avec l'individualité ; le tact du praticien consiste à savoir quànd, comment, pourquoi, il doit augmenter, diminuer, maintenir, suspendre ou cesser le médicament.

L'expérience, l'observation, l'analyse urinaire sont ses guides : les réactions fonctionnelles, ses moniteurs.

L'usage a établi la cure de trois semaines ; elle peut être moindre, supérieure ou scindée, suivant l'opinion médicale.

La caractéristique du traitement est la boisson, mais il trouve un adjuvant précieux dans la cure externe par l'eau de la *Savonneuse*, baptisée *le Schlangenbad français*, dont elle a la minéralisation et ne diffère que par la température. C'est l'eau alcaline naturelle, si souvent usitée dans les affections arthritiques.

Les ressources balnéaires se composent de vingt-quatre cabines modèles, comme cubage, aération, éclairage, confort ; deux salles de douches, des salles et cabinets de massage, l'appareil Berthe de massage sous l'eau.

ACTION PHYSIOLOGIQUE. — Dès son réveil le malade se rend aux sources et, à jeun, commence le traitement, pour le terminer deux heures environ avant le déjeuner. La température froide de l'eau, pénétrant dans un estomac vide, provoque une vaso-constriction légère, traduite par une impression d'abaissement de la chaleur du corps. Au deuxième ou troisième verre, il y a parfois un insensible vertige, une sensation ébauchée d'ébriété. Ces phénomènes, auxquels tous ne sont pas soumis de la même manière, sont de durée courte et cessent alors que la soupape s'ouvre d'un côté ou de l'autre de l'émonctoire rénal ou intestinal. Une sensation de réchauffement, de bien-être y succède.

Suivant les tempéraments, l'ingestion amène chaque matin la débâcle urinaire ou intestinale, ayant comme caractéristique de cesser avec la cure. Outre ces vertus de lavage, l'eau a encore une action sur les fibres lisses des tuniques musculaires dont elle réveille et sollicite les contractions. Elle ne dissout ni cholélithes, ni calculs urinaires, mais les désagrège, les fragmente, les lave des matières étrangères qui les grossissent, et par ce fait les rend plus aptes à traverser jusqu'au dehors les voies qu'ils ont à suivre. La diurèse et la copropoièse méthodiques, suivies, répétées, ainsi produites, entraînent les déchets organiques, rénovent la vitalité des tissus traduite par une élévation, dès le début, du coefficient d'oxydation. L'eau de Martigny est donc apéritive et diurétique à doses faibles, laxative à doses moyennes, purgative à doses massives ; grâce à ses silicates elle est antiseptique, avec propriété spécialement élective sur l'appareil urinaire.

INDICATIONS. — SPÉCIALE dans l'uricémie, la gravelle (urique, oxalique, phosphatique, etc.), la goutte, les affections catarrhales des voies urinaires, l'eau de Martigny est encore indiquée dans les états congestifs du foie, dans la glycosurie, l'albuminurie goutteuses, la ptose rénale chez les fausses utérines arthritiques.

Uricémie. — Elle décongestionne le rein, les voies urinaires, diminue l'acidité, provoque l'expulsion des sables.

Gravelles. — Elle facilite l'expulsion du calcul ; arrête les hématuries si fréquentes, ramène par ses propriétés de lavage et d'antiseptie l'asepsie des conduits urinaires dans la lithiase phosphatique, redonne aux urines leur acidité normale. La pyélite, pyélo-néphrite dérivant de ces affections bénéficient de la même spécialisation de l'eau.

Goutte. — Dans la goutte, en stimulant la nutrition, en faisant la chasse urique, en agissant sur la diathèse, elle corrige le ralentissement nutritif, relève l'état général.

SECONDAIREMENT, l'eau, dans les états congestifs du foie, régularise les fonctions digestives, calme l'irritation gastro-duodénale, fait cesser les constipations.

Dans l'albuminurie goutteuse, elle modifie le terrain, produit le nettoyage rénal, débarrasse le rein des produits irritants ou toxiques, favorise la nutrition, stimule les échanges, fait baisser ou disparaître l'albumine.

Dès la première semaine, le glucose, quand il est d'origine franchement goutteuse, disparaît à la condition que la cure soit menée rapidement et à doses massives.

La ptose rénale symptomatique de sables, graviers, calculs, entraînant la chute ou le déplacement congestif de l'organe, est justiciable de l'eau.

Les fausses utérines, uricémiques, goutteuses, atteintes de névralgie vésicale, cystite, pyélo-cystite, symptomatiques d'un état rénal, seront désignées pour la cure.

Dans les dermatoses arthritiques, les affections cutanées des goutteux, graveleux, conjointement à la cure en ingestion, on fera la cure externe avec l'eau de la *Savonneuse.* La balnéation terreuse a une action très efficace sur le derme ; en le décapant et l'imprégnant, les eaux ingérées combattent la diathèse.

CONTRE-INDICATIONS. — Sont exclus de la cure :
Les cardiopathies à lésions mal ou non compensées, avec tendance à l'hypertension ; l'artério-sclérose généralisée, le cancer, la tuberculose, les états cérébraux congestifs, les néphrites avec altérations graves du rein, ou à taux d'albumine élevé ; les néoplasies rénales, vésicales ; un calcul enclavé ou trop volumineux, la pierre, la paralysie vésicale, l'hypertrophie prostatique, la cholélithiase avec calculs notables du foie ou de la vésicule. Les suites de la lithotritie ne contre-indiquent pas la cure, mais la commandent.

Martigny-les-Bains, commune des Vosges, 1.200 habitants.
A 366 kilomètres de Paris, sur la ligne de l'Est (Paris, Langres, Martigny).
Prix de Paris : 41 fr., 27 fr., 18 fr.
Trains les plus commodes : 9 h. 10 le matin, 10 h. 20 et 9 h. 25 le soir.
En saison, c'est-à-dire du 25 mai au 25 septembre, train express partant à 10 heures du matin de Paris, sans transbordement, arrivant à ¨ .artigny à 4 heures du soir (wagon-restaurant et couloir).
Deux courriers par jour de ou pour Paris ; plusieurs pour la province. Télégraphe, téléphone avec Paris, Epinal, Nancy, etc.
Orientation principale : Est-Ouest.
Altitude : 377 mètres à la gare en face de l'établissement. Climat doux, sec, salubre, grâce aux bois de chênes, hêtres, sapins. Sol calcaire. Nuits toujours fraîches, même dans les grandes chaleurs.
Constitution géologique du sol : grès du lias dans les forêts, marnes irisées dans les coteaux, muschelkalk dans la plaine, trias jusqu'au versant du bassin de la Saône, où se trouve l'étage des grais bigarrés.
Des bois environnent immédiatement la station ; le pays offre les avantages de la plaine et de la montagne. Bonnes routes pour cycles et automobiles.
Eglise attenant à l'Etablissement.
Distractions de la station : Casino, théâtre. Parc de vingt hectares clos, lawn-tennis, crocket, petits-chevaux, appareils de gymnastique, salles de jeux ; lac dans le parc pour les pêcheurs. Excursions variées, dont quelques-unes offrent un intérêt historique.

Prix des hôtels de l'établissement : 6 fr., 7 fr., 8 fr. ; à l'International : à partir de 12 fr. (4 hôtels dans le parc).

Il y a des hôtels de second ordre dans le village et des maisons meublées. Voitures pour excursions.

Saison : 25 mai au 25 septembre. Commencement et fin fréquemment froids.

Médecins :

MM. Dedet*, Payen.

MENTON

(Alpes-Maritimes)

Station d'hiver

Menton est située à l'angle Sud-Est de la France, sur les bords de la Méditerranée, entre deux baies, la baie de Garavan à l'Est, et la baie de la Paix à l'Ouest. Elle est nettement divisée par le promontoire de la vieille ville en ville de l'Est, Menton-Garavan, et en ville de l'Ouest, se prolongeant par des baies jusqu'au cap Martin.

Une chaîne à peu près ininterrompue de hauteurs de douze à quatorze cents mètres forme autour de cette station un vaste hémicycle, qui la défend contre les vents du Nord.

Le vallon de Gorbio, le plus éloigné du centre, s'élargit sur une vallée pittoresque, particulièrement protégée contre les vents d'Est et d'Ouest, et c'est aux flancs de cette vallée que s'élève le sanatorium de Gorbio.

Le climat de Menton, de novembre à avril inclusivement, est un climat mésothermique :

Anormale thermique de 10 à 12° centigrades, avec oscillations nychthémérales de 7 à 8°.

Anormale hygrométrique absolue de 6 à 7 millimètres, avec oscillations nychthémérales de 1 à 2 millimètres.

Anormale hygrométrique relative de 65 centièmes, avec oscillations nychthémérales de 18 à 20 centièmes.

A sérénité habituelle et à pluies saisonnières d'automne et de printemps de trois à quatre jours de durée ;

A vents rares et modérés.

Son sol est calcaire, sec et des plus perméables.

INDICATIONS. — Le climat tonique de Menton convient à la plupart des malades appelés à bénéficier du climat du littoral. C'est le climat de choix pour les tuberculeux affaiblis, à lésions profondes et gravement déprimés dans leur vitalité et leur énergie. Il est indiqué dans les bronchites des vieillards, les convalescences des maladies respiratoires, chez les albuminuriques, les anémiques.

Il est peu favorable dans les tuberculoses à déterminations aiguës ou subaiguës et à évolution fébrile persistante.

Menton ,ville de 10.000 habitants.
A 1.113 kilomètres de Paris. Ligne de Paris-Lyon-Méditerranée.
Prix de Paris : 67 fr., 45 fr., 29 fr. Nombreux trains.
Hôtels, villas, maisons meublées à tous les prix.
Menton est alimentée par les eaux de la Viscebie.
Egouts nouveaux. Désinfection des eaux ménagères et du tropplein des fosses d'aisance. Désinfection des chambres d'hôtels par étuves à vapeur et vaporisations de formol.

Médecins :

MM. Campbell, Chiaïs, Croix, de Langenhagen*, Didier, Fornari, Franken, Malibran*, Reynaud, Rendall, Hoffmann, Ostrovski, Stiege, Samway, Gallot, Simon.

MEUNG-SUR-LOIRE

(Loiret)

Sanatorium privé ouvert toute l'année

Le sanatorium est bâti dans un pli de terrain qui le met à l'abri des vents du Nord, de l'Ouest et du Sud-Ouest qui sont les vents dominants ; par un autre pli de terrain il se trouve isolé de la vallée de la Loire au Sud-Est.

La vallée de la Loire est balayée par des courants Nord-Est et Sud-Ouest qui chassent les nuages et contribuent à assurer un ensoleillement et une luminosité très sensiblement supérieurs à ceux des régions limitrophes.

Le climat est celui du centre de la France, mais il tire certains avantages de la constitution topographique et surtout géologique de la région.

Le sol est incliné du côté opposé à la Loire, et les eaux s'écoulent dans une petite rivière aux eaux d'une limpidité parfaite, affluent de ce fleuve. Le sol est constitué par des bancs de sables fins (sables de l'Orléanais) coupés de bancs de calcaire dur.

L'établissement se compose d'un corps principal de bâtiment à deux étages et flanqué d'un pavillon à un étage.

Le premier étage du corps de bâtiment principal et des deux pavillons latéraux comprend onze chambres de pensionnaires, une salle de bibliothèque, des water-closets au centre et aux extrémités, des vestibules, etc.

Les chambres réservées aux dames sont sur un palier complètement séparé ; elles sont toutes au premier étage.

Au second étage il y a six chambres de pensionnaires.

Au rez-de-chaussée, vaste salle à manger éclairée par quatre fenêtres ou portes-fenêtres, ouvrant sur le parc.

Les cuisines sont en sous-sols.

Sous toute la maison d'habitation, caves voûtées de quatre mètres de hauteur, et souterrains s'étendant sous une partie du parc.

La façade principale est orientée au Sud-Est. Devant la maison est une vaste esplanade, bordée de pelouses plantées de cèdres, d'ifs, de laurier d'Espagne.

Le parc mesure environ quatre hectares de superficie.

La vue est illimitée et la campagne s'étend à perte de vue.

Dans le parc quatre galeries aménagées pour la cure d'air, qui se fait sur des chaises longues garnies de petits matelas. Les malades y passent la journée et la soirée.

INDICATIONS. — Tuberculose à tous les degrés, pourvu que l'état général du malade soit satisfaisant et lui permette de bénéficier de la cure d'air, et de la suralimentation.

CONTRE-INDICATIONS. — *La Cachexie* tuberculeuse ; *La fièvre continue*, quand le thermomètre ne descend pas au-dessous de 38° et qu'elle est liée à une poussée de tuberculose.

La laryngite tuberculeuse avec ulcérations.

Les complications méningées, péritonéales et intestinales.

TRAITEMENT. — Le traitement a pour bases essentielles : Le repos, la suraération et l'alimentation rationnelle des malades.

Des traitements systématiques sont appliqués suivant les indications particulières à chaque malade : médications cacodyliques, arrhéniques, etc., surveillance des organes de la digestion et des fonctions de l'assimilation ; médications révulsives, reconstituantes et d'épargne.

En résumé le sanatorium de Meung-sur-Loire s'adresse à tous les tuberculeux susceptibles de guérison, qui veulent trouver dans une région centrale : une maison quasi familiale, une direction hygiénique expérimentée, des soins méticuleux, une bonne table, un air pur et le confort qu'on ne peut trouver ni en ville, ni dans un hôtel de station climatique.

A ceux enfin qui ne peuvent, pour des raisons sociales ou particulières, réaliser chez eux ou en dehors de chez eux le *home-sanatorium*.

Meung-sur-Loire est situé au sud du département du Loiret. Distance de Paris : 139 kilomètres ; d'Orléans : 17 kilomètres.

Médecins :

MM. Leriche* et Sarrot.

MIERS

(Lot)

Sulfatée sodique froide

L'unique source exploitée est située à distance à peu près égale des villages de Miers et d'Alvignac. Elle débite environ 2.400 litres par vingt-quatre heures.

CARACTERES PHYSIQUES ET CHIMIQUES. — L'eau est incolore, inodore, de saveur un peu amère ; sa température est de 15°. Son principe dominant est le sulfate de soude (2 gr. 675) ; elle contient en outre du sulfate de chaux (0 gr. 945), du chlorure de magnésium (0 gr. 750), etc.

MODES D'EMPLOI. — L'eau est utilisée exclusivement en boisson.

ACTION PHYSIOLOGIQUE. — Prise à dose peu élevée (3 ou 400 gr.), elle excite les contractions intestinales, augmente légèrement l'excrétion urinaire, et stimule l'appétit. A dose plus forte (un litre à un litre et demi), elle devient laxative ou plutôt légèrement purgative, et notablement diurétique.

INDICATIONS. — Cette action laxative et diurétique indique l'emploi de l'eau de Miers dans les dyspepsies, principalement celles qui s'accompagnent de fermentations, dans les affections intestinales, la constipation, les congestions hépatiques, la lithiase biliaire, les néphrites, la lithiase rénale, les cystites, les engorgements de la rate et du foie consécutifs au paludisme, la goutte, l'obésité.

CONTRE-INDICATIONS. — L'eau de Miers est contre-indiquée dans les cas de susceptibilité particulière ou d'irritabilité du tube digestif.

Chemin de fer d'Orléans. Ligne de Limoges à Toulouse ; station de Rocamadour.

Les buveurs descendent presque tous au village d'Alvignac, situé à 3 kilomètres de la station de Rocamadour, et à 2 kilomètres de la source.

MOLITG

(Pyrénées-Orientales)

Sulfurée sodique, thermale

Dix sources, d'une température variable de 21° à 37°.
Débit : 260.000 litres.
Sulfure de sodium, 0.043 ; très chargées en barégine et azote.
Boues et conferves pour applications locales.
Deux établissements : Lupia et Mamet.
Installations pour bains, douches, pulvérisations.

INDICATIONS. — Dermatoses et catarrhe vésical. Action spécifique sur les muqueuses.

Altitude : 450 mètres. Climat doux et agréable.
A vingt heures de Paris. Ligne de Perpignan à Prades.

Médecin :
M. Cantié de Massia.

MONACO

La principauté de Monaco est enclavée dans le département des Alpes-Maritimes. Elle a une superficie de 22 kilomètres carrés ; sa plus grande largeur, du Sud-Ouest au Nord-Est, est de 3.300 mètres sur une largeur variant entre 1.100 et 150 mètres.

CLIMAT. — Le climat de Monaco est préférable à celui des autres villes du littoral, grâce à l'abri que lui offrent au Nord et à l'Ouest des montagnes très élevées, la *Tête de Chien* (573 mètres), le mont *Agel* (1.173 mètres) et la *Rossignolo* (690 mètres).

Nous ne donnerons pas de température moyenne, car celle-ci est fatalement erronée ; qu'il nous suffise de dire qu'il est excessivement rare que le thermomètre descende à zéro, de même qu'en été il est rare qu'il s'élève au-dessus de 30°.

Au lieu de moyennes, nous citerons deux faits que tout le monde peut constater et qui indiquent bien que l'atmosphère de Monaco est tempérée.

Lorsque le vent amène des nuages de neige, les flocons fondent avant de toucher le sol. Un habitant de cette contrée nous a raconté qu'il s'amusait toujours, lorsque par hasard il neigeait, à voir les flocons se dissiper dans l'air grâce à la radiation de la terre.

Près du sommet de la Tête de Chien, et surtout du Mont Agel, on voit quelquefois un phénomène curieux et dont Tyndall a donné l'explication. Une traînée de nuages semble parfaitement immobile, alors qu'un vent violent souffle, et l'on est tout étonné que le nuage ne soit pas emporté par le vent. Il est emporté ; son immobilité n'est qu'apparente. Une de ses extrémités se dissout sans cesse ; l'autre se renouvelle constamment ; ces deux changements s'opérant d'une manière égale, le nuage semble aussi immobile que la montagne à laquelle il semble attaché.

La Principauté se divise en trois quartiers bien distincts : Monaco-ville, qui comprend tout le rocher, large de 300 mètres, et qui est nettement délimité ; la Condamine, qui s'étend du rocher au torrent de Sainte-Dévote, et Monte-Carlo qui termine la Principauté du côté Est.

Au point de vue climatologique, ces divisions n'ont qu'une faible importance, car dans chacun de ces quartiers on trouve des points bien ensoleillés et bien protégés, ainsi que d'autres qui laissent à désirer à cause de leur situation topographique.

Au bas du rocher, du côté de Nice, le climat est excellent, tandis que du côté Est, il laisse beaucoup à désirer, il est humide et plus froid. Cela tient à ce que le soleil n'y arrive que quelques heures le matin, tandis que du côté Ouest il existe jusqu'au dernier moment. Le jardin potager du Château est une position presque unique sur le littoral, car cette partie, qui est *au bord de la mer*, est adossée à la montagne, protégée des vents d'Est et ensoleillée toute la journée. Aussi toutes les plantes y viennent admirablement et mieux qu'en d'autres points de la Principauté qui, cependant, sont plus éloignés de la mer.

Nous insistons sur ce point, et nous avons souligné au bord de la mer, car c'est une erreur de considérer le séjour près de la mer comme nuisible.

La division en trois zones : la zone du bord de la mer, la zone de la montagne et la zone intermédiaire est ici absolument inutile et même erronée. Il ne faut tenir compte que d'une seule chose : de l'exposition au soleil et des couloirs formés par les maisons ou par la disposition des terrains. Ainsi la Condamine, d'une façon générale, a un climat moins avantageux que Monte-Carlo, mais certains points de la Condamine, situés en dehors de l'ombre portée par le grand rocher de Monaco-ville, sont, sans contredit, préférables à ceux qui se trouvent dans le ravin de la Rousse ou de Saint-Roman.

VENTS. — Comme toutes les régions situées le long de la mer, l'atmosphère est constamment renouvelée par des courants aériens réguliers. La brise de mer souffle pendant le jour et la brise de terre pendant la nuit.

Cette alternance commence à des heures différentes selon la saison, car elle dépend de la différence de température entre la région marine et la région terrestre.

Ce sont ces brises qui rendent le séjour en été tolérable et même agréable. En hiver au contraire la brise de terre commence un peu avant le coucher du soleil et avec la radiation elle contribue au refroidissement que notre organisme éprouve encore plus que les instruments thermométriques.

Aussi les couloirs créés par les collines, les torrents, les cours d'eau et même toutes les échancrures des hautes montagnes, laissent s'infiltrer l'air froid et contribuent à rendre dangereux certains points du littoral.

Monaco étant en amphithéâtre, sans avoir à vrai dire de cours d'eau, offre un climat qui n'est guère influencé par la brise de terre et par l'air froid qui vient de derrière les montagnes. Aussi est-ce dès le matin que la journée médicale commence et non pas seulement à partir de 10 heures du matin.

Quant aux vents qui viennent des régions éloignées, ils influent évidemment, mais Monaco est protégée des vents du Nord et ce n'est que lorsque le Mistral tourne au Sud, c'est-à-dire quelquefois après le 2e ou le 3e jour qu'il a soufflé en Provence, qu'il arrive jusqu'à la Principauté ; mais alors c'est la fin de ce vent, terrible ailleurs.

Le vent le plus désagréable, le seul pour ainsi dire que l'on ressente à Monaco, est le vent d'Est. S'il souffle un peu fort, il amène de la pluie.

HUMIDITÉ ET VAPEUR D'EAU. — L'hygromètre marque en moyenne 60° à 70° ; mais ici encore comme pour les températures, les moyennes n'ont pas grande valeur, et dans la même journée l'hygromètre peut indiquer 30° et aller jusqu'à 95°. En général, d'après les observations faites pendant les mois d'hiver, la régularité des variations hygrométriques (en sens inverse de la température) est un signe de beau temps.

Le parallélisme de ces deux lignes fournies par les appareils enregistreurs est au contraire une indication que le jour suivant ou le surlendemain, il y aura de la pluie.

ASSAINISSEMENT. — Pour une étendue de terre si restreinte que la Principauté de Monaco, et qui est couverte d'habitations de toutes sortes, avec une population flottante en hiver proportionnellement plus considérable que dans les autres points du littoral, on devait surtout songer aux moyens d'assainissement. Sous ce rapport, on peut affirmer que dans aucune autre agglomération, on n'a multiplié avec autant de profusion les moyens hygiéniques.

La poussière, l'eau, les égoûts, la destruction des ordures, ont été nécessairement l'objet de la sollicitude de l'Administration. Elle n'a reculé devant aucune dépense, et ce coin du littoral, dans son ensemble de travaux pour la salubrité, peut être donné en exemple aux autres villes.

Le tout à l'égout fonctionne depuis 1894. Ici seulement on peut affirmer les avantages du tout à l'égout. Ceux-ci en effet, de forme ovoïde, ont environ 2 mètres de haut et 0,90 de large et la grande déclivité du sol assure l'écoulement rapide. Chaque tête d'égout est dotée d'un bassin de chasse ; ces appareils envoient chacun en 2 fois 40 mètres cubes d'eau.

De plus, et c'est là une condition importante, les eaux pluviales et d'arrosage tombent dans les égouts en traversant des bouches inodores, système Kruger et Tschirret.

Non seulement les gaz d'égout ne se répandent pas dans l'atmosphère, mais pour plus de précaution ceux qui s'accumulent dans les parties hautes sont éloignés par des cheminées d'appel.

Les eaux usées sont refoulées très loin dans la mer (100 mètres) et à une profondeur de 7 à 8 mètres.

Pour détruire les détritus de toutes espèces, le meilleur moyen est de les brûler et c'est dans ce but que l'on a établi, dans un quartier un peu isolé, une usine d'incinération.

Cette usine comprend quatre cellules placées dos à dos du système Horsfoll de Leeds. Les ordures ménagères sont reçues dans la partie supérieure de la cellule, et arrivent sur une grille spéciale où elles sont brûlées. La combustion est parfaite, car les températures obtenues dans les cellules dépassent 900 degrés centigrades.

Les gaz n'occasionnent aucun inconvénient, car avant de s'échapper dans l'air, ils traversent la partie du four où la température est la plus élevée, et suffisamment élevée pour détruire les poussières et les fumées elles-mêmes.

Tous les matins, de 6 heures à 8 heures et demie, les ordures ménagères sont cueillies par des tombereaux spéciaux, pour être transportées à l'usine d'incinération. Le produit de la combustion se vend à l'agriculture.

ROUTES ET POUSSIÈRE. — Les routes occupent une superficie de 200.000 mètres environ et elles sont arrosées tous les jours avant le balayage afin d'abattre la poussière.

50 balayeurs assurent le service de nettoiement.

Des matériaux de premier choix ont été employés pour faire

les routes, et leur résistance à l'usure donne un minimum de matières pulvérulentes.

Depuis l'apparition des automobiles, les chaussées les mieux comprises ne peuvent retenir la poussière, car l'arrosage n'est qu'un palliatif quelquefois dangereux.

La Société des Bains de mer a fait des essais avec les divers systèmes préconisés dans ces derniers temps, et elle va coaltariser toutes les allées et avenues de la Principauté.

La chaussée par cette espèce de manteau protecteur offrira une surface lisse qui ne donnera ni poussière ni boue.

Il faudrait peut-être, pour arriver à la perfection des stations hivernales, quelques promenades de plus, des logements où le confort hygiénique prime les installations de luxe, quelques ressources littéraires et surtout, de la part des habitants, une plus grande préoccupation de satisfaire les goûts des hivernants.

Médecins :

MM. Audoli, Bardach, Barnard, Bosio, Cassini, Chini, Colignon, Corniglion, Coulon, Drugmann, Fagge, Godineau, Grenouillet-Decourt, Guarini Giovanini, Guglielminetti E.-G., Guilloud, Von Hahn, Konried Albert, Lavagna, Leymarie, Lucas, Marsan, Marty, Maurin, Onda, Onimus*, Pontremoli, Porro, Pryce-Mitchell, Rolla-Rouse, Rosenau, Saulmann, Schaap, Sim, R. W. Schaefer, Taxil, Tourneur, Vivant, Venturini, Walter, Zilles.

MONT-DORE

(Puy-de-Dôme)

*Thermales, bicarbonatées, ferrugineuses, arsenicales
et fortement siliceuses*

Disposée pour la *cure de montagne* et la *cure hydrominérale
associées*, la station du Mont-Dore (gare terminus du réseau
d'Orléans) présente, au principal foyer d'éruption du massif
volcanique d'Auvergne, une altitude de 1.050 mètres et se
trouve reliée par un funiculaire électrique avec le Parc du Capucin qui la surplombe d'environ 250 mètres.

Indépendamment de la source Félix-Gabriel, qui émerge
dans un édifice spécial au hameau du Genestoux et se caractérise par sa richesse particulière en chlorure de sodium et
surtout en lithine, — DOUZE SOURCES, débitant environ
900.000 litres par jour pour les besoins de la cure et de l'exportation, jaillissent directement des fissures trachytiques à
l'intérieur de l'Etablissement thermal, où elles sont protégées
contre toute souillure atmosphérique par des cages vitrées et
où on vient les boire immédiatement à leur sortie des griffons,
c'est-à-dire encore chargées de tous leurs principes, minéraux
aussi bien que gazeux.

CARACTERES PHYSIQUES ET CHIMIQUES. —
Emergeant à la température de 38°-47°, suivant les griffons,
ces douze sources sourdent en bouillonnant, à cause de leurs
abondants dégagements de gaz (acide carbonique, azote et
oxygène, accompagnés d'argon en quantité parfaitement dosa-
ble), et fournissent 2 à 3 grammes de résidu fixe, dont 1 mil-
ligramme d'arséniate de soude, 3 centigrammes de protoxyde
de fer, 55 centigrammes de bicarbonate de soude, 37 centigrammes de bicarbonate de chaux, 16 centigrammes de silice
et de faibles proportions de lithine, d'albumine, de manganèse,
d'iode, de brome, de cœsium et de rubidium.

MODES D'EMPLOI ET MODES D'ACTION CORRES-PONDANTS. — Bien que le caractère essentiel de la cure du Mont-Dore consiste dans son action *décongestive* et *sédative*, le traitement hydrominéral y est, en réalité, très complexe et l'examen des divers procédés thérapeutiques usités dans les différents cas est ici indispensable.

a) ACTION ANTI-ARTHRITIQUE RESPIRATOIRE DE L'EAU EMPLOYÉE EN BOISSON. — De saveur un peu saline, l'eau du Mont-Dore stimule la sécrétion chlorydrique de l'estomac ; quoiqu'elle détermine vers la fin de la première semaine une *décharge uratique* très manifeste, elle est peu diurétique. Au point de vue des échanges nutritifs elle se comporte comme un *médicament d'épargne à l'égard des déchets organiques et de l'azote total.*

A ces données physiologiques établies par l'expérimentation il faut ajouter ici les données thérapeutiques qui permettent de penser que cette eau s'élimine en partie par les muqueuses respiratoires en agissant sur elles à la façon des balsamiques, parce que, chez les malades qui pour des motifs divers ne font usage que de l'eau en boisson, elle *diminue la sécrétion catarrhale* et *atténue l'irritabilité des réflexes tussigènes ;* à cet égard, d'ailleurs, les résultats notés jadis sur les chevaux atteints de pousse ont presque une valeur expérimentale.

b) EFFET TONIQUE DE L'EAU MINÉRALE APPLIQUÉE DIRECTEMENT SUR LES MUQUEUSES. — En gargarismes, en irrigations rhinopharyngées et en pulvérisations dans le larynx, la gorge, les narines, les conjonctives, etc., cette eau exerce une action d'abord *légèrement astringente* (probablement imputable au fer) et, plus tard, une action *tonique*, persistante et parfois aussi cicatrisante (peut-être attribuable à sa richesse en silicates).

c) DÉCONGESTION INDIRECTE AU MOYEN DE LA BALNÉATION HYPERTHERMALE. — Le demi-bain de 5 à 12 minutes, sur les griffons à 39-44° qui sourdent au fond de chaque cabine, provoque chez le malade, rhabillé dans son costume de flanelle, puis ramené dans son lit, une courte période d'excitation générale avec rubéfaction des membres inférieurs et accélération du pouls, suivie d'une sudation modérée et d'un bien-être marqué qui se caractérise surtout par l'augmentation de l'amplitude respiratoire. — Cette puissante médication *dérivative*, lorsqu'elle est répétée, peut ramener chez certains arthritiques le retour d'une fluxion articulaire ou le réveil d'un exanthème cutané. Chez des cardiopathes elle pourrait provoquer des réactions exagérées ; elle ne saurait donc convenir à tous les malades, mais elle fournit des résultats très nets et très durables quand elle est judicieusement employée.

d) DÉCONGESTION DIRECTE AU MOYEN DES INHALATIONS DE VAPEURS SÉDATIVES. — Le brouillard médicamenteux des 30 salles d'inhalation, où la présence de l'arsenic, notamment, peut être facilement décelée et où, suivant les indications, le malade séjourne à 28°, 30° ou 32°, pendant 20 à 60 minutes, exerce sur l'appareil respiratoire une action franchement *résolutive* (comparable à celle d'un topique émollient) qui se manifeste par la fluidification des expectorations et le retour de la perméabilité dans les régions congestionnées.

Ces vapeurs exercent en outre, à l'égard du système nerveux, une action nettement *sédative*, qui chez les asthmatiques amène en quelques minutes la cessation de l'accès et qui chez la plupart d'entre eux se manifeste d'une façon durable par une diminution dans l'intensité et la fréquence des accès entre deux saisons ou par une guérison définitive.

e) Quant aux MÉDICATIONS ACCESSOIRES (douches de vapeur, bains tempérés, hydrothérapie chaude ou froide, etc., etc.), qui éventuellement constituent un adjuvant utile à la cure, leurs modes d'action ne présentent aucune particularité spéciale au traitement montdorien.

Enfin l'*altitude*, indépendamment de ses effets physiologiques bien connus, présente, au point de vue de la thérapeutique mont-dorienne, un intérêt spécial parce qu'elle détermine une sorte de brassage des zônes pulmonaires accidentellement ou habituellement paresseuses dans l'atmosphère médicamenteuse des chambres d'inhalation.

INDICATIONS GENERALES DE LA CURE. — En dehors des indications accessoires concernant le *rhumatisme articulaire* et diverses *manifestations rhumatismales abarticulaires*, le *rhumatisme noueux*, etc., le Mont-Dore convient aux AFFECTIONS DE L'APPAREIL RESPIRATOIRE *à allures congestives* ou *spasmodiques*, chez les sujets de *constitution neuro-arthritique* (les *goutteux*, les *rhumatisants*, les *herpétiques à manifestations alternatives*), et chez *certains diabétiques* peu débilités, dont il combat efficacement les poussées congestives propices à l'invasion bacillaire, tout en diminuant la glycosurie.

L'*âge* n'offre aucune contre-indication : chez les *enfants*, à partir de 3 ans, le Mont-Dore fournit presque toujours des résultats très prompts et très durables ; chez les sujets d'un *âge avancé* (à moins d'artériosclérose trop marquée), il amène assez souvent, avec la suppression des poussées bronchitiques, la régularisation des fonctions cardiaques et la disparition d'un œdème malléolaire.

INDICATIONS CONCERNANT LES DIVERSES AFFECTIONS LOCALES DE L'APPAREIL RESPIRATOIRE. — La cure mont-dorienne réussit généralement dans les RHINOPHARYNGITES à formes congestives, accompagnées ou non de poussées d'Eustachite ; elle est souvent efficace aussi, à condition d'être répétée, dans les formes vaso-motrices, comme le *rhume des foins* et la *rhinobronchite spasmodique*.

Elle réussit généralement dans les LARYNGITES *chroniques ou récidivantes*, à formes congestives, et rend de réels services dans les cas de surmenage laryngien, chez les chanteurs et les orateurs. — Dans les cas de *laryngite tuberculeuse*, elle amène une décongestion notable et parfois persistante, lorsqu'il n'existe pas de lésions déjà trop avancées. — Enfin, elle donne assez souvent des succès dans divers cas d'*aphonie nerveuse*, de *toux spasmodique* et de *vertige laryngien*.

L'efficacité est tout à fait habituelle dans les cas de BRONCHITES *à répétition*, — de *bronchites chroniques ou récidivantes*, accompagnées de poussées congestives et d'emphysème ou même de troubles circulatoires nettement secondaires et assez récents, — de FOYERS BRONCHO-PNEUMONIQUES persistants ou récidivants, — de *congestions pulmonaires* erratiques ou récidivantes, — d'*indurations pulmonaires*, — de *pleurésies chroniques* avec ou sans épanchement (en dehors de tout incident pyrétique).

Presque toujours, aussi, elle enraye ou guérit définitivement l'ASTHME *nerveux* dans ses diverses formes, ainsi que les *accès de dyspnée s'accompagnant de poussées congestives et se rattachant à des infections adénopathiques diverses* (rubéolique, coquelucheuse, grippale, etc.).

Dans la *tuberculose pulmonaire*, la cure mont-dorienne, suffisamment prolongée, donne souvent, — soit à titre préventif chez les héréditaires, soit à diverses périodes de l'affection s'il s'agit de lésions assez localisées, — des résultats satisfaisants et durables, sous les réserves qui vont être exposées dans les contre-indications. Le traitement sédatif du Mont-Dore convient d'ordinaire aux *hémoptoïques*, et peut être entrepris dans divers cas d'affections spasmodiques ou congestives qui risqueraient de ne pas tolérer l'effet généralement stimulant des stations fortement minéralisées.

CONTRE-INDICATIONS. — Tuberculose pulmonaire avec fièvre d'infiltration ou fièvre de résorption, avec lésions caverneuses trop étendues, avec hémoptysies imputables à des cavernes à vaisseaux anévrismatiques, avec déchéance organique trop prononcée, avec altérations laryngiennes trop accusées, avec localisations sur d'autres viscères.

Affections de l'appareil respiratoire imputables soit à l'existence d'une tumeur, soit aux conséquences d'une artériosclérose trop avancée ou d'une cardiopathie qui n'est pas suffisamment susceptible de compensation.

Affections aiguës ou chroniques du foie ou du rein et maladies graves du système nerveux.

HYGIENE. — Dans tout l'Etablissement, réédifié en 1893, les parois sont lavables et le sol, partout cimenté ou mosaïqué, est canalisé de telle sorte qu'après chaque service des chasses d'eau entraînent, avant toute dessiccation possible, les expectorations qui auraient pu tomber en dehors des crachoirs, disposés d'ailleurs à hauteur convenable.

Une étuve, des pompes et des équipes de désinfection sont mises, moyennant un tarif modéré, à la disposition de la municipalité et des hôtels ou maisons meublées, dont un grand nombre viennent d'être créés ou réinstallés conformément aux exigences de l'hygiène moderne.

Climat montagneux exigeant vêtements légers et vêtements chauds.

Commune de 2.000 habitants au pied du Sancy (1.886 m.), source de la Dordogne.

Relié à Paris, soit par le réseau d'Orléans (2 express par jour, dans chaque sens, franchissant ces 455 kilomètres en 9 ou 10 heures, prix de 51 fr., 35 fr., 23 fr.) ; soit par le réseau P.-L.-M. (express de Paris à Clermont et correspondances avec les trains de Clermont au Mont-Dore, prix 56 fr., 38 fr., 25 fr.).

Hospice thermal départemental. Poste, télégraphe, téléphone.

Eglise catholique, temple protestant, service anglican à l'établissement.

Casino, théâtre; parc du Mont-Dore; parc du Capucin, tir aux pigeons, etc.

Promenades et excursions intéressantes pour les touristes et les géologues.

Prix des hôtels et villas : 7 à 20 francs par jour. Saison du 1er juin au 1er octobre.

Médecins :

MM. André, Béal, de Brinon*, Chabory*, Emond, Guérin de Sossiondo, Jeannel, Joal*, A. Mascarel, Madeuf, Moncorgé, J. Nicolas*, Percepied*, Schlemmer*, Serre, Tardieu, Tardif.

MONTMIRAIL

(Vaucluse)

*1. Sulfatée magnésienne et sodique; 2. Sulfurée calcique;
3. Ferrugineuse, froide*

CARACTÈRES PHYSIQUES ET CHIMIQUES. —
1° *Eau sulfatée magnésienne et sodique*, dite *Eau verte* parce
qu'elle présente à la source une teinte verdâtre ; inodore,
saveur amère. Contient par litre : 9 gr. 31 de sulfate de magnésie ; 5 gr. 06 de sulfate de soude ; 1 gr. de sulfate de chaux ;
0 gr. 83 de chlorure de magnésium, etc. Température : 16°.
— 2° *Eau sulfurée calcique*. Froide (16°). Acide sulfhydrique
libre : 0 gr. 07; sulfure de calcium : 0 gr. 04 ; sulfate de chaux :
1 gr. 67, etc. ; en tout : 3 gr. 23. — 3° *Eau ferrugineuse*,
froide ; 0 gr. 0078 d'oxyde de fer.

ACTION PHYSIOLOGIQUE ET INDICATIONS. —
L'eau *sulfatée magnésienne*, eau purgative française, ne le
cède en rien aux eaux étrangères du même type. Elle trouve
ses indications dans les affections du tube digestif, la constipation, les maladies du foie, la goutte, l'obésité, etc.

L'eau *sulfurée calcique* est utilisée dans les affections des
voies respiratoires, les dermatoses, la syphilis. On peut, dans
certains cas, combiner utilement son emploi avec celui de
l'eau verte. L'eau *ferrugineuse* constitue aussi un utile complément de la cure et peut être prescrite contre certaines anémies, la chlorose, la stérilité.

Hôtel dans l'établissement. Logements à prix réduits au village de Vacqueyras, tout proche. Service de voiture faisant communiquer la station avec la gare de Sarrian-Montmirail, P.-L.-M.

Médecins :
MM. Cavaillon, Desplans.

NÉRIS

(Allier)

Eaux indéterminées, hyperthermales

Les sources de Néris sont très anciennement connues. L'histoire archéologique du Bourbonnais montre que Néris, fondé probablement dans le cours du premier siècle, se développa rapidement comme cité thermale, atteignit sa plus grande splendeur sous les Antonins, fut dévasté au IVe siècle par les Goths, plus tard par les Normands, et entra dans l'oubli depuis cette époque jusqu'au commencement du siècle dernier. A ce moment, sous l'impulsion de Boirot-Desserviers, médecin et administrateur des plus remarquables, la station thermale reprend son essor, et sa prospérité va sans cesse en croissant.

Les sources sont captées dans six puits, rapprochés les uns des autres et recouverts par les constructions du petit établissement. Elles proviennent évidemment d'une même nappe profonde, car leur composition chimique est à peu près la même et leur température varie peu de l'une à l'autre. Le grand puits, ou puits César, qui a un débit de plus de 1.500 mètres cubes par vingt-quatre heures, alimente les divers services des deux établissements. Un autre, le puits de la Croix, sert plus particulièrement à l'usage de l'eau minérale en boisson.

CARACTERES PHYSIQUES ET CHIMIQUES. — L'eau minérale de Néris est claire et limpide. En petite quantité elle est incolore ; en masse elle paraît verdâtre. Elle est inodore et d'une saveur un peu fade ; elle est onctueuse au toucher. Sa température est de 52°,5 au grand puits, de 51°,5 au puits de la Croix. A la surface de ces puits viennent crever de nombreuses bulles gazeuses formées d'acide carbonique et surtout d'azote. L'eau minérale contient, en proportion considérable, une matière organique qui se précipite, par un brusque refroidissement, en flocons glaireux ou gélatineux, et aux dépens de laquelle se développent des conferves, comme celles que les baigneurs admirent dans le bassin d'eau chaude qui précèdel'entrée du grand établissement. L'eau de Néris, comme toutes les eaux minérales, doit en partie ses propriétés à un état électrique, qui a donné lieu à de nombreuses expériences, et sur l'origine duquel la théorie récente des *ions* a jeté un nouveau jour.

Au point de vue de la composition chimique, les anciennes analyses ont montré que l'eau de Néris renferme, par litre, 1 gr. 2657 d'un résidu salin dont les bicarbonhtes de soude et de chaux, le sulfate de soude, le chlorure de sodium et la silice forment les éléments principaux. Comme résultat de recherches plus récentes, M. Carles a trouvé, outre les éléments qui précèdent, des carbonates de baryte, de plomb, de cuivre, des silicates et fluosilicates de soude, des borates et fluoborates de soude. Peut-on attribuer à l'action des sels hypothétiques formés par ces divers agents minéraux (sodium, potassium, magnésium, calcium, silicium, baryum, fer, manganèse, cuivre, plomb, lithium, fluor, soufre, iode, azote, etc.) les propriétés physiologiques et thérapeutiques de l'eau de Néris, ou doit-on plutôt les expliquer par la dissociation de ces corps et l'action électrique de leurs éléments dissociés ou *ions*? Cette dernière explication semble mieux satisfaire l'esprit. Quoi qu'il en soit, en raison de sa faible minéralisation et de sa haute température, l'eau minérale de Néris peut être classée parmi les *eaux indéterminées hyperthermales*.

MODES D'EMPLOI. — L'eau de Néris s'emploie en boisson, en bains, douches, irrigations, vapeur. Les conferves sont parfois utilisées en applications topiques.

Les bains constituent la partie essentielle du traitement. Ils se prennent dans des baignoires ou dans des piscines ; leur température varie de 30° à 40° centigrades, leur durée de quelques minutes à une et plusieurs heures. Des cabines spéciales sont destinées aux bains prolongés.

Les douches s'administrent dans la cabine même, après le bain (douches Tivoli), ou dans des cabines spéciales (douches isolées).

Des appareils spéciaux permettent d'administrer, dans des conditions variables de température, de pression et de durée, des irrigations vaginales, rectales, nasales, pharyngiennes.

La vapeur de l'eau minérale sert à donner des bains d'étuve, des bains d'encaissement généraux ou partiels, des douches de vapeur.

Comme moyens adjuvants, on peut mettre en œuvre l'hydrothérapie, le massage sous toutes ses formes, les exercices physiques.

ACTION PHYSIOLOGIQUE. — Les bains constituant la base essentielle du traitement de Néris, voici sommairement les phénomènes que l'observation clinique permet, dans le plus grand nombre des cas, de constater chez un malade prenant une série de bains tempérés (de 33° à 35°) et d'une durée progressive de 10 à 15, 20, 30, 40, 50, 60 minutes.

Après les deux ou trois premiers bains, sensation de calme, de bien-être, apaisement marqué des symptômes habituels.

A partir du quatrième ou du cinquième, un peu plus tôt ou un peu plus tard, suivant les malades, symptômes de courbature, agitation et insomnie pendant la nuit, signes d'embarras gastrique avec céphalalgie, sensibilité et ballonnement du ventre, alternatives de constipation et de diarrhée, parfois de la fièvre ; urines peu abondantes, troubles, laissant au fond du vase un dépôt briqueté, signe d'une véritable décharge d'acide urique ; dans certains cas apparition, à la surface de la peau, d'éruptions érythémateuses ou papuleuses, avec sensation de cuisson et de démangeaisons.

Concurremment avec ces phénomènes, qui constituent la poussée ou la crise thermale, réveil ou exacerbation des symptômes habituellement ressentis par le malade, de quelque nature d'ailleurs que soient ces symptômes, qu'ils soient d'ordre physique ou psychique, qu'ils intéressent la sensibilité ou la motilité.

Du dixième au douzième ou quatorzième bain, atténuation et disparition de ces phénomènes d'excitation qui font place à une sédation de plus en plus marquée de tous les symptômes, généraux ou spéciaux.

Dans les premières semaines qui suivent la cure, manifestation d'une nouvelle crise (crise post-thermale), plus rare et moins accentuée que la première, après quoi la sédation reparaît et reprend sa marche progressive.

Cette sédation est la caractéristique de l'action des eaux de Néris.

Mais chacun sait qu'on peut obtenir des effets différents d'une même eau minérale, suivant le mode d'administration et

les moyens adjuvants qu'on emploie. C'est ainsi que, en
s'adressant à la thermalité des eaux de Néris (bains, douches
à une température élevée, bains et douches de vapeur), et
en faisant intervenir ici le massage sous ses différentes formes,
là l'hydrothérapie avec ses pratiques multiples, on obtient à
son gré des effets excitants, résolutifs, toniques, reconstituants.

INDICATIONS. — Il résulte de ce qui précède que les
eaux de Néris répondent à de nombreuses indications. Mais,
loin de les étendre, nous cherchons à les restreindre afin
de les mieux préciser. Nous les résumerons en quelques groupes ou classes de maladies.

1° MALADIES DU SYSTÈME NERVEUX. — De toutes ces indications, la principale est celle qui a pour base ou pour objec-
tif l'action sédative signalée plus haut ; elle trouve ses plus
fréquentes applications dans les maladies du système nerveux. C'est là, à vrai dire, *la grande spécialisation* des eaux
de Néris. L'espace dont nous disposons ne nous permet qu'une
simple énumération de celles de ces maladies dans lesquelles
les résultats de la cure thermale sont le plus favorables.

a) Centres nerveux. — Douleurs, contractures, hémichorée
symptomatiques de la sclérose descendante de la moelle épinière consécutive à une lésion cérébrale (hémorrhagie, ramollissement) ; affections spinales ou cérébro-spinales systémati-
sées (ataxie locomotrice dans les cas où les symptômes éréthiques et douloureux prédominent, paralysie générale à ses
débuts, paraplégie spasmodique, sclérose en plaques, atrophie
musculaire progressive dès ses premières manifestations) ;
myélites diffuses *a frigore* ou d'origine traumatique, etc.

b) Système périphérique. — Polynévrites périphériques, le
plus souvent d'origine toxique (pseudo-tabes) ; névrites de
cause traumatique, compliquées ou non d'atrophie et d'im-
potence fonctionnelle du membre animé par le nerf malade ;
névrites consécutives au zona ; paralysies périphériques dans
lesquelles la névrite joue souvent un rôle important ; névralgies, quel que soit leur siège (périphériques ou viscérales) ;
troubles fonctionnels d'un ou plusieurs muscles, spasmes clo-
niques ou toniques, contractures (torticolis, tics convulsifs,
paramyoclonus multiple) ; dyskinésies professionnelles
(crampe des écrivains, des pianistes, des forgerons, etc.).

c) Névroses et névropathies. — Hystérie sous toutes ses

formes et à tous les degrés, névrose traumatique ; chorée ; neurasthénie avec ses nombreux symptômes et ses différentes modalités (irritation spinale, pseudo-angine de poitrine, névrose émotive, etc.) ; maladie de Basedow à ses débuts et dans ses formes frustes ; maladie de Parkinson dans la première phase ; migraine ; névropathies diverses symptomatiques d'une maladie ou d'un état constitutionnel.

Les enfants prédisposés héréditairement à l'une des maladies qui précèdent sont appelés à bénéficier grandement d'une ou plusieurs cures préventives de Néris ; ce point mérite de fixer l'attention des parents et des médecins.

2º MALADIES DES FEMMES. — *a)* Névroses primitives de l'appareil génital (névralgies, hyperesthésie, prurit, vulvo-vaginisme, etc.).

b) Phlegmasies pelviennes relativement récentes, réclamant un traitement hydrominéral précoce dont l'action sédative assure avant tout l'innocuité.

c) Affections génitales dans lesquelles les phénomènes névropathiques ou douloureux constituent la prédominance symptomatologique.

d) Traitement préparatoire à une intervention chirurgicale reconnue nécessaire et, dans d'autres cas, complémentaire de cette intervention.

3º AFFECTIONS RHUMATISMALES. — Par leur haute thermalité d'un côté et, de l'autre, leur action sédative, les eaux de Néris conviennent à la plupart des formes du rhumatisme. Comme pour les phlegmasies pelviennes, elles permettent d'instituer, dans la convalescence du rhumatisme articulaire aigu, même avec complications cardiaques, un traitement hydrominéral précoce. En ce qui concerne le rhumatisme chronique, les cas qui réclament plus spécialement Néris sont ceux où les douleurs rhumatismales mobiles, erratiques, coïncident ou alternent avec des manifestations névropathiques. Les *neuro-arthritiques* fournissent un très fort contingent à la clientèle de Néris.

4º DERMATOSES. — Un assez grand nombre de dermatoses tiennent à la fois des deux états constitutionnels dont nous venons de parler : nervosisme et arthritisme. A ce point de vue, les eaux de Néris leur conviennent. Mais, en outre, il ne faut pas oublier que ces eaux, dont l'action si remarquablement cicatrisante dans les grandes brûlures a été démontrée depuis longtemps par de Laurès, exercent une action topique analogue sur certaines de ces dermatoses.

CONTRE-INDICATIONS. — Les lésions récentes des centres nerveux ; la période aiguë des phlegmasies pelviennes, les collections purulentes dans les annexes ou dans le petit bassin, le cancer de l'utérus ; la période fébrile du rhumatisme articulaire aigu, l'apparition récente de l'endo-péricardite, l'angine de poitrine vraie (par oppositon aux pseudo-angines).

Néris (Allier), petite ville de 2.800 habitants, à 333 kilomètres (6 heures) de Paris, ligne de Paris à Moulins par Orléans, Bourges et Montluçon ; à 7 kilomètres de Montluçon, sur la route nationale de Tours à Clermont. Gare à Chamblet-Néris (4 kil.), où passent et s'arrêtent tous les trains rapides de Paris, Nantes, Bordeaux, Marseille, Lyon, etc.

Omnibus confortables à la gare à l'arrivée de tous les trains. Bureau spécial de délivrance de billets et d'enregistrement des bagages pour toutes destinations.

Colis postaux et messageries à domicile.

Poste, télégraphe, téléphone.

Altitude : 374 mètres. Ville bâtie sur le versant d'une colline exposée au sud-ouest.

Sol granitique et très perméable. Climat tempéré et très salubre.

Hôtels bien tenus, réputés pour l'excellence de leur table d'hôte. Maisons meublées et villas. Prix : de 8 à 15 francs par jour dans les hôtels, de 5 à 8 francs dans les maisons meublées.

Distractions : concerts dans le parc (deux ou trois fois par jour), représentations le soir au Casino, salon de lecture, salle des fêtes ; promenades, excursions intéressantes. Pays accidenté, entrecoupé de ravins et sillonné de belles routes, de jolis sentiers ; bords pittoresques du Cher.

Néris possède deux établissements et un hôpital thermal.

Saison : du 15 mai au 1er octobre.

Médecins :

MM. Aubel, Benoit*, Delarrat, Descloux, Morice*, Peyrot*, de Ranse*.

NICE

(Alpes-Maritimes)

SITUATION. — Nice, ancienne colonie grecque et romaine, préfecture des Alpes-Maritimes, capitale du littoral Méditerranéen français, ville de 100.000 habitants, pouvant loger à la fois environ 15.000 étrangers, occupe sur le rivage le centre de la plus importante vallée de la région, ouverte au midi et entourée d'une ceinture en amphithéâtre de collines graduellement de plus en plus hautes et formant abri. Le torrent du Paillon y aboutit par un couloir montagneux plusieurs fois coudé et barré par des hauteurs considérables.

La ville est bâtie en partie sur les collines qui s'étagent le long de la mer, en partie sur les alluvions qui ont comblé l'entrée des nombreux vallons aboutissant à la mer le long de ce rivage. Ces alluvions sont constituées par une couche puissante de galets dont la partie superficielle est recouverte de sables, de marnes, et quelquefois d'argile. Dès qu'on a dépassé cette couche on tombe dans un sous-sol très perméable, condition éminemment favorable pour la salubrité générale du pays.

Le célèbre plateau de Cimiez, terminé par les pentes de Carabacel, s'avance comme une arête séparant le Paillon de la plaine voisine. La ville de Nice ne cesse pas de perfectionner son installation sanitaire.

EGOUTS. — Le réseau d'égouts est en voie de transformation; un million y a été dépensé dans ces trois dernières années et cinq millions restent encore à dépenser. La canalisation nouvelle, complètement étanche et d'une pente suffisante, conduit directement toutes les eaux vannes au grand collecteur qui, après avoir passé le Paillon en siphon, longe toute la promenade des Anglais et aboutit au Magnan où l'égout est porté à 150 mètres en mer. Il sera bientôt continué jusqu'au Var, où les eaux vannes seront entraînées à une plus grande distance encore par le courant du fleuve.

Les 344.000 mètres cubes d'eau fournis par la Vésubie permettent une chasse active dans les water-closets et dans les égouts. L'aération de ces canalisations est assurée, et des bouches à siphons empêchent tout dégagement de mauvaises odeurs. L'achèvement du plan général d'assainissement est poursuivi activement.

EAUX. — Nice est alimentée en eau potable par les sources de Sainte-Thècle, de 21.000 mètres cubes, devenus actuellement insuffisants ; aussi la municipalité vient-elle, après bien des recherches, de décider l'achat et l'adduction des 30.000 mètres cubes d'eau des nouvelles sources de Végay, dont la qualité irréprochable pour l'alimentation a été constatée par de nombreuses analyses au laboratoire du comité consultatif d'hygiène de France. En attendant, les eaux actuelles seront stérilisées par l'ozone.

Depuis 1886 un bureau municipal d'hygiène a centralisé tous les services concernant la santé publique. Toutes les maisons y ont un casier sanitaire mentionnant l'état de la construction, l'entretien, les décès, les cas de maladies contagieuses déclarées, etc. Une équipe d'agents spéciaux surveille l'hygiène urbaine et fait exécuter les arrêtés municipaux concernant la propreté de la rue et des maisons. Une autre équipe est chargée des désinfections à domicile au moyen de pulvérisations au sublimé de vapeur de formol. Une étuve à vapeur désinfecte gratuitement tous les objets suspects apportés par une voiture spéciale. Un service de jour et de nuit assure la distribution des sérums de l'Institut Pasteur avec les instruments nécessaires.

Les vacheries et laiteries sont activement surveillées. Aussi la mortalité, malgré la lourde surcharge due aux décès d'une population de malades assez importante, a-t-elle été, en 1901, de 18,87 et, en 1902, de 20,48 pour 1.000, quand en France la moyenne est de 22,5.

TEMPÉRATURE. — Les températures maxima et minima ont été en moyenne, ces dix dernières années : en novembre, de 17°,1-6°,9 ; en décembre, 14°-3°,5 ; en janvier, 12°,5-2°,8 ; en février, 13°,9-3°,1 ; en mars, 15°,7-5°,1 ; en avril, 18°,6-7°,7. Le maximum se produit entre midi et une heure et demie et le minimum entre onze heures du soir et quatre heures du matin. Il gèle très rarement à Nice, mais le rayonnement nocturne produit quelquefois de la gelée blanche dans les lieux découverts, ce qui oblige à couvrir la nuit les plantes délicates.

De novembre à avril, l'état du ciel a été en moyenne, en dix ans, sur 181 jours, de 88 jours de soleil, 60 jours beaux une partie de la journée, 33 jours couverts toute la journée, et en tout 36 jours pendant lesquels il a plu.

Grâce à l'abri des montagnes contre les vents froids du Nord, la température au soleil est généralement très élevée ; il en résulte une différence très sensible entre la température au soleil et celle à l'ombre (4°) et la baisse subite de la chaleur ambiante au moment du coucher du soleil.

VENTS. — Il vente relativement peu à Nice, malgré ce qu'on en dit quelquefois. En décembre, janvier, février et mars, très peu de vent ; davantage en mai et en juin. Les vents désagréables et violents sont ceux de l'Est, du Sud et du Sud-Est, précédant généralement la pluie ou l'accompagnant.

De novembre à avril, le régime général est une faible brise venant du Nord-Est, plus rarement du Nord-Ouest ou de l'Ouest.

PLUIE. — La pluie est généralement violente et de très courte durée, amenée par les vents d'Est, répartie surtout en automne et au printemps, beaucoup moins en hiver. La courbe hygrométrique suit d'assez près celle de la température, mais elle est beaucoup plus variable, obéissant à des causes nombreuses.

CLINIQUE. — L'aération et l'ensoleillement sont les deux facteurs principaux du climat. La pureté de l'air est entretenue par les brises régulières matinales et vespérales qui oscillent entre les deux réservoirs inépuisables d'air pur, la mer et la montagne, brassant et entraînant ce que l'agglomération humaine peut laisser flotter de déchets dans l'atmosphère. Une ville ainsi placée ne peut avoir pour ceux qui l'habitent l'inconvénient et le danger qui existeraient avec une pareille aération dans un milieu humide et froid, et cette aération ne saurait être comparée, quoi qu'on en ait dit, à celle qui se fait dans un milieu ensoleillé et chaud.

L'action de la lumière solaire est souveraine et s'exerce à l'infini sur tous les détails du milieu ambiant. Elle purifie l'eau, l'air, la poussière ; en tuant les microbes qui y pullulent, elle est le procédé permanent de désinfection, le plus simple et le plus puissant. Directe ou diffuse, mesurée suivant les besoins, elle entretient et excite toutes les fonctions de la vie, apporte la gaîté et l'espoir.

Notre mer, pour calme qu'elle soit, entre pour une grande part dans la qualité de l'air ; son influence prépondérante sur la bande de terre qui la borde va en s'atténuant à mesure qu'on s'en éloigne, pour devenir presque nulle à une distance suffisante. C'est alors l'air de la montagne qui domine avec ses qualités relativement sédatives, tout en restant tonique et variant d'ailleurs suivant les lieux.

Enfermée dans une courte formule son action se traduit en ces termes : *Suractivité des échanges nutritifs*. Mais en clinique cette formule varie ses effets à l'infini, suivant les modalités particulières du climat lui-même et surtout des organismes placés sous son influence. Le coefficient de sensibilité de chacun d'eux est particulier et varie encore suivant l'état de santé ou de maladie, suivant la période de la maladie, l'intégrité des viscères, la réaction de l'organisme et la façon plus ou moins heureuse dont on met l'un en présence de l'autre.

Juger les effets du climat est donc chose délicate, car dans les états complexes si fréquents le nombre des facteurs en présence enlève au résultat brut d'un séjour à Nice la valeur d'une conclusion nette. On ne doit lui attribuer avec sécurité que les faits souvent constatés, et constatés dans des conditions de simplicité expérimentale suffisante. Cette influence du climat se traduit souvent par un ensemble de modifications très sensibles pendant les premières semaines du séjour (période d'acclimatement qui peut être avec raison comparée au phénomène de la poussée thermale).

Généralement, sur les organismes jeunes et normaux, aux viscères intacts, le syndrome consiste dans une augmentation de l'appétit, une rapidité plus grande de la digestion, une facilité accrue des fonctions intestinales, une alacrité particulière, le tout aboutissant à une sensation de bien-être très agréable. Sur des organismes moins jeunes et moins élastiques, et dont le fonctionnement est déjà dévié du type normal, le syndrome subit des modifications dont le déterminisme logique tantôt apparaît et tantôt échappe. Quelquefois la suractivité devient moins agréable, elle touche à l'agitation ; le sommeil s'en ressent, l'hyperfonctionnement gastrique arrive à l'hyperchlorhydrie, des douleurs vagues, anciennes ou nouvelles apparaissent.

C'est que la suractivité des échanges a remis en circulation des déchets dont le passage impressionne douloureusement les tissus et les organes. Au médecin de savoir utiliser le mouvement et de l'amener, si possible, jusqu'à sa conclusion bienfaisante : l'élimination de ces matières usées, cause de multiples troubles actuels ou futurs.

Dans certains cas l'organisme n'est impressionné qu'au bout d'un temps assez long, plutôt au printemps; il en résulte une excitation tantôt passagère, qui peut être combattue avec succès, tantôt persistante, rebelle, et qui commande l'éloignement et le retour vers le Nord. La constatation de ces phénomènes, qui se traduisent généralement par un graphique urologique d'acidité et d'élimination augmentées, donne la clef des modifications générales imprimées à l'organisme humain, malgré la variété des modalités cliniques.

Chez les enfants bien portants cette influence, marchant dans le même sens que l'accroissement physiologique, est presque toujours très salutaire et frappante; elle leur donne une augmentation de taille et de poids plus rapide, fait grandir encore, à la manière d'une maladie aiguë, ceux dont la croissance semblait arrêtée. Quand ils sont ralentis dans leur évolution, le climat les ramène à l'allure normale, et parvient aussi à effacer des tares commençantes et même anciennes.

Dans la plupart des maladies aiguës l'effort naturel vers la guérison par la suractivité des tissus en général, et en particulier des émonctoires, est favorisé par le milieu ambiant. La possibilité d'une aération permanente de jour et de nuit, la pénétration large des rayons solaires dans la chambre et jusque sur le corps du malade ; plus tard, la gymnastique respiratoire précoce, en pleine atmosphère pure, permettent d'obtenir une évolution plus rapide vers la guérison.

Pour ceux dont l'épisode aigu s'est déroulé dans le Nord et qui ont pâti du renfermement, de l'air confiné, du froid humide et de l'obscurité, leur arrivée à l'air et à la lumière, malgré la fatigue du voyage, est suivie d'une transformation rapide et souvent complète ; l'appétit et le sommeil reviennent.

Ainsi sont souvent évitées des tares fonctionnelles persistantes ou de réelles lésions ultérieures dont l'irrésistible courant d'activité normale provoqué ici emporte l'ébauche commencée au sein des tissus par la stagnation inévitable dans l'hiver du nord.

Ici la défense de l'organisme est exaltée dans tous ses modes et plus facilement victorieuse des états aigus ou de leurs conséquences immédiates; elle est plus efficace aussi contre presque tous les états chroniques.

Tout malade chronique bénéficie de quelque manière de ne pas être enfermé, exposé au froid, à l'humidité ; il bénéficie des conditions contraires : aération et ensoleillement, vie au grand air, exercice.

Les lésions constituées sont capables d'une évolution moins rapide et les complications ont chance d'être évitées.

Les tares héréditaires ou acquises peuvent être ainsi maintenues à l'état de menaces non ou peu réalisées ; le littoral se peuple de plus en plus de ces déprimés et de ces débiles auxquels, seul, un séjour prolongé dans le Midi permet de vivre.

Ces considérations générales s'appliquent (contre-indications à part) à toutes les modalités des déviations nutritives, à tous les états chroniques ; ainsi les ralentis, les infectés, les auto ou hétéro-intoxiqués, les arthritiques, les rhumatisants divers, les goutteux, les dyspeptiques, les rénaux, les vésicaux, les nerveux, les neurasthéniques, les cérébraux, les psychopathes, les cardiaques, les scléreux divers, les pulmonaires, les bronchitiques, les emphysémateux, les asthmatiques, les tuberculeux pulmonaires, viscéraux ou périphériques, les coloniaux (paludiques, hépatiques), les enfants chétifs, les vieillards usés, etc. La place manque pour détailler comme il conviendrait le mécanisme varié de l'amélioration dans ces cas divers et la combinaison nécessaire des agents thérapeutiques généraux avec l'action du milieu ambiant (tonique, sédative ou excitante). Les affections chirurgicales bénéficient de la modification de l'état général, régulateur de tous les processus particuliers. Un opéré qui vit la fenêtre ouverte le jour même ou le lendemain de l'opération, et qui peut être placé dehors quelques jours après, guérit plus vite qu'un autre. Comme il y a des avantages multiples au bain de soleil, il y a aussi une héliothérapie locale. Les plaies récentes ou anciennes et atones, la tuberculose locale, etc., bourgeonnent et se cicatrisent plus activement par l'exposition directe au soleil. De même pour tous les états de la peau torpides ou tenaces. Un grand tact est nécessaire au succès de ces pratiques quelquefois trop actives.

LIGNE DE CONDUITE. — Etre venu dans le Midi et y vivre un certain temps paraît à beaucoup l'acte suffisant pour amener l'amélioration.

Il n'en va pas ainsi et le malade doit se plier aux conditions du milieu d'autant plus exactement qu'il est plus susceptible ; chaque cas particulier doit être l'objet d'une étude précise de la part du médecin, avec la collaboration intelligente et attentive du malade.

A ce prix seulement on obtiendra le maximum de résultats possible.

L'habitation doit être choisie avec soin, bien ensoleillée, près de la mer ou en s'avançant successivement jusqu'aux hauteurs les plus éloignées, suivant l'état du malade ; de préférence dans les quartiers éloignés, aux maisons construites dans les grands espaces peuplés de villas, et même sur les collines voisines qu'un réseau toujours plus étendu de tramways électriques relie au centre.

En raison de l'étendue et de la variété de son territoire, Nice offre toute la gamme des situations qui se trouvent réalisées ailleurs en plus petit sur le reste du littoral.

Sur les 7.192 hectares de la surface totale de la commune de Nice, 500 seulement sont bâtis en agglomération.

On peut ainsi bénéficier à la fois des avantages de la campagne et des ressources de toutes sortes, en approvisionnements, personnel et matériel, qu'une grande ville peut seule posséder et dont le besoin immédiat se fait souvent sentir pour un malade. Grâce à cela, chacun peut se créer à moins de frais un sanatorium fait à sa mesure, réalisant ses désiderata personnels.

Journée médicale. — La journée médicale commence à l'heure, variable suivant la saison, où le soleil a suffisamment réchauffé l'atmosphère, habituellement entre neuf et dix heures du matin. Le malade doit rester dehors, quand il lui est possible, jusqu'à l'heure du déjeuner, coupant sa promenade par des repos en plein air ou dans des abris. La direction de ces promenades doit être réglée comme l'habitation et d'après les mêmes données. Suivant les changements opérés dans l'état du malade, des modifications doivent être apportées à l'un et à l'autre.

Le séjour dehors doit recommencer après le déjeuner avec ou sans repos préalable.

Les malades susceptibles doivent être prévenus de la différence de température qui existe naturellement entre le soleil et l'ombre ; il faut l'éviter ou la pallier au moyen d'un vêtement supplémentaire. Faire de même lorsque le vent vient mettre en jeu des vaso-moteurs trop excitables.

Tous ceux qui ne peuvent ou ne doivent pas marcher trouveront facilement à installer, dans un jardin ou une promenade, une chaise longue pour leur cure d'air et de soleil. A côté des routes où le soleil permanent sur un sol calcaire rend la poussière inévitable (le goudronnage déjà commencé en aura raison), le territoire étendu et accidenté de Nice offre des petites routes ou de simples chemins très nombreux et variés où le promeneur trouve le charme de la nature et des pentes de toutes sortes pour la cure de terrain.

Le coucher du soleil amène l'heure dangereuse pour le malade susceptible ; il doit éviter d'être dehors à partir du moment où les rayons sont obliques ou colorés, c'est-à-dire une demi-heure ou une heure avant le coucher réel, suivant sa sensibilité. Cette fraîcheur ne dure que quelques heures, après lesquelles beaucoup de personnes peuvent encore sortir et faire une promenade pour préparer un meilleur sommeil. La douceur habituelle de la température pendant la nuit rend facile la pratique de la fenêtre ouverte, dont la technique doit varier suivant les cas.

L'état moral n'est pas facteur négligeable ; la belle lumière, la nature merveilleuse, du mouvement, de la gaîté, les malades noyés dans la masse des promeneurs bien portants, quelques fêtes en plein air, les plaisirs variés sur mer et sur terre, toute l'activité d'une grande ville, Nice offre tout cela ; à chacun d'en prendre ce qu'il peut, suivant ses forces. Les déraisonnables trouvent ailleurs les mêmes sensations, mais plus directes, et sont moins défendus par la distraction permanente de la vie extérieure ; en revanche la banlieue offre plus de calme qu'aucune autre sur le littoral, étant plus étendue.

CONTRE-INDICATIONS. — Les contre-indications résultent de la personnalité du malade, non de l'entité morbide dont il porte l'étiquette générale. L'état de sa nutrition, la prépondérance de tels éléments de sa maladie, le fonctionnement satisfaisant ou défectueux de tels de ses viscères, son état moral, son entourage sont autant de facteurs qui détermineront cette résultante ultime : guérison, amélioration, état stationnaire, aggravation ; elle évolue elle-même avec ces facteurs.

Ce qui en gros contre-indique Nice, c'est l'hyperexcitabilité habituelle ou facile, surajoutée à un état pathologique quelconque. Elle s'y exalte facilement et devient une cause d'aggravation.

Si cette hyperexcitabilité est au contraire récente et consécutive à un état somatique que le climat peut améliorer ; si

elle résulte seulement du choc d'un état aigu, de l'action lente
d'un état chronique, du renfermement, de l'immobilité, d'une
maladie ou d'une convalescence emmurées, l'excitation fait
place au calme, dès que les conditions opposées peuvent agir.
Ce fait capital : la transformation de toutes les conditions
hygiéniques, l'effet réconfortant de l'air et de la lumière font
de ces surprises heureuses et changent en médication formelle
la contre-indication théorique. Un état de consomption, de dénutrition rapide, permanente, tel que le relèvement de toutes les
fonctions paraisse difficile ou impossible, contre-indique Nice.
Ainsi les tuberculeux avancés, fébriles, fortement congestifs,
à infections secondaires actives, sont dans ce cas. Ainsi tous
les congestifs à réactions trop faciles, quel que soit le système
organique en jeu (en première ligne les muqueuses des premières voies, pharynx, larynx, trompes, et surtout l'aboutissant de toutes les excitations extérieures, le système nerveux).

Il y a cependant des exceptions, et certains malades qu'on
croyait venus à tort ont trouvé dans la puissante sédation du
grand air une action d'arrêt pour leur dénutrition ou leur réaction excessives.

Cette action d'arrêt, complète ou partielle, courte ou prolongée, s'observe dans toutes les catégories de faits que la
formule générale du climat semble devoir éloigner. Tel scléreux, tel cardiaque excitable dont les crises sont entretenues
par l'auto-intoxication de l'immobilité et du renfermement,
les voit s'atténuer par l'hygiène contraire rendue possible.

Telle grande nerveuse portée à une exacerbation par un état
aigu de surmenage, etc., grâce à la sédation de la vie au
grand air, dort et se trouve apaisée.

Tel hémiplégique récent, venu contre le gré de son médecin
craignant l'effet excitant de la mer, acquiert en quelques
semaines passées au dehors une amélioration générale surpre-
nante, sauvegarde contre un ictus nouveau, meilleure que les
conditions opposées subies dans son pays. Tel albuminurique
que le froid humide aggrave trouve ici, malgré sa nervosité,
un fonctionnement digestif plus correct et, par la diminution
des toxines, améliore son rein, et son système nerveux par
surcroît.

Tel cardiaque valvulaire jeune et nerveux a pu sur le littoral, par le retour et l'entretien d'un bon état général après
l'infection causale, n'avoir jamais pendant de longues années
aucun phénomène fonctionnel, malgré des souffles caractéristiques intenses et permanents.

Tel diabétique à crises intermittentes de dénutrition en a moins à Nice que chez lui quand il y reste l'hiver, et retrouve avec le froid et l'humidité les excès de travail et autres passe-temps de la vie confinée.

Si ces malades hyperexcitables ne craignent ni le froid, ni l'humidité, s'ils peuvent sortir malgré l'hiver sans dommage ; si toutes leurs fonctions sont déjà bonnes, qu'ils ne viennent pas à Nice : leur excitabilité a chance de n'y être qu'aggravée, leurs crises augmentées, leur dénutrition précipitée, leur fièvre accrue, certains malades à système vaso-moteur particulièrement émotif subissant quelquefois des vaso-constrictions traduites par des malaises divers, de la sécheresse de la gorge, de la constipation, etc.

Les coloniaux qui cherchent avant tout une température élevée plus rapprochée de celle qu'ils quittent seront mieux dans les stations en espalier contre la mer à température moyenne un peu plus haute.

Les états très graves, les cachexies accentuées, ne sauraient remonter le courant d'une évolution trop avancée. A ces malades le séjour de Nice ne peut donner qu'un espoir de guérison mensonger ; mais ensoleiller et adoucir leurs derniers jours est encore un bienfait qu'ils ne trouvent que sur le littoral ; de telles morts ne devraient pas lui être reprochées.

Ne doivent pas non plus lui être imputés les morts ou les insuccès dans les cas suivants : Malades venus malgré une contre-indication nette ; malades ayant subi une complication qui les aurait atteints partout ailleurs et que souvent on ne peut plus déplacer ; malades mal dirigés, n'ayant pas pu ou pas su se servir du climat.

ADJUVANTS. — Bains de mer sur fond de galets à pente rapide sur la promenade des Anglais et le quai du Midi ; plage de sable à pente douce à Carras et au lazaret. Bains de mer chauds, bains de sable chaud, bains de soleil. Etablissement où l'on trouve tous les agents physiques employés couramment ; bain de lumière électrique et de chaleur ; Hammam, l'un des plus anciens de l'Europe ; établissement Zander ; gymnastique ordinaire et suédoise ; tous les modes d'électrothérapie, de massages ; établissement d'hydrothérapie, établissement d'inhalation dans l'air comprimé ou raréfié avec vapeurs médicamenteuses. Hôpital d'isolement à St-Pons.

Différents sports ; club de tennis, club de Golf ; club nautique ; laboratoires de bactériologie, d'urologie, de stérilisation ; préparation du lait stérilisé, maternisé, pasteurisé, de képhir.

Cures de fruits (figues, raisin) ; cure de terrain (altitudes diverses), surtout au printemps, dans la montagne voisine où sont plusieurs stations bien installées ; bière légère fabriquée à Nice, n'ayant pas l'inconvénient des bières transportées et alcoolisées.

Excellente eau de table de la Villa Bornala, d'une minéralisation très faible, conservant malgré cela une saveur remarquable, ayant toutes les qualités des eaux de lavage avec une asepsie garantie par les analyses.

Nice est le siège d'une société de médecine et de climatologie.

Le mouvement des voyageurs dans la gare de Nice, en 1902, a été de 2.054.681 ; en 1899, il avait été de 1.554.420.

Les trains express mettent pour venir à Nice, d'Amsterdam, 30 heures ; de Bruxelles, 26 heures ; de Vienne, 30 heures ; de Saint-Pétersbourg, 72 heures ; de Paris, 15 heures ; de Lyon, 8 heures.

On peut trouver des pensions à partir de 6 francs par jour. Le prix moyen est de 12 à 15 fr. En dehors des grands hôtels du centre de la ville et du bord de la mer, les collines des environs sont peuplées de grands hôtels en pleine campagne, à des hauteurs diverses. En outre, les étrangers peuvent trouver de nombreux appartements meublés à partir de 400 ou 500 francs pour la saison, jusqu'à 4.000 ou 5.000 francs et au-dessus, et des villas de toutes sortes et de tout prix.

De nombreux agents de location mettent les étrangers à même de trouver en peu de temps ce qu'ils désirent.

Un réseau téléphonique relie Nice à Menton et à Cannes ainsi qu'à presque toutes les localités des environs. Le cable téléphonique va bientôt être rejoint à celui de Toulon et sera relié par là à Paris.

La saison hivernale de Nice avec son mouvement, ses ressources et ses hôtels dure jusqu'au milieu de juin, en commençant à s'atténuer vers la fin d'avril, un ou deux mois plus tard que les autres stations du littoral.

OREZZA

(Corse)

Ferrugineuses, gazeuses, froides

Il y a à Orezza et les environs plusieurs sources ferrugineuses émergeant des schistes calcaires. Deux seulement sont utilisées, *la Sorgenta soprana* et *la Sorgenta sottana*. C'est surtout cette dernière qui sert à l'exportation.

CARACTERES PHYSIQUES ET CHIMIQUES. — L'eau est limpide, inodore, très gazeuse, de saveur agréable, quoique légèrement styptique. Elle contient par litre : 0 gr. 128 de carbonate de protoxyde de fer ; 0 gr. 602 de carbonate de chaux ; 0 gr. 604 de carbonate de magnésie ; 1.248 centimètres cubes d'acide carbonique, libre ou provenant de bicarbonates. Température : 11°.

MODE D'EMPLOI. — L'eau d'Orezza est employée exclusivement en boisson. La station n'est guère fréquentée que par les habitants d'Ajaccio, Corte, Calvi, Bastia. Mais l'eau s'exporte en assez grande quantité. Le sel de fer n'est pas très stable, et se dépose assez vite sur les parois des bouteilles ; néanmoins, la richesse en fer est telle que la quantité restant en dissolution suffit encore pour constituer une médication ferrugineuse.

ACTION PHYSIOLOGIQUE. — L'eau augmente l'appétit, favorise les digestions, est manifestement diurétique, relève les forces.

INDICATIONS. — L'eau d'Orezza est indiquée spécialement dans la chlorose, les anémies, les dyspepsies chez les chlorotiques, la cachexie paludéenne.

CONTRE-INDICATIONS. — Elle est contre-indiquée chez les phtisiques, les cardiaques, les pléthoriques, les athéromateux, les congestifs.

A 32 kilomètres de Ponte alla Leccia, station de la ligne de Bastia à Ajaccio.

Médecin :
M. Cristofari.

PAU

(Basses-Pyrénées)

Pau est une station climatérique hivernale caractérisée surtout par la douceur de la température et par le calme de l'atmosphère. Elle est située sur un plateau élevé de 207 mètres au-dessus du niveau de la mer, plateau qui domine de 30 à 35 mètres la vallée du gave qui coule à ses pieds. Cette ville est située à 40° 17' de latitude nord et à 2° 43' de longitude occidentale.

Au point de vue géologique, la ville de Pau est assise sur un sol remarquablement absorbant formé d'alluvions anciennes ; ce sol si perméable est en outre drainé merveilleusement par la topographie même de la ville.

Parmi les influences extérieures qui agissent sur le climat de cette station, il faut citer en premier lieu la ceinture de collines qui l'entourent et la met complètement à l'abri des forts courants aériens, le voisinage des Pyrénées qui contribue encore à la protéger contre les vents et enfin la proximité de l'Atlantique et du Gulf-Stream qui empêche le refroidissement de l'atmosphère.

CARACTÈRES DU CLIMAT DE PAU. — *Calme de l'atmosphère*. — Grâce à la conformation topographique de ses environs, cette ville est complètement abritée contre les grands déplacements atmosphériques. Le vent y est si rare, de si courte durée et si peu accentué qu'il est souvent difficile d'indiquer le point d'où il souffle ; seuls les vents de tempête venant de l'ouest ont quelquefois un peu d'allure. C'est à cette absence de vents que le climat de Pau doit d'être essentiellement sédatif.

Pluies. — Le nombre des jours de pluie s'élève en moyenne à 140 par an ou à 11,66 par mois ; la hauteur moyenne de la pluie en millimètres est de 1.179,16. La pluie n'est presque jamais froide et le sol redevient sec dès qu'elle a cessé, à cause de la nature très absorbante du sol. Pour la même raison, les brouillards sont extrêmement rares à Pau et l'atmosphère ne contient jamais d'humidité libre ; jamais les maisons non habitées, les rampes d'escaliers et les tapisseries ne deviennent humides. Pourtant les pluies assez fréquentes entretiennent dans l'atmosphère un état hygrométrique moyen qui convient admirablement aux malades.

Luminosité. — Bien qu'il y ait des séries de très belles journées et même des mois entiers pendant lesquels le temps reste radieux, les jours couverts sont nombreux et même en majorité.

L'action bienfaisante du climat sur les malades n'est du reste pas du tout proportionnée à la luminosité ; il semble même plutôt que les temps couverts leur soient plus favorables.

La *pression barométrique* est assez élevée à Pau ; l'air y est extrêmement pur et contient une notable quantité d'ozone.

Température. — La température moyenne pendant l'hiver oscille entre 8 et 9 degrés centigrades pendant la journée médicale, de novembre à février, c'est-à-dire pendant les quatre mois les plus froids de l'année. Il gèle cependant quelquefois, mais presque exclusivement pendant la nuit. D'ailleurs le froid quand il existe à Pau, est toujours facile à endurer, il n'est ni cru, ni mordant, et l'absence de vent le rend moins rude qu'une plus haute température en d'autres endroits. On a fait observer avec raison que le même degré du thermomètre n'est pas toujours accompagné, bien s'en faut, du même sentiment de chaleur ou de froid. Dans une même journée, dans un même lieu, par une même température, on peut avoir alternativement froid et chaud suivant qu'il y a du vent ou qu'il n'y en a pas. Il est de constatation fréquente que le corps humain ne se comporte pas comme un thermomètre ; il faut tenir compte avec lui de l'évaporation par la surface de la peau et de la déperdition de chaleur animale. Or, il est constant qu'à Pau, grâce à l'absence de vents, l'évaporation à la surface de la peau est moindre que dans d'autres endroits où la température peut être plus élevée. En moyenne la température des journées d'hiver dans cette station est toujours modérée ; elle permet aux malades même les plus timorés de faire en tout temps la cure d'air permanente de jour et de nuit.

L'absence d'humidité libre dans l'air s'allie au calme de l'atmosphère pour contribuer à amoindrir les écarts de température. Les variations thermiques sont en effet très peu considérables à Pau, surtout pendant la journée médicale. Cependant, si la température reste à peu près constante dans une même journée on ne peut nier qu'il y ait parfois d'un jour à l'autre quelques variations. La vapeur d'eau contenue dans l'air, bien qu'invisible, fait à la terre un manteau protecteur la mettant à l'abri des grandes oscillations thermiques. En somme l'hiver à Pau, toujours très court, est toujours relativement doux.

Le printemps est, en général, moins dangereux à Pau qu'ailleurs, bien que les pluies y soient assez fréquentes. La température moyenne pendant cette saison est de 15 degrés centigrades. — Pendant l'été, il y a des séries de jours extrêmement accablants, mais les soirées sont fraîches et agréables ; la température estivale est de 23 degrés. — L'automne est une belle saison pour Pau ; la température moyenne est de 14 degrés ; elle reste encore extrêmement douce alors que de tous côtés on annonce l'hiver et le froid.

ACTION PHYSIOLOGIQUE. — Le climat de Pau est essentiellement *sédatif ;* il produit une impression de calme qui, au début du séjour, s'accompagne souvent d'une légère torpeur, aussi a-t-on pu dire que l'air de Pau chloroformise.

Le *système nerveux* est calmé, aussi a-t-on pu comparer l'action du climat à celle du bromure. Le *pouls* se ralentit et devient plus égal, et cela d'une manière permanente ; la *respiration* est plus profonde et plus facile, en même temps qu'un peu moins fréquente ; il est probable que dans ces conditions la *température du corps* s'abaisse légèrement. La *toux* subit une détente salutaire ; il se produit, surtout par les temps pluvieux, une sorte de sédation dont beaucoup de malades paraissent étonnés ; le *catarrhe* tend à diminuer. Bien que les premiers jours l'*appétit* soit plutôt ralenti, il augmente au bout de quelque temps. La quantité et la qualité des *urines* se ressentent de la lenteur des échanges nutritifs et des modifications de la pression sanguine. La *diaphorèse* n'est pas exagérée. Le climat possède en outre une action *tonique* indirecte mais certaine ; c'est un véritable agent régulateur qui devient tonique en ramenant l'organisme à l'état physiologique.

INDICATIONS. — D'une manière générale, on enverra à Pau tous les *nerveux*, les *éréthiques*, les *excitables*.

Parmi les affections du *système nerveux*, ce sont surtout les *névroses* qui bénéficient du climat bromuré de Pau ; les *hystériques*, les *choréiques*, les *épileptiques* avec crises convulsives s'en trouvent très bien. Quant aux *névralgies*, les unes sont très atténuées ou disparaissent, d'autres sont améliorées, quelques-unes sont exaspérées. Les *neurasthéniques*, les *surmenés*, qu'il s'agisse de surmenage intellectuel ou de surmenage physique, se trouvent en général merveilleusement bien d'un séjour à Pau ; parfois incommodés au début, ils ne tardent pas à voir survenir une amélioration considérable et repartent guéris au bout de quelque temps. Lorsque des lésions anatomiques existent, le climat de Pau ne peut guère avoir d'action ; cependant son influence sédative se fait sentir puissamment pour calmer les *crises douloureuses du tabes*.

A côté des nerveux, et au même titre qu'eux, ce sont les *tuberculeux* qui retirent le plus de bénéfice du climat de Pau. Outre que ce climat entre dans la catégorie de ceux qui doivent modérer les échanges respiratoires, sa température moyenne exempte de grandes variations, son état hygrométrique également éloigné de l'humidité et de la sécheresse, son atmosphère calme, son influence sédative, la rendent particulièrement utile aux phtisiques. A part les modalités vraiment torpides dans lesquelles l'activité fonctionnelle a besoin d'être constamment stimulée, toutes les variétés de tuberculose du poumon se trouvent bien du climat de Pau. En première ligne il faut citer la *tuberculose à forme éréthique ;* plus que tous les autres malades tirent profit du climat de Pau les tuberculeux nerveux à pouls tendu, émotif, fébrile, ceux qui font aisément des poussées de température. On ne tarde pas à voir, sous l'influence du climat, leur pouls se ralentir, perdre de sa dureté, se régulariser et leur courbe thermique se rapprocher de la normale.

L'égalité de la température et l'absence de vent seront surtout précieuses pour les *congestifs* ayant souvent des poussées avec hémoptysies, les malades dont la *plèvre* irritable semble appeler les nouvelles localisations du bacille de Koch. Non seulement ces malades seront à l'abri des influences cosmiques qui pourraient favoriser l'éclosion de nouveaux accidents, mais leur inspiration deviendra plus profonde et plus facile, au bout de quelque temps la tendance congestive s'affaiblira, les hémoptysies, si elles existent, deviendront plus rares et plus aisées.

Le climat sédatif et égal de Pau a une action puissante sur la nutrition en général.

Il ralentit très notablement les échanges, les régularise, et par suite permet l'utilisation des matériaux fournis à l'organisme pour sa reconstitution. Dès lors le malade chez lequel la suractivité des combustions empêchait l'accumulation et par suite l'utilisation des éléments fournis par l'épargne d'origine intrinsèque ou extrinsèque verra enfin se réaliser l'idéal qu'il cherche à atteindre : augmenter ses recettes et diminuer ses pertes. Enfin, sous l'influence tonique du climat, les forces augmentent et l'appétit, cette ressource si précieuse chez les tuberculeux, se relève, ajoutant ainsi à leur plus complète utilisation l'augmentation de la quantité des aliments ingérés.

Dans les autres affections de l'appareil respiratoire, l'influence du climat de Pau s'exerce heureusement sur les *bronchites aiguës ou chroniques*, sur les *reliquats de pleurésie* ou de *pneumonie*. Si l'*asthme vrai* y subit plutôt une influence défavorable, il n'en est pas de même de l'*asthme nerveux* qui s'y trouve bien.

Les indications sont assez restreintes dans les affections de l'*appareil cardio-vasculaire*.

Le climat de Pau paraît avoir une heureuse influence sur l'*angine de poitrine* et peut-être sur l'*insuffisance aortique*. Parmi les *affections du tube digestif*, les *dyspepsies à forme gastralgique et irritative*, les *affections catarrhales de l'intestin*, trouvent un léger bénéfice à Pau.

Enfin, l'*enfance et la vieillesse* se trouvent bien du climat de Pau ; il en est de même des *convalescents* en général.

CONTRE-INDICATIONS. — Tous les *déprimés* devront être en général éloignés de Pau. Les *formes torpides de la tuberculose* ainsi que les *états trop avancés* de cette maladie constituent des contre-indications rigoureuses.

Les *asystoliques* et les malades dont le *myocarde* est sérieusement touché ne doivent pas être envoyés à Pau.

La *diathèse rhumatismale*, la *goutte* et en général toutes les affections attribuables aux *ralentissements de la nutrition* sont fâcheusement influencées par le climat de Pau. Le *rhumatisme articulaire aigu* n'est pourtant pas une contre-indication.

Les enfants *mous* ou trop *lymphatiques*, les vieillards dont les *réactions* sont vraiment *insuffisantes* doivent être éloignés de Pau.

HYGIENE. — *Bureau municipal d'hygiène* dirigé par un médecin, parfaitement outillé au point de vue des désinfections et de la surveillance sanitaire. *Laboratoire de bactériologie* annexé à l'Hôpital. *Réseau d'égoûts* irréprochable. Ville particulièrement saine ; jamais d'épidémies ; la ville de Pau occupe par son état sanitaire un excellent rang parmi les villes de France de population numériquement équivalente ; l'on meurt moins à Pau que dans les moyennes des villes de France et l'on y meurt plus vieux. Aussi est-ce l'une des villes de prédilection des retraités.

Pau, chef-lieu du département des Basses-Pyrénées. Cour d'appel, 34.268 habitants. A 810 kilomètres de Paris, par Bordeaux et Dax.

Prix de Paris : 90 fr. 95; 61 fr. 35; 40 fr.

Durée minima du trajet (Sud-Express) : 10 h. 43; durée moyenne : trains rapides, 12 h. 53; trains directs : 14 h. 48.

2 courriers par jour pour Paris.

Télégraphe, téléphone avec Paris.

Orientation principale : est-ouest.

La ville présente, sur le bord du plateau qui domine le gave, son magnifique boulevard des Pyrénées, longue et spacieuse cure d'air qui déroule en plein midi, devant ce merveilleux panorama des montagnes que Lamartine appelait « la plus belle vue de terre », la série de ses terrasses sur une longueur de 3 kilomètres.

Pau est un merveilleux centre d'excursions et de tourisme à proximité de la mer (Biarritz), à une heure à peine de la montagne, au centre des stations thermales des Pyrénées (Eaux-Bonnes, Eaux-Chaudes, Saint-Christau, Salies-de-Béarn, Cauterets, Barèges, Saint-Sauveur, Bagnères-de-Bigorre, Dax, etc.).

Hôtels confortables et maisons meublées (de 6 à 15 francs par jour et au-dessus tout compris).

Villas luxueuses ou modestes entourées de jardins permettant de réaliser dans des conditions particulièrement favorables le « Home sanatorium ».

Appartements meublés dans tous les prix.

Sanatorium de Trespœy.

Palais d'hiver, casino, théâtre (opéra-comique, opérette, concerts).

Chasse au renard, jeu de paume, de tennis, de golf, courses de chevaux, d'automobiles, de vélocipèdes, excursions hebdomadaires dans les Pyrénées organisées par la section de Pau du club Alpin-Français et par la Société des Excursionnistes du Béarn. Concours hippique, salon de peinture, riche bibliothèque, etc., etc.

Saison du 1er octobre au 1er juin.

Le Bureau du Syndicat d'Initiative, 7, place Royale, fournit gratuitement tous les renseignements nécessaires aux arrivants.

Médecins :

MM. Andral*, Aris, Barthé, Beigbéder, Bordenave, Boy, Cami-Debat, Cantonnet, Crouzet, Cuq, Darracq, Dassieu, Delocque-Fourcaud, Diriart, Ferré, Gaye, Goudard*, Guillaumet, Laborde, Lafon, J. Lapalle, P. Lapalle, Lassalette, Marsoo, H. Meunier, V. Meunier, Monod, Pédarré, Pellizza-Duboué, Pouech, Robert, Rozier, Sancery, Sous, Tissier, Verdenal*, Vidaud de Pomerait.

Diplômes étrangers :

MM. Bagnell, Brown, Shephord, de Voogt.

PIERREFONDS

(Oise)

Sulfurées calciques froides

CARACTERES PHYSIQUES ET CHIMIQUES. — La source sulfureuse (12°) contient o gr. 156 de sulfhydrate de chaux; la source ferrugineuse (9°), moins importante, renferme du crénate et du bicarbonate de fer (o gr. 139).

MODES D'EMPLOI. — La boisson joue le principal rôle, mais l'outillage très convenable de l'établissement permet d'y administrer des bains et des douches de toute catégorie, et surtout des pulvérisations de la gorge, dont les premiers appareils furent inventés par le docteur Sales-Girons en 1856.

ACTION PHYSIOLOGIQUE. — La stimulation que ces eaux peuvent provoquer à doses un peu élevées ne serait à redouter que chez les phtisiques.

INDICATIONS. — Elles sont appliquées avec profit à certaines maladies de la peau et des muqueuses; elles modifient favorablement les catarrhes récents ou peu profonds du pharynx, du larynx, et des bronches chez les sujets arthritiques ou de bonne constitution.

LES CONTRE-INDICATIONS sont celles formulées en général sur les eaux minérales qui sont presque toutes plus ou moins excitantes.

Pierrefonds, village de 1.800 habitants, sur la lisière de la forêt de Compiègne.

A 101 kilomètres de Paris. Prix : 11 fr. 30, 7 fr. 65, 5 francs. Durée minima du trajet : 2 heures.

Altitude : 84 mètres. Climat un peu humide.

Prix des hôtels : 7 à 12 fr., tout compris.

Promenades en forêt. Château du XIVᵉ siècle restauré par Viollet-le-Duc.

Saison du 1ᵉʳ juin au 1ᵉʳ octobre.

Médecin :
M. Duriez.

PLOMBIÈRES-LES-BAINS

(Vosges)

Alcalines, silicatées sodiques, arsenicales, hyperthermales

Les sources, au nombre d'une trentaine, débitent l'énorme quantité de 750.000 litres d'eau par vingt-quatre heures. Elles alimentent sept établissements, trois de première classe : les Nouveaux-Thermes, le Bain Stanislas et le Bain Romain ; deux de seconde classe : le Bain des Dames et le Bain National ; deux de troisième classe : le Bain Tempéré et le Bain des Capucins.

CARACTÈRES PHYSIQUES ET CHIMIQUES. — La température des sources varie de 13 à 74 degrés ; on peut les diviser en deux grandes classes : 1° les sources chaudes (40° à 74°) ; 2° les sources tempérées ou savonneuses (13° à 40°). Cette grande variété dans la température des sources ne constitue pas une des moindres richesses de la station.. Les eaux sont limpides, très onctueuses, inodores, sans saveur. Leur minéralisation est des plus faibles, et sensiblement la même pour les différentes sources. Ce sont des eaux *alcalines, sulfatées, silicatées sodiques et arsenicales*. Elles contiennent, à l'état de dissolution et à l'état libre, divers gaz (azote, oxygène, acide carbonique).

MODES D'EMPLOI. — Les eaux sont utilisées en bains, douches, boisson, douches intestinales, douches vaginales, étuves, inhalations.

Les *bains* sont donnés à des températures variables et leur durée varie également suivant les indications. L'on peut dire cependant que ce sont les bains tièdes (33° à 36°) qui constituent la *médication-type* de Plombières. La cure de *boisson*, qui se fait aux buvettes des sources des Dames, du Crucifix, et Savonneuse, ne constitue qu'un accessoire du traitement. Grâce à l'abondance de l'eau et à la variété de température des diverses sources, toutes les sortes de *douches* peuvent être prescrites. Donnons une mention particulière à une douche d'un usage courant à Plombières, et que les employés des établissements désignent sous le nom de douche sous-marine. Le jet est dirigé à travers l'eau du bain sur telle ou telle partie du corps. On combine ainsi les effets d'un massage très doux avec ceux de la thermalité de l'eau projetée.

Les *étuves*, maintenues à une haute température par la vapeur qui s'échappe des sources chaudes, sont de deux sortes : générales ou partielles. Un des procédés thérapeutiques les plus employés est la *douche intestinale*. Les nouveaux appareils, installés dans une soixantaine de cabines spéciales, sont des plus perfectionnés, et permettent de graduer la température, la pression et le volume de l'eau introduite dans l'intestin ; l'eau minérale est conduite directement, par un ingénieux système de canalisation, de la source aux appareils. Si le facteur principal et caractéristique de la cure reste toujours le bain tiède ou tempéré, cette médication n'en constitue pas moins un adjuvant de grande valeur dans le traitement de certaines affections intestinales ; et ceci, justement parce que l'installation permet d'éviter tout procédé brutal et violent ; l'on pourrait du reste employer, plutôt que le mot douches, celui de *lavages intestinaux*.

ACTION PHYSIOLOGIQUE. — On peut instituer à Plombières des médications bien différentes. On peut obtenir des effets excitants au moyen de bains chauds et courts et de certains procédés hydrothérapiques. Mais la caractéristique de la cure consiste dans l'emploi des procédés sédatifs, et ce que l'on doit mettre au premier plan, lorsqu'on étudie l'action des eaux de Plombières, c'est la *sédation* qu'elles procurent à tout l'organisme ; elles calment les phénomènes douloureux et éréthiques et modèrent la désassimilation du système nerveux. Ces propriétés lénitives et calmantes sont surtout remarquables lorsqu'elles s'exercent sur les affections du tube digestif, intestin et estomac. En agissant plus ou moins directement sur l'innervation de ces organes, les bains modifient leurs sécrétions, combattent les phénomènes inflammatoires dont ils sont le siège, et régularisent leurs fonctions. Grâce à leur haute thermalité, les eaux de Plombières jouissent aussi de propriétés antirhumatismales ; à rapprocher de cette action sur le rhumatisme la diminution d'acide urique constatée dans les urines au cours du traitement.

De ces trois sortes de faits, *sédation du système nerveux, amélioration des fonctions digestives, action antirhumatismale*, découlent les indications de Plombières.

INDICATIONS. — Nous pouvons diviser ces indications en trois groupes principaux : indications spéciales, principales et secondaires.

a) INDICATIONS SPÉCIALES. — Elles comprennent les affections intestinales et les dyspepsies.

Affections intestinales. — Nous classons au premier rang de la série des indications de Plombières les affections de l'intestin, car les eaux semblent avoir une action véritablement élective sur cet organe. Donnons tout d'abord une mention particulière à l'*entéro-colite muco-membraneuse*. On sait quelle est la ténacité de cette affection, et comment elle résiste aux traitements les plus énergiques. Or, il n'est pas rare de voir des malades, qui ont subi sans succès les médications les plus diverses, être améliorés après une cure et complètement guéris après deux ou trois saisons. Le traitement de Plombières a pour effet de calmer l'éréthisme nerveux, d'atténuer les douleurs, de procurer aux malades un calme bienfaisant, de modérer, par une sédation s'exerçant sur les nerfs de l'intestin, l'excitation sécrétoire et nervo-motrice dont cet organe est le siège. D'autre part, comme les malades atteints de cette affection sont souvent des arthritiques, les eaux, dont on connaît l'action anti-rhumatismale, auront en outre sur la diathèse une influence curatrice. Quelles sont les formes d'entérite muco-membraneuse que l'on doit adresser à Plombières ? Disons tout d'abord que toutes les formes avec diarrhée sont justiciables du traitement. En cas de constipation ou d'alternative de constipation ou de diarrhée, il faudra tenir compte surtout de l'intensité des phénomènes nerveux. Les formes douloureuses, celles qui évoluent chez des névropathes, celles qui s'accompagnent de spasme intestinal sont presque toujours améliorées. L'effet est peut-être moins certain chez les sujets très anémiés, torpides, chez les lymphatiques ; dans ce cas, des eaux plus toniques conviennent mieux. La *lithiase intestinale* étant toujours fonction d'entérite, sera justiciable de la cure.

Dans les autres affections de l'intestin, les résultats ne sont pas moins favorables. Grâce à l'action sédative spéciale exercée par les bains sur l'innervation de l'intestin, grâce aussi à l'action topique locale exercée par les irrigations intestinales, l'on observe d'heureuses modifications des troubles nervo-moteurs *(dyspepsie nervo-motrice, gastro-intestinale, constipation spasmodique, constipation chez les névropathes, les arthritiques)* ; des troubles sensitifs *(coliques, douleurs abdominales diverses, entéralgie)* ; des troubles sécrétoires *(diarrhées des dyspeptiques, diarrhées de cause nerveuse ou arthritique)*; des troubles d'origine infectieuse ou toxique *(entérites chroniques, dysenterie, diarrhée de Cochinchine, diarrhée palustre)*. Parmi les *appendicites*, celles qui sont consécutives à l'entéro-colite muco-membraneuse seront améliorées et même souvent guéries par le traitement. Les autres formes d'appendicite, même lorsque l'intervention s'imposera, pourront retirer aussi certains bénéfices des eaux, soit que la cure remédie aux symptômes pénibles de dyspepsie et d'entérite concomitants et prépare ainsi le malade à l'intervention, soit que, l'opération une fois effectuée, les bains aient pour effet de faire disparaître les reliquats gastriques et intestinaux si fréquents, ou d'assouplir les adhérences souvent constatées chez les opérés.

Dyspepsies. — Depuis longtemps l'observation clinique prouvait l'efficacité de Plombières dans les dyspepsies. Les analyses de suc gastrique montrent que les bains diminuent l'acidité totale, l'acide chlorhydrique libre et l'acide chlorhydrique combiné du suc gastrique. Aussi, ces eaux serontelles indiquées dans les dyspepsies à *type hypersthénique (hyperchlorhydrie, hyperpepsie)* ; elles conviennent aussi à toutes les dyspepsies accompagnées de symptômes nerveux accusés ou de troubles intestinaux..

b) INDICATIONS PRINCIPALES. — *Affections rhumatismales.* — La haute thermalité des sources de Plombières, dont quelques-unes ont une température de plus de 70° ; les différentes pratiques utilisées à la station : bains, étuves générales ou partielles, douches avec massage, douches diverses, rendent les eaux éminemment propres au traitement du rhumatisme. Les rhumatismes peu éloignés de leur période d'acuité, les rhumatismes vagues, erratiques, ceux qui ont une tendance à se porter sur les viscères, ceux qui s'accompagnent de manifestations douloureuses, ceux qui s'observent chez les malades nerveux et excitables, seront traités à Plombières avec le plus grand succès.

Maladies des femmes. — Certaines *affections gynécologiques* (dysménorrhée, névralgies pelviennes, métrites chronique, oophoro-salpingites) relèvent du traitement de Plombières. Chez beaucoup de ces malades, la douleur est le symptôme prédominant ; les autres symptômes sont peu accusés ; parfois même l'examen physique ne décèle que des lésions absolument insignifiantes : ces malades sont généralement des névrophates. Dans tous ces cas où l'on observe un maximum de douleurs avec un minimum de lésions, dans d'autres, où l'affection génitale s'accompagne de troubles intestinaux, Plombières est particulièrement indiqué.

Comme autre indication importante de Plombières, citons les *maladies du système nerveux*. L'action sédative de la cure thermale explique son efficacité dans ce genre d'affections, particulièrement lorsque ces maladies présentent quelque caractère éréthique. Les paralysies, surtout les paralysies qui sont d'essence rhumatismale, les névralgies diverses (névralgies sciatiques, névralgies intercostales, etc.), les névroses (hystérie, chorée, etc.), rentrent dans le cadre de ses indications. Il en est de même pour la neurasthénie, principalement lorsque les symptômes d'excitation l'emportent sur les symptômes de dépression.

c) INDICATIONS SECONDAIRES. — Les *dermatoses*, très irritables, les dermatoses prurigineuses, ou celles qui sont sous la dépendance du mauvais fonctionnement du tube digestif, trouveront à Plombières une médication précieuse.

La présence de l'arsenic dans l'eau des sources, les heureuses modifications imprimées par la cure aux fonctions digestives, expliquent les succès enregistrés dans certains cas de *fièvres intermittentes chroniques*.

Depuis quelques années, Plombières possède des salles d'inhalation qui peuvent rendre quelques services à une catégorie de malades atteints d'*affections des voies respiratoires* (bronchite sèche, asthme, emphysème). Cette médication, un peu accessoire, est utilisée surtout chez les sujets, bronchitiques ou asthmatiques, venus à Plombières pour y soigner une autre affection (entérite, rhumatisme, etc.).

CONTRE-INDICATIONS. — Enumérons d'abord les contre-indications communes à toutes les stations thermales : maladies aiguës, cachexies de toute sorte, cancer, tuberculose avancée, maladies de cœur à la période d'asystolie. Une contre-indication bien spéciale à Plombières est celle qui résulte de l'action sédative du traitement. La station sera contre-indiquée toutes les fois que les sujets auront besoin d'être puissamment tonifiés, et que l'on craindra de dépasser les limites d'une sédation raisonnable, ou de provoquer une dépression nuisible.

Saison : du 1er juin au 1er octobre.

Voies d'accès : Plombières est la station terminus d'un petit embranchement partant d'Aillevillers (12 kil.), où convergent toutes les directions. On y accède : de Paris, par la ligne Paris-Belfort, directement et sans transbordement, en 7 heures ; du Midi, par la grande ligne du P.-L.-M., jusqu'à Dijon, et depuis Dijon par Is-sur-Tille, Chalindrey, Port-d'Atelier, Aillevillers (trajet de Dijon à Plombières en 5 h. 1/2) ; de la Suisse par l'express Calais-Bâle, ou par Delle, Belfort, Aillevillers ; du Nord de la France, par les trains de Calais à Bâle ; de l'Allemagne, par Strasbourg, Avricourt, Nancy, Epinal, Aillevillers.

Plombières est situé dans la vallée de l'Eaugronne, à 450 mètres d'altitude. La vallée, très resserrée, est orientée de l'est à l'ouest. Le climat est sain et tempéré, et particulièrement sédatif ; toutefois, en raison de la situation topographique et de l'altitude, les matinées et les soirées sont parfois fraîches, surtout au début et à la fin de la saison, ce qui oblige les baigneurs à prendre certaines précautions.

La station est abondamment pourvue d'hôtels, de maisons meublées, de villas.

Le casino avec ses salons de lecture, de billard, de jeux ; le théâtre (quatre représentations par semaine) ; les auditions musicales ; les promenades dans le parc, un des plus beaux et des plus vastes qui puissent se voir dans une ville d'eaux, fournissent aux baigneurs les distractions nécessaires. Les promenades sont nombreuses et variées ; la plupart, en raison des pentes différentes des routes qui aboutissent au fond de la vallée, permettent aux baigneurs de faire des cures de terrain.

Médecins :

MM. Bernard (Félix)*, Bottentuit*, Brocchi, Fayseler, Froussard*, Gillot, Hamaide*, Jacquot, de Langenhagen, Liétard, Pelthier.

POUGUES

(Nièvre)

Alcalines, bicarbonatées calciques, gazeuses et froides

Il y a cinq sources à Pougues, une très ancienne, d'origine naturelle, la source *Saint-Léger*, et quatre autres mises à jour par des forages récents. L'une d'elles (Saint-Léon), se distingue par une teneur en soude anormale pour la région. De ce fait, cette source peut rendre des services spéciaux, mais enfin tout ce qui va suivre s'appliquera exclusivement à la source *Saint-Léger*, fréquentée depuis le XVI° siècle, et qui a donné naissance aux premiers travaux de médecine hydrologique sur les eaux minérales froides.

Son débit est de 15.000 litres en vingt-quatre heures.

CARACTERES PHYSIQUES ET CHIMIQUES. — L'eau de Saint-Léger est froide (+ 12°) ; densité 1003,4. Elle est claire et limpide quand on l'examine sous un petit volume, légèrement opalescente sous un grand volume.

Elle est agréable au goût, ayant une saveur aigrelette et piquante, due à l'acide carbonique qu'elle contient en abondance. Elle a aussi un arrière-goût très légèrement styptique et astringent (dû au fer). Si on laisse évaporer à l'air libre l'acide carbonique, l'eau devient neutre et finit même par avoir une réaction alcaline. Par évaporation directe, on obtient un résidu formé de cristaux de carbonate et de sulfate de chaux, de carbonates de fer et de magnésie, de sulfates et de chlorures solubles.

Ce qui caractérise essentiellement l'eau de Saint-Léger, au point de vue de la composition, c'est le *bicarbonate de chaux* (2 gr. par litre), *l'acide carbonique* (3 gr. 39) et une quantité assez notable de *bicarbonates de fer*, de *soude* et de *magnésie*. Bref, eau alcaline, bicarbonatée calcique et magnésienne (mais *surtout calcique*), gazeuse (CO_2), légèrement ferrugineuse, froide.

MODES D'EMPLOI. — L'eau de Saint-Léger est utilisée presque uniquement en boisson. C'est donc l'usage interne de cette eau qui caractérise une cure à Pougues ; cela ne veut point dire que nous ne trouvions des adjuvants précieux :

a) Dans l'hydrothérapie ; *b)* dans une excellente installation de bains de siège et de lavages intestinaux aseptiques à l'eau minérale chauffée ; *c)* dans la balnéation générale, bien que son importance soit très relative ; *d)* dans le massage, la gymnastique suédoise et une cure de terrains méthodiquement réglée (*Pougues-Bellevue*).

Ajoutons que l'eau de la source Saint-Léger est l'objet d'un important commerce d'exportation et que les précautions les plus minutieuses sont prises pour assurer sa conservation en bouteilles.

ACTION PHYSIOLOGIQUE. — Même dans les observations médicales les plus anciennes, celles du XVIe siècle, on trouve consigné à peu près tout ce qui constitue l'action physiologique de l'eau de Pougues prise à jeun et aux doses de 800 à 1.000 cc *pro die*, savoir :

Une stimulation générale des fonctions, marquée surtout du côté des *fonctions digestives ;* une augmentation de la diurèse, avec, souvent, élimination de sables urinaires ; une certaine accélération des battements du cœur ; un peu de lourdeur de tête, de tendance au sommeil, dans les premiers jours de la cure ; parfois même un léger vertige (chez les congestionnables) ; habituellement, de la constipation, mais qui ne survit pas à la cure ; enfin, un relèvement très caractéristique des forces.

Telles sont les données brutes de l'expérience.

En ce qui concerne spécialement les fonctions digestives et le processus nutritif intime, ces données sont-elles explicables rigoureusement, scientifiquement, par la chimie biologique ? Peut-être — comme pour toutes les eaux minérales, du reste — ne le sont-elles pas plus complètement que ne l'est l'action thérapeutique d'une eau minérale quelconque d'après sa composition chimique *seule*. Quoi qu'il en soit, si on s'en rapporte aux renseignements fournis par le chimisme gastrique, on trouve que sous l'influence de l'eau de Saint-Léger prise à jeun, par fractions de 50 à 100 cc, jusqu'à 800 ou 1.000 cc : *a)* presque tous les éléments du suc gastrique sont augmentés (seul le chlore fixe ne semble pas l'être) ; *b)* le rapport du chlore total au chlore fixe s'élève, ce qui indique un travail digestif plus rapide ; *c)* il y a tendance à la diminution des fermentations anormales.

Pour ce qui est des renseignements essentiels fournis par l'analyse des urines, ils accusent surtout une augmentation des éléments normaux et des coefficients urinaires.

INDICATIONS. — Presque tous les organes sous-diaphragmatiques peuvent être tributaires de Pougues.

1º ESTOMAC. — Ce sont les gastropathies qui fournissent les indications les plus nombreuses et les plus sûres. Encore faut-il distinguer et spécialiser.

Les indications fondamentales sont :

L'*atonie gastrique* ou myasthénie ;

La *dyspepsie neuro-motrice, nerveuse, neurasthénique;*

La *dyspepsie hypopeptique* (hypoacidité, hypochlorhydrie, hyposthénie).

Ces trois variétés de gastropathies embrassent, au surplus, la majorité des dyspepsies. On sait, du reste, que, pour beaucoup d'auteurs, l'atonie gastrique serait l'origine de l'hyperchlorhydrie et de la gastro-succorrhée. D'autre part, l'atonie gastrique est en rapports si étroits avec la *fausse dilatation d'estomac* que la réalité de l'indication pour la première entraîne l'indication pour la seconde.

2º INTESTIN. — *Atonie,* ou *parésie intestinale simple* ;

Entérite chronique simple, ou catarrhe chronique simple, si souvent manifestation d'arthritisme ;

Entérite chronique des pays chauds, d'autant qu'elle s'accompagne souvent d'une anémie et d'un état de débilitation qui sont très heureusement modifiés à Pougues.

3º FOIE. — *Lithiase biliaire,* quand elle apparaît comme *manifestement liée à un fonctionnement gastrique défectueux* (atonie, stase, etc.), ou encore lorsqu'elle coïncide avec un état général mauvais, une grande dépression des forces, pouvant rendre momentanément délicate une cure par les eaux bicarbonatées sodiques chaudes.

4º REINS. — *Lithiase urique,* surtout quand on vise — ce qui est l'essentiel, au fond — à s'attaquer à sa cause (arthritisme, digestions défectueuses, etc.) beaucoup plus qu'à laver les reins à grande eau.

Lithiase phosphaturique; on s'explique, en effet, qu'à raison de sa teneur très riche en acide carbonique libre, l'eau de Saint-Léger ait sur ces dépôts une action dissolvante.

Lithiase oxalurique, parce que les troubles digestifs sont tellement fréquents en pareil cas, que cette forme de lithiase semble devoir être considérée moins comme une affection autonome que comme un symptôme dyspeptique.

Dans un certain sens, la *néphrite interstitielle* (ou *surtout interstitielle*), non pas en tant que néphrite, attendu que le processus artério-scléreux paraît au-dessus des ressources de n'importe quelle eau minérale, mais :

1º Parce que la dyspepsie est une des causes les plus probables des néphrites chroniques dites primitives ;

2º Parce que l'albuminurie à petit chiffre d'albumine est fréquente chez les dyspeptiques ;

3º Parce que les traitements qui réussissent le mieux dans le mal de Bright donnent aussi de très bons résultats dans les dyspepsies, et que la réciproque est ordinairement vraie.

5º VESSIE. — *Catarrhe chronique.* Encore déduirais-je surtout l'indication de ce que, chez ces malades, le plus souvent âgés et affaiblis, il y a des troubles dyspeptiques concomitants, — bien qu'indépendants, au point de vue de la cause, du catarrhe vésical lui-même. C'est marquer que je ne confonds pas ce dont il s'agit ici avec « la dyspepsie des urinaires » pour laquelle on pourrait dire que *l'estomac est dans la vessie.*

6º MALADIES GÉNÉRALES. — *La goutte*, dans la forme asthénique, atonique, et surtout chez les sujets débilités.

Le diabète arthritique, principalement quand il s'agit de sujets dont l'appétit faiblit, dont les digestions deviennent difficiles, dont les forces commencent à baisser, qui s'acheminent vers la période cachectique, sans avoir cependant encore des complications pulmonaires ou cérébrales. Tant vaut, en effet, l'estomac de ces malades, tant vaut, pourrait-on dire, leur diabète. Or, chez ces diabétiques déclinants, une cure à Pougues, en plus de l'action anti-glycosurique — très secondaire — améliore généralement le fonctionnement gastrique et permet, par suite, une certaine prolongation de résistance.

La chlorose, d'autant qu'elle s'accompagne très souvent, comme on sait, d'anorexie, d'hypopepsie, de dyspepsie atonique ou neuro-motrice et de troubles psychiques divers. A ce complexus symptomatique s'adaptent parfaitement la composition chimique de l'eau de Saint-Léger, l'hydrothérapie (en applications tièdes presque toujours), le séjour en pleine campagne, enfin le repos horizontal prolongé sur les pentes du parc de *Pougues-Bellevue* (voir plus bas).

Les anémies, celles, notamment, qui sont liées au paludisme et au séjour dans les pays chauds.

Les convalescences, et, d'une façon générale, les états de débilitation. Le relèvement des forces, même pendant la cure, est un résultat extrêmement fréquent, sur lequel nous ne craignons pas d'insister.

Les états neurasthéniques, si souvent associés, du reste, à la dyspepsie neuro-motrice (neurasthénie à forme gastro-intestinale).

CONTRE-INDICATIONS. — Une cure à **Pougues** est contre-indiquée :

1º Dans toutes les maladies des organes sus-diaphragmatiques ;

2º Dans tous les cas de dégénérescence carcinomateuse ;

3º Dans tous les états aigus ;

4º Et enfin, dans le cas d'éréthisme vasculaire vrai. Je dirais volontiers, pour bien faire saisir ma pensée, « qu'on n'est jamais trop anémique pour une cure à Pougues et qu'on est toujours trop congestif. »

L'âge un peu avancé n'est pas, *in se*, une contre-indication ; loin de là, puisque la vieillesse s'accompagne le plus souvent de paresse digestive et vésicale, de dépression des forces, et que ces états rentrent tout à fait dans les indications de nos eaux ; mais on s'abstiendra, d'après ce que j'ai dit plus haut, s'il s'agit de vieillards manifestement artério-scléreux et, par suite, plus particulièrement disposés aux congestions ou aux effractions vasculaires.

RESSOURCES HYGIÉNIQUES. — Comme annexe de la station, à 1.200 mètres d'elle, POUGUES-BELLEVUE, sur les flancs du Mont-Givre. Emplacement de 25.000 mètres de superficie, légèrement déclive, — ce qui évite toute humidité, — aménagé en parc, à 300 mètres d'altitude, faisant face à la Loire et aux grands bois du Berry, et jouissant d'une vue

illimitée. On y passe, dans d'excellentes conditions d'oxygénation, d'insolation et de distractions hygiéniques, les heures
laissées libres par le traitement. Terrasse de 200 mètres de
long. Galerie couverte. Excellent restaurant. Salles de lecture.
Jeux de plein air. Vacherie nivernaise.

Pougues-Bellevue est l'aboutissant naturel, et le point cul-
minant, de divers itinéraires de marche méthodiquement réglés
pour la cure dite « de terrains » ou mieux « de pentes ». C'est
à Pougues, du reste, que la cure de terrains a été, pour la
première fois, bien organisée en France, avec la création de
Pougues-Bellevue.

Pougues, 1.500 habitants, à 11 kil. de Nevers.
A 211 kil. de Paris ; ligne de Paris à Lyon par le Bourbonnais.
Gare de Pougues. Tous les trains rapides s'y arrêtent.
Durée minima du trajet (trains rapides) 4 heures. Durée moyenne
(trains directs) 5 heures. Prix : 27 fr., 18 fr., 12 fr.
Quatre courriers par jour ; télégraphe ; téléphone avec Paris,
Vichy, etc., etc.
Altitude : 190 mètres (290 à 300 sur les coteaux avoisinants).
Orientation principale : Ouest.
Climat du centre de la France, aux altitudes correspondantes,
c'est-à-dire doux et tempéré.
Constitution géologique du sol : terrain jurassique.
Aspect général du pays : vallonné, grands bois, prairies de
grands pâturages et d'élevage (race bovine nivernaise). *Excellentes
routes.* Voisinage du Morvan, une des contrées les plus pitto-
resques de la France.
Prix des hôtels : de 7 à 15 fr. ; tout compris. *Nourriture très
surveillée,* les hôteliers étant bien dans la main des médecins.
Villas de tous prix.
Distractions de la station : casino-théâtre ; promenades faciles ;
beau parc ; *Pougues-Bellevue;* la Loire ; forêt de la Bertrange.
Saison du 1er juin au 1er octobre.

Médecins :
MM. Bramel de Cléjoulx, Faucher, Hérard de Bessé*, Janicot*.

PRÉCHACQ-LES-BAINS

(Landes)

Sulfatées calciques, mixtes, hyperthermales

Les sources thermales de Préchacq-les-Bains sont nombreuses ; la plus importante fournit un débit de plus d'un million de litres par jour.

CARACTERES PHYSIQUES ET CHIMIQUES. — Similaires à celles de Dax, les eaux thermales de Préchacq-les-Bains sont des eaux sulfatées calciques mixtes qui marquent 60° à leur point d'émergence.

Elles sont limpides, transparentes, dépourvues d'odeur et de saveur ; elles dégagent de l'azote, de l'acide carbonique et de l'oxygène en quantité appréciable.

Leurs réservoirs naturels sont remplis de conferves verdâtres qui ont un rôle important.

MODES D'EMPLOI. — Les eaux sulfatées calciques de Préchacq-les-Bains sont utilisées : 1° à l'intérieur, en boisson ; 2° à l'extérieur, en bains généraux, en douches, en bains de vapeur.

ACTION PHYSIOLOGIQUE. — Prises à l'intérieur à la dose de trois à quatre verres par jour, elles éveillent l'appétit et sont légèrement laxatives ; elles agissent ainsi sur les voies urinaires et augmentent la sécrétion rénale.

Utilisées à l'extérieur, en bains, en douches, à l'état de vapeur, elles produisent des effets qui varient d'après leur température et leur durée d'application.

INDICATIONS. — Elles sont indiquées dans le rhumatisme subaigu, la névralgie sciatique, les névrites, la neurasthénie et certains cas de gravelle et de catarrhe vésical.

CONTRE-INDICATIONS. — Tous les états aigus.

BOUES VEGETO-MINERALES. — LEURS CARACTÈRES. — C'est surtout à ses boues végéto-minérales que Préchacq doit sa réputation. Ces boues sont noirâtres, douces au toucher, onctueuses. Elles sont formées par les alluvions de l'Adour qui s'imprègnent des sels des eaux thermales qui les traversent et par le résidu de la décomposition des conferves si abondantes dans les sources.

MODES D'EMPLOI. — Les boues sont employées en bains entiers et demi-bains dans des piscines à eau courante, et en applications locales ou illutations.

ACTION PHYSIOLOGIQUE. — Elles produisent une action résolutive et reconstituante, due à leur thermalité, à leur composition et à la pression tonique qu'elles exercent sur la surface cutanée des malades.

Dans les applications soit générales, soit locales, elles élèvent la température du corps humain, produisent de la sudation suivie d'une excitation dont les effets se font bien vite sentir soit par le bon fonctionnement de la peau, soit par la résorption des dépôts morbides qui se développent autour et dans les articulations, soit enfin par la vitalité qu'obtiennent les tissus et les muscles affaiblis ou atrophiés.

INDICATIONS. — Le rhumatisme chronique sous toutes ses formes, les arthrites, les névralgies, le rhumatisme goutteux, déformant, certains engorgements chroniques de l'utérus.

CONTRE-INDICATIONS. — Rhumatisme, goutte à l'état aigu, hypérémie générale, affections cardiaques, grossesse.

EAU SULFUREUSE. — CARACTÈRES. — EMPLOI. — INDICATIONS. — Préchacq possède une source sulfureuse froide 18°, sulfurée calcique sulfhydriquée, limpide, incolore.

Elle est utilisée en boisson, bain, pulvérisation et humage. Elle est indiquée dans les maladies des voies respiratoires et de la peau et dans certaines dyspepsies.

Magnifique parc sur les bords de l'Adour. Climat doux et tempéré. Petite chapelle.

Hôtels confortables. Prix : 6 à 10 francs par jour. Logement, nourriture, traitement balnéaire compris. Téléphone.

Distractions : Concerts, bals, chasse, pêche, excursions.

Station ouverte du 1er mai au 1er novembre.

Desservie par la gare de Laluque (ligne Bordeaux à Bayonne). Service de voitures de la gare à l'établissement.

Médecin :

M. Darroze*.

ROYAT

(Puy-de-Dôme)

*Thermales, alcalines, gazeuses, chlorurées sodiques,
ferro-arsenicales et lithinées*

Royat compte quatre sources principales qui sont les sources Eugénie, Saint-Mart, César et Saint-Victor.

Leur débit varie de 20 litres (source St-Mart) à 1.000 litres à la minute (source Eugénie). Elles débitent donc, chaque jour, l'énorme quantité de *1 million 522,000 litres d'eau.*

CARACTERES PHYSIQUES. — Les eaux de Royat sont claires et transparentes, inodores, gazeuses.

Leur température varie de + 20° C. (source Saint-Victor) à + 35°,5 C. (Source Eugénie).

COMPOSITION CHIMIQUE. — Le total de leurs matières fixes s'élève de 2 gr. 85 (César), à 5 gr. 62 (Eugénie). Leur minéralisation est constituée par des bicarbonates alcalins (soude, potasse, chaux et magnésie : 3 gr. 461, chiffre maxima), du chlorure de sodium : 1 gr. 72 ; du chlorure de lithium (0,035), des sels de fer et manganèse (0 gr. 025 à 0 gr. 056), enfin de l'arséniate de soude : 0 gr. 0045 par litre (source Saint-Victor).

L'acide carbonique libre figure pour 1 gr. 709 par litre dans la source qui en est le plus chargée (Source Saint-Mart, dite *fontaine des goutteux).*

D'où l'on peut conclure que les eaux de Royat sont des eaux *thermales, alcalines, gazeuses, chlorurées sodiques, ferro-arsenicales et lithinées.*

MODES D'EMPLOI. — Les eaux de Royat sont à usage interne et externe. Les malades sont généralement soumis à ces deux modes de traitement, sans que l'on puisse dire lequel des deux est le plus important. C'est habituellement par leur association que l'on obtient les résultats thérapeutiques cherchés.

En dehors de la boisson, dont la dose varie suivant la source, l'âge, l'individu et la maladie, l'arsenal thérapeutique de Royat est constitué par des pulvérisations et irrigations, gargarismes, inhalations, douches thermales avec massage sous l'eau, hydrothérapie, bains et douches de gaz carbonique, bains hydro-électriques, et enfin, ce qui constitue une des originalités de Royat, par des bains à *eau courante*.

J'appellerai surtout l'attention sur les *bains à eau courante*, les *bains hydro-électriques* et les *inhalations*.

a) Les bains à *eau courante et à température constante* constituent une des spécialités de Royat.

Ils sont de deux genres. L'un et l'autre sont à température native ; l'eau thermale, venant des profondeurs du sol, est versée directement dans la baignoire, où le malade se trouve plongé dans une eau chargée de *gaz carbonique* et dont la température reste *invariable*.

L'un est à + 34° c., l'autre à + 27° c.

C'est le premier, dont l'eau est fournie par la source *Eugénie*, que l'on prescrit aux malades affectés de douleurs rhumatismales ou névralgiques, de dermatoses, de reliquats phlébitiques ; ils y éprouvent un sentiment de bien-être tel qu'ils s'y endorment volontiers.

L'autre, c'est le *bain de César*. Ce bain frais et gazeux, sorte de bain de *vin de champagne*, très anciennement connu et utilisé, est d'une durée très courte : cinq à quinze minutes. Quand les malades s'y plongent, ils éprouvent d'abord une sensation de fraîcheur bientôt remplacée, s'ils se tiennent immobiles, par un sentiment de chaleur, de picotement sur toute la surface de la peau, à laquelle s'attachent, comme autant de perles, de nombreuses bulles de gaz carbonique. C'est un bain qui convient aux malades jeunes, spécialement aux femmes anémiques, nerveuses, neurasthéniques, chez lesquelles la circulation capillaire est défectueuse, qui se réchauffent mal et se plaignent de névralgies erratiques ou de vaginisme. Le gaz carbonique, dont l'eau du bain est saturée, a une action incontestable sur l'hyperesthésie de la peau et des organes génitaux. C'est à cette action sédative qu'il faut attribuer le soulagement des douleurs pré ataxiques chez les tabétiques.

b) Les bains hydro-électriques ont été installés depuis quelques années seulement, à la suite des expériences faites sur le passage du chlorure de lithium à travers les tissus sous l'influence du courant électrique. On les emploie sous forme de bains locaux (pieds et mains) ou de bains généraux.

Ce genre de traitement nous rend de réels services dans les empâtements et déformations péri-articulaires des pieds et des mains chez les goutteux.

c) Les inhalations se font dans des salles à gradins, de manière à obtenir dans la même salle des températures différentes. La caractéristique de ces inhalations est l'absorption par les voies respiratoires de vapeurs minérales auxquelles est associé du gaz acide carbonique, dont l'action sédative sur la gêne et le spasme des organes respiratoires est si remarquable.

ACTION PHYSIOLOGIQUE. — *a)* APPAREIL DIGESTIF. — L'eau des différentes sources de Royat est d'une digestion facile. Elle occasionne parfois, surtout chez les anémiques, une sorte de vertige ou d'ivresse. Cette stimulation, due au gaz carbonique, est essentiellement passagère. Elle excite l'appétit; enfin l'ingestion de cette eau augmente l'acide chlorhydrique combiné et fait apparaître dans le suc gastrique l'acide chlorhydrique libre, s'il manquait auparavant.

b) APPAREIL URINAIRE ET CUTANÉ. — L'eau de Royat a une action diurétique et diaphorétique très marquée, et c'est généralement dans les premiers jours du traitement que l'on observe l'élimination des sables uriques.

c) APPAREIL CIRCULATOIRE. — Elle stimule la circulation générale; les règles devancent l'époque présumée et habituelle de leur apparition. Il faut, je crois, attribuer cette perturbation physiologique autant au traitement interne qu'à la balnéation. La peau rougit dans le bain, avec sensation de chaleur durable pendant la journée qui suit l'immersion.

d) SYSTÈME NERVEUX. — Rien de variable comme les effets du traitement thermal sur le système nerveux. Il ne se produit pas ce que l'on a appelé à tort de la fièvre thermale, mais un phénomène assez étrange que j'appellerai plutôt de la courbature thermale, sorte de lassitude musculaire que l'on observe même chez des personnes n'ayant pris qu'un seul bain. Quelle en est la cause ? Ne pourrait-on pas l'attribuer à une sensibilité spéciale à l'action du bain d'eau courante (eau native, émergeant directement du sol) que l'on peut considérer comme une source d'électricité ?

Cette courbature est d'ailleurs passagère. D'une manière générale, le traitement est plutôt sédatif..

INDICATIONS. — La composition chimique des sources de Royat et l'expérience clinique de chaque jour nous font dire et affirmer qu'elles sont éminemment favorables contre la diathèse arthritique des sujets affaiblis, des anémiés, des nerveux.

Voilà la spécialisation de Royat que l'on peut formuler en trois mots : *arthritisme, anémies, nervosisme.*

Il faut bien, cependant, sous peine d'être trop concis, préciser les affections qui en sont justiciables et les énumérer. C'est ce que nous faisons dans les alinéas suivants :

a) RHUMATISME ET GOUTTE. — Rhumatisme chronique, goutte torpide, goutte et rhumatisme dans leurs localisations viscérales, chez les sujets débilités.

b) VOIES DIGESTIVES. — Les dyspepsies gastriques ou gastro-intestinales d'origine mécanique (atonie) chimique (hypochlorhydrie) ou diathésique (rhumatisme et goutte).

c) VOIES RESPIRATOIRES. — Angine granuleuse, pharyngo-laryngite, asthme, catarrhe sec de Laënnec, susceptibilité bronchique des *rhumatisants* et des *goutteux.*

d) PEAU. — *Eczéma,* acné, pityriasis, urticaire des *arthritiques* (arthritides), eczémas vulvaires et génitaux (diabétides).

e) DIABÈTE, ALBUMINURIE. — Par sa composition minérale, réalisant la médication dite de Martineau, Royat convient aux diabétiques et albuminuriques *affaiblis*, laissant aux eaux bicarbonatées sodiques fortes les diabétiques franchement sanguins et congestifs.

f) LITHIASE BILIAIRE ET RÉNALE. — D'une alcalinité moyenne, les eaux de Royat ont une action élective sur le foie et les reins et agissent favorablement dans les engorgements du foie, dans les coliques hépatiques, dans la lithiase urique de *moyenne intensité* des *sujets affaiblis.*

g) AFFECTIONS UTÉRINES. — Métrites ou endométrites chroniques, avec dysménorrhée ou aménorrhée, liées à un *état rhumatismal ou goutteux* ou sous la dépendance de *la chloro-anémie;* certains cas de stérilité (chez les hyperacides). Les diabétides génito-vulvaires, les névroses génitales, le vaginisme, sont très efficacement combattus par les bains minéraux et les bains de gaz acide carbonique.

Le traitement de ces affections nous donne chaque année les meilleurs résultats.

ANÉMIES, NÉVROSES. — Par la nature de ses eaux, essentiellement *hémoplastiques* (deux litres représentant chimiquement un litre de sérum sanguin), par son air pur et vivifiant, Royat convient aux malades atteints d'un *appauvrissement globulaire du sang*, d'anémie par auto-intoxication provenant d'un mauvais fonctionnement du tube digestif et de ses annexes, d'*anémie des pays chauds*, d'anémie impaludique accompagnée d'intumescence du foie et de la rate ; aux débilités, aux convalescents de maladies graves ou infectieuses, enfin à certaines névropathies qui sont sous la dépendance d'une anémie cérébro-médullaire (neurasthénie), aux migraineux et aux surmenés.

CONTRE-INDICATIONS. — On peut les formuler ainsi :
Il ne faut envoyer à Royat, ni les scrofuleux, ni les tuberculeux, ni les pléthoriques francs, pas plus que les malades atteints de néoplasmes ou d'affections organiques du cœur et des centres nerveux. — On peut en excepter toutefois les porteurs d'endocardites relativement récentes, d'origine rhumatismale, et les sujets atteints des douleurs pré-ataxiques du tabes.

CONCLUSIONS. — Royat est donc la station indiquée pour les arthritiques, arthritiques débilités, les anémiés et les neurasthéniques.

Royat, commune du Puy-de-Dôme (à 1 kilomètre de la station), 1.500 habitants.

A 420 kilomètres de Paris, 195 de Lyon, 426 de Marseille (réseau de P.-L.-M.). Gare de Clermont à 3 kilomètres de Royat (1/2 heure en voiture, tramways électriques).

A 396 kilomètres de Bordeaux (réseau d'Orléans) ; il y a une gare à Royat même.

Trois courriers par jour pour Paris ; télégraphe, téléphone avec Paris, etc.

Altitude : 450 mètres.

Orientation principale : levant.

Climat tempéré permettant de faire une saison du 25 mai au 1er octobre. Choisir de préférence juillet et août pour les rhumatisants, les affections de la peau et des voies respiratoires ; juin, juillet et septembre pour les affections des voies digestives, les anémies.

Constitution géologique du sol : granitique et surtout volcanique, très perméable.

Aspect général du pays : montagneux, vallonné, sur les confins des plaines fertiles de la Limagne d'Auvergne.

Distractions de la station : casino, théâtre (très beau théâtre), belles, faciles et nombreuses promenades dans les environs ; voisinage de Clermont. Ascension du Puy-de-Dôme.

Eaux potables fraîches, limpides et pures.

Prix des hôtels : 1re cl., 10 à 15 fr. ; 2e cl., 6 à 8 fr.

Médecins :

MM. Bouchinet*, Brandt père, Brandt fils, Chauvet*, Fredet*, Grasset, Laussedat*, Le Marchant de Trigon, Petit (père)*, Petit (fils), Rocher.

SAINT-ALBAN

(Loire)

Bicarbonatées sodiques, gazeuses

Quatre sources débitent environ 160.000 litres par vingt-quatre heures.

CARACTERES PHYSIQUES ET CHIMIQUES. — L'eau est limpide, inodore, gazeuse, de saveur agréable. D'après l'analyse de Lefort, elle contient, entre autres éléments : 1 gr. 949 d'acide carbonique libre ; o gr. 856 de bicarbonate de soude ; o gr. 457 de bicarbonate de magnésie ; o gr. 023 de bicarbonate de protoxyde de fer. Température : 17°,2.

MODES D'EMPLOI. — Bien que les eaux soient surtout utilisées comme eaux de table, Saint-Alban possède un établissement avec cabines de bains, douches, piscines, et une installation pour le traitement par le gaz carbonique.

ACTION PHYSIOLOGIQUE. — Celle des eaux de cette classe, stimulante des fonctions digestives.

INDICATIONS. — L'eau de Saint-Alban est indiquée dans le traitement des dyspepsies, principalement celles du type hyposthénique, dans l'anémie, les néphrites, les cystites, les dermatoses liées à l'état dyspeptique. Le traitement par le gaz carbonique est utilisé dans les maladies des fosses nasales, des yeux, du larynx, de l'appareil respiratoire, de l'utérus.

Saint-Alban est desservi par la station de Roanne (chemin de fer du Bourbonnais) ; correspondance par Saint-Martin.

Médecin :

M. Hugues.

SAINT-AMAND-LES-EAUX

(Nord)

*Boues minérales sulfureuses. — Eaux indéterminées
tièdes (26°)*

La caractéristique de la station de Saint-Amand est de posséder, à côté de sources nombreuses à eaux froide et tiède (26°)
à débit considérable total (plus d'un million de litres par
24 heures), des *Boues médicinales* célèbres et employées de
temps immémorial dans la cure de multiples affections du
système nerveux et de la fonction de locomotion où domine
l'élément *douleur, névrites, rhumatismes, goutte, ataxie, phlébites,* etc.

BOUES MEDICINALES

CARACTERES PHYSIQUES ET CHIMIQUES. — Les
Boues végéto-minérales sulfureuses et ferrugineuses de Saint-
Amand, sulfatées calciques et magnésiennes, sont constituées
géologiquement par trois couches superposées. La première,
superficielle, est formée d'une terre noire, végéto-minérale
ferrugineuse, la seconde de marne argileuse et la troisième
d'un sable mouvant riche en sulfure de fer. C'est au travers
de ce sable que viennent sourdre dans un espace de plusieurs
mille pieds carrés une infinité de petites sources sulfureuses
qui détrempant les deux couches superficielles les transforment
en une masse compacte encore, quoique molle, onctueuse,
noirâtre, riche en une algue sulfuraire, appelée *Barégine.*

C'est la *Boue thermale* (Mineralmoore), dont la densité est
de beaucoup supérieure à celle du corps humain (de 1,15 à
1,53 selon le degré de concentration).

MODE D'EMPLOI. — Les Boues de Saint-Amand sont administrées en demi-bains, bains complets, tièdes, chauds et
très chauds, et en *applications* partielles ou générales (*Lutations*), généralement très chaudes (45 à 55°).

Les malades prennent les bains de boue dans des cases, sorte de baignoires ou petites piscines verticales, isolées, sans fond limité, contiguës, mais distinctes, abritées et construites sur pilotis.

Du fond des cases jaillissent directement les mille petits filets d'eau, représentant les griffons de la grande source de *Fontaine-Bouillon*, qui traversent continuellement la nappe boueuse. Les bains de boue à Saint-Amand peuvent donc être considérés comme pris dans la *source sulfureuse elle-même* et devoir posséder au maximum les propriétés essentielles, électriques ou autres, des eaux minérales à l'état naissant.

La durée des bains de boue varie d'une demi-heure à cinq heures (moyenne, deux à trois).

La température peut varier de 30 à 45°. Le malade, subissant une diaphorèse abondante, boit, par petite quantité à la fois, de deux à douze verres et plus d'eau minérale des sources *Vauban* et *Evêque d'Arras*, dont l'absorption facilite l'élimination de matériaux solides (acide urique et urates).

La température des boues, prises en applications (Lutations), peut atteindre 45 à 55°.

ACTION PHYSIOLOGIQUE. — L'action physiologique des bains de boue peut se résumer de la façon suivante :

ACTION GÉNÉRALE. — *Respiration.* — Accélération du nombre et diminution d'amplitude des mouvements respiratoires.

Circulation. — Elévation de la tension artérielle. Augmentation du nombre des pulsations du pouls.

Système nerveux. — Stimulation du système nerveux central et des terminaisons nerveuses périphériques.

Système musculaire. — Accroissement de l'excitabilité musculaire.

Système osseux. — Resserrement des surfaces articulaires. Sensation de compression. Stimulation de la nutrition de l'os.

Sensibilité électro-cutanée. — Augmentation.

Température. — Elévation de la température centrale et périphérique.

Sudation. — Exagérée.

Nutrition. — Accroissement des combustions. Elimination plus grande des déchets organiques.

ACTION LOCALE. — *Emolliente*, grâce au contenu végétal : tourbe, algues diverses, conferves, barégine.

Compressive. — Décongestionnante et régulièrement progressive, augmentant avec l'immersion.

Action massante. — Stimulation de la circulation cutanée et de la circulation intra-musculaire. Résolutive.

Thermique. — Toute spéciale par le degré de grande élévation possible de la température du bain, et par sa durée, qui peut être prolongée sans inconvénient pour le malade.

Statique. — Véritable suspension flottante avec limitation des mouvements latéraux. Action sédative par excellence.

Médicamenteuse. — Stimulation de la nutrition générale, excitante des terminaisons nerveuses. Subsinapisante pour la peau. Son indice est la poussée thermale (faux eczéma des boues).

INDICATIONS DES BOUES THERMALES. — Par leurs propriétés stimulantes et révulsives, toniques et astringentes, fondantes et résolutives s'expliquant par leur double action physiologique, générale et locale, *les boues représentent la médication thermale par excellence de la stimulation générale de l'organisme et des résolutions locales; elles peuvent, à ce double titre, être rangées au premier rang des médications hydrominérales altérantes modificatrices.*

Les affections chroniques à forme particulièrement torpide relèveront, par conséquent, en premier lieu, de cette médication. Grâce à l'augmentation de la vitesse circulatoire et à cette sorte d'état fébrile artificiel provoqué par l'action périodique des *Boues chaudes* (produisant une suractivité d'oxydation des éléments organiques), les dépôts pathologiques, exsudats, infiltrations, extravasations dans les articulations ou dans d'autres parties du corps, subissent des dégénérescences variées, repénètrent dans la circulation, et sont rejetés de l'organisme dans les excretas.

En conséquence, on peut revendiquer pour la *Médication hydrominérale* « *boue* » le traitement : *de la goutte atone et du rhumatisme chronique musculaire ou articulaire* (polyarthrite déformante progressive), *des suites de fracture et d'entorse, des phlébioscléroses essentielles ou acquises*, résiduelles et autres, contre lesquelles les médications thermales plus anodines sont complètement impuissantes, quand chez ces vieux phlébiteux ou variqueux l'infiltration et la dégénérescence scléreuse des tissus tend à passer à l'état chronique.

L'action heureuse des boues sur certaines affections chroniques des organes génito-urinaires (*périmétrite* et *métrite chronique* chez les femmes; *noyaux anciens d'épidymite* et *d'orchite* chez l'homme) peut s'expliquer de la même manière.

Tels aussi les résultats obtenus dans les résolutions d'empâtements consécutifs à certains cas de *typhlite et d'appendicite chronique.*

On doit signaler aussi les résultats très encourageants obtenus par les bains de boue dans le traitement de l'*ataxie locomotrice progressive* dont les douleurs fulgurantes s'amendent dans un grand nombre de cas. Les *maladies à tremblement* du système nerveux sont aussi heureusement modifiées (*sclérose en plaque, chorée*).

Enfin, certaines maladies de la peau, surtout celles provenant d'un trouble de nutrition locale (*comme l'eczéma, la pigmentation variqueuse avec tendance à l'ulcère*) sont justiciables des bains de boue, ainsi que certains eczémas et affections cutanées sèches (*impetigo, acné, pityriasis et psoriasis*).

CONTRE-INDICATIONS DES BOUES THERMALES. — *Goutte aiguë* et *rhumatisme articulaire aigu;* mais la contre-indication principale est subordonnée à l'état du système vasculaire et du cœur (athérome un peu avancé).

Les bains de boue élevant généralement la température du corps, sont naturellement contre-indiqués dans le cas de troubles profonds des organes respiratoires accompagnés de congestion pulmonaire avec tendance aux hémoptysies.

Enfin, le brightisme, la pédisposition aux congestions, la grossesse, une irritabilité nerveuse excessive, d'origine médullaire ou autre, sont également des contre-indications.

SOURCES

CARACTÈRES PHYSIQUES ET CHIMIQUES DES EAUX. — Trois sources principales : La *Fontaine Bouillon* et la *Fontaine d'Arras* utilisées pour le service des bains et de la buvette ; la *source Vauban,* d'un débit considérable (plus de 150 millions de litres par an) pour l'embouteillage des eaux destinées à l'exportation.

Eaux tièdes : 26° à l'émergence, d'une limpidité parfaite ; leur minéralisation totale est de 1 gr. 35 par litre (analyse de Willm). Légèrement bi-carbonatées calciques et magnésiennes, les principes dominants sont : le sulfate de chaux (0 gr. 612), le sulfate de magnésie (0 gr. 324), puis les sulfates de potassium et de sodium et les chlorures correspondants avec trace de fer et d'iode.

En résumé, eaux indéterminées, plutôt sulfatées calciques légères, très diurétiques, les eaux de Saint-Amand sont employées sur place à l'intérieur comme médication adjuvante des bains de boues ; facilement supportées par l'estomac on les donne à la dose de deux à douze verres suivant les indications. Elles facilitent l'action éliminatrice et résolutive des bains de boue par une diaphorèse et une diurèse très marquées.

Sédatives par le sulfate de chaux, et en raison aussi de leur température, elles conviennent dans l'hyperchlorhydrie, aux neurasthéniques excités, et, en général, aux gastropathes à diathèse acide (uricémiques). Elles sont inversement contre-indiquées chez les hypochlorhydriques et les apeptiques.

RESSOURCES ACCESSOIRES. — En dehors des bains de boue et de l'usage interne de l'eau, on utilise, à Saint-Amand, à titre complémentaire, les bains et les douches, les premiers à eau courante tiède, à titre de sédation, chez les neurasthéniques et névropathes ; les secondes (chaudes ou très chaudes, douches-massage), comme complément de la médication Boues.

En outre, hydrothérapie froide parfaitement aménagée.

Saint-Amand-les-Eaux (14.000 habitants), dans le département du Nord, à 240 kilomètres de Paris (ligne de Douai).

L'établissement thermal est à 4 kilomètres de la ville et à 500 mètres de la gare de Fontaine-Bouillon.

Poste, télégraphe, téléphone.

Trois express par jour de Paris.

Durée du trajet : 4 heures.

Altitude : 17 mètres.

Climat : sédatif.

Aspect général du pays : plaine ; vastes forêts (6.000 hectares).

Distractions de la station : casino-théâtre (en juillet et août), promenades en forêt, visites aux grands établissements industriels régionaux et aux usines, chasses très giboyeuses, pêche.

Prix moyen des hôtels : de 6 à 15 fr. par jour.

Epoques les plus favorables pour le traitement : mai et juin pour les neurasthéniques excités et les gastropathes acides ; juillet et août pour les malades justiciables de la médication boues.

Saison du 15 mai au 1er octobre.

Médecins :

MM. Breton, Corez, Gardillon, Thiroux*.

SAINT-CHRISTAU

(Basses-Pyrénées)

*Bicarbonatées, ferrugineuses, sulfatées cuivreuses,
thermales*

CARACTERES PHYSIQUES ET CHIMIQUES. — Les
sources de St-Christau sont au nombre de cinq :

1º *La source des Arceaux*, d'une extrême abondance, est le
type des eaux de la station. Froide (13º), d'une saveur légèrement
styptique et douée d'une onctuosité très appréciable, elle
est caractérisée au point de vue chimique par la présence d'une
quantité de *cuivre* très faible si l'on ne considère que le chiffre
qui la représente (0,0003, évaluée en sulfate de cuivre), mais
relativement importante si l'on a égard aux faibles proportions
des autres éléments qui lui sont associés (chaux, soude, magnésie,
potasse, fer, chlorures, acide carbonique, silicique,
sulfurique et azotique) ;

2º *La source du Prieuré*, tiède (26º), d'une odeur parfois sulfureuse,
est plus minéralisée que l'eau des Arceaux, plus riche
en cuivre, sensiblement chlorurée et alumineuse, mais son
captage encore insuffisant n'en permet qu'un usage restreint.

3º et 4º *Les deux sources Bazin et Tillot*, analogues à celle
des Arceaux, sont en ce moment inutilisées ;

5º *La source du Pêcheur*, sulfureuse froide (14º), se sépare
nettement du groupe précédent.

MODES D'EMPLOI. — La cure de St-Christau est mixte.
Mais bien que la boisson y ait une part importante, c'est au
traitement externe que doit être attribué le rôle prépondérant.
En boisson l'eau des Arceaux et celle du Prieuré sont prises
à la dose de deux à dix verres par jour, y compris l'eau des
repas. Celle du Pêcheur à la dose d'un demi-verre à trois
verres.

Les applications externes, effectuées presque exclusivement
avec l'eau des Arceaux, consistent en bains généraux et locaux,

fomentations, irrigations, douches et pulvérisations. Les pulvérisations surtout présentent à St-Christau une importance considérable et contribuent à donner à la thérapeutique de la station un caractère particulier. Leur administration méthodique y est soumise à la surveillance quotidienne du médecin qui en prescrit l'emploi. Une instrumentation variée, créée spécialement en vue des besoins de la station, permet de graduer avec une précision rigoureuse leur force de projection, leur abondance, leur finesse ainsi que leur température, et d'adapter ce mode d'application de l'eau à des opportunités très diverses et à des localisations multiples.

ACTION PHYSIOLOGIQUE. — L'ingestion de l'eau des Arceaux est généralement suivie d'une abondante diurèse avec élimination de sable urique chez les sujets arthritiques. Elle provoque parfois momentanément un peu de constipation.

Le traitement externe combiné avec la boisson produit une stimulation légère des sécrétions cutanées, et des modifications de la fonction épidermique qui se traduisent au début par une sensation d'assouplissement de la peau, plus tard, si le contact est très prolongé, par de la sécheresse et de l'amincissement de l'épiderme. Une très légère poussée thermale est parfois la conséquence du traitement.

L'action hydrothérapique de la pulvérisation prête un concours efficace à l'action intrinsèque de l'eau minérale, soit en favorisant son activité propre, soit en agissant synergiquement à elle.

INDICATIONS. — D'une façon générale, la cure de Saint-Christau exerce une action résolutive et modificatrice particulièrement manifeste dans les processus inflammatoires chroniques à forme congestive, variqueuse, exsudative, ulcéreuse, proliférante et hypersécrétante. Elle paraît agir d'une façon très évidente sur les éléments vasculaires et sur les tissus épithéliaux en voie d'hypergénèse et de parakératose.

Les eaux de Saint-Christau, d'après les plus anciennes traditions, ont été toujours employées principalement dans les affections de la peau. Depuis un certain nombre d'années, cette indication tend à s'étendre et à se particulariser d'une manière encore plus spéciale, en s'adressant aux affections des muqueuses qui, par leur contiguïté, leur structure anatomique ou leur solidarité fonctionnelle, ont d'intimes rapports avec la peau, la muqueuse bucco-linguale en particulier.

Les leucoplasies ou leucokératoses bucco-linguales, si redoutables par la malignité de leur évolution, et les glossites tertiaires, qui se combinent si souvent avec ces affections, peuvent être considérées aujourd'hui comme l'indication la plus spéciale de St-Christau. Leurs complications érosives ou fissuraires bénéficient particulièrement du traitement qui d'ailleurs s'adresse peut-être plus efficacement encore au processus sclérogène qu'à la plaque leucoplasique elle-même. Les autres localisations leucoplasiques, la localisation vulvaire en particulier, sont également traitées avec avantage.

Les affections eczémateuses ont toujours occupé et occupent encore une place des plus importantes parmi les indications de la station, dont le climat très sédatif est un utile auxiliaire du traitement thermal. Les eczémas impétiginisés, les formes dites séborrhéiques, les séborrhéides, bénéficient particulièrement du traitement ainsi que l'eczéma variqueux compliqué ou non d'ulcération ou à tendance hyperplasique. Il en est de même des lichénifications secondaires et aussi du lichen plan dont certaines formes rebelles, le lichen corné en particulier, trouvent dans les douches tamisées de St-Christau une médication réellement efficace.

A côté de ces indications majeures, le traitement de Saint-Christau s'adresse encore avec avantage aux rhinites et rhinopharyngites chroniques à forme atrophique ou catarrhale, aux blépharites et blépharo-conjonctivites catarrhales, que l'on traite par des pulvérisations fines et chaudes à l'œillère, à certaines glossites superficielles desquamatives, aux glossodynies et papillites linguales, aux métrites catarrhales du col et aux leucorrhées, à l'acné et au psoriasis.

Chez les sujets dont les voies digestives sont intactes, l'arthritisme et la gravelle urique sont souvent améliorés par le traitement interne. Le traitement général, grandement aidé par l'action sédative du climat, convient tout particulièrement à la neurasthénie consécutive au surmenage.

CONTRE-INDICATIONS. — Rarement absolues eu égard à la douceur d'action du traitement. Dans l'eczéma l'état aigu ou subaigu est une contre-indication formelle dans certaines formes très irritables et chez les sujets neuro-arthritiques excitables, mais non dans les formes torpides et chez les sujets lymphatiques. Dans les leucoplasies, les complications épithéliomateuses ne sont pas aggravées et peuvent même être momentanément améliorées par le traitement, mais le retard qui en résulte peut compromettre le succès d'une intervention chirurgicale opportune. L'ensemble du traitement et surtout le climat sont peu favorables aux sujets affectés de congestions passives et de pléthore abdominale.

Saint-Christau: propriété particulière, commune de Lurbe, arrondissement d'Oloron (Basses-Pyrénées).

Ligne du Midi. Embranchement de Pau à Oloron. D'Oloron à Saint-Christau: 8 kilomètres. Service de correspondance par voitures en attendant l'achèvement prochain jusqu'à la station Saint-Christau-Lurbe, du chemin de fer d'Oloron à Bédous.

Deux courriers par jour, télégraphe.

Altitude : 320 mètres. Situation topographique : à l'entrée de la vallée d'Aspe, au pied des premières grandes montagnes de la chaîne pyrénéenne. Terrain boisé, prairies. Bonnes routes de voitures. Climat doux et tempéré.

Constitution géologique du sol : marnes et calcaires cristallisés.

Prix des hôtels : de 6 à 12 fr. par jour (chambre et repas).

Distractions : très beau parc, voitures de promenade, excursions nombreuses dans les pittoresques vallées d'Aspe, d'Osseau, de Barétous, etc. Jeux sportifs, chasse, pêche, casino, théâtre.

Saison officielle: du 1er juin au 1er octobre. L'établissement reste ouvert longtemps avant et après ces dates.

Médecins:

MM. Bénard*, Foix.

SAINT-GERVAIS

(Haute-Savoie)

Chlorurées, sulfatées, légèrement sulfureuses

Saint-Gervais est à la fois station thermo-minérale avec ses trois sources principales : *Gontard, de Mey* et *du Torrent,* émergeant des roches primitives du massif du Mont-Blanc, et station climatérique de montagne.

L'altitude varie de 600 à 850 mètres, des bains du Fayet au village de St-Gervais, et l'influence indirecte des glaciers donne encore à certaines parties de la station les propriétés d'une altitude supérieure. L'air pur et frais, remarquablement sec, que ne peuvent agiter les vents du N.-E., ajoute ses qualités toniques et sédatives aux effets généraux des eaux.

Le débit des sources est de 375.000 litres en 24 heures, dont 332.000 pour les sources Gontard et de Mey confondues dans l'usage, et 43.000 litres pour celle du Torrent.

CARACTERES PHYSIQUES ET CHIMIQUES DES EAUX. — *a) Sources Gontard et de Mey.* — Eau chaude à 38°, densité 1005, claire, limpide, incolore sous un petit volume, bleuâtre, opalescente en grande masse, douce et onctueuse au toucher ; odeur inappréciable ; saveur saline non désagréable, ne laissant aucun arrière-goût ; réaction acide à peine sensible au tournesol ; minéralisation totale 4 gr. 684, dont les principaux éléments sont :

Sulfate de soude : 1,492 ; sulfate de chaux : 0,846 ; sulfate de potasse ; sulfate de *lithine:* 0,102 ; sulfate de magnésie ; chlorure de sodium: 1,611 ; silicates ; bicarbonates de chaux: 0,253 ; acide carbonique libre ; *bromure* de sodium : 0,034.

Aux griffons s'échappent de grosses bulles de gaz qui renferment près de 90 % d'azote.

b) Source du Torrent. — Même origine, même thermalité et même composition que les précédentes, à très peu de chose près ; mais avec cette caractéristique qu'outre les éléments minéraux déjà cités, l'eau renferme de l'hydrogène sulfuré libre (o gr. 005 d'après Wilm). Aussi cette eau est franchement odorante, rougit le tournesol, et laisse déposer un peu de glairine.

Les eaux de Saint-Gervais sont donc des sulfatées mixtes, chlorurées sodiques, *bromurées* et fortement *lithinées*. Ce sont les plus lithinées connues avec celles de Santenay. Elles ont une grande analogie avec les eaux de Carlsbad.

MODES D'EMPLOI. — L'eau de l'une et de l'autre source est utilisée en boisson, bains et tout autre usage externe. Il y a donc des buvettes et des bains d'eau dite saline, une buvette et des bains d'eau sulfureuse ; ces derniers installés à la source même, en raison de l'instabilité de l'H. S. Les deux variétés d'eau fournissent également aux pratiques suivantes : inhalations d'eau pulvérisée, bains partiels, pulvérisations locales et générales, douches diverses (nasales, pharyngiennes, ascendantes), gargarismes. Il existe en outre dans la station des moyens adjuvants de cure : 1° Installation complète d'hydrothérapie chaude, tiède ou froide avec une eau à température constante de + 8° ; 2° Pratique des massages (massages d'Aix) ; 3° Exercices variés et surtout cure de terrain naturelle.

Exportée, l'eau de la source Gontard conserve ses qualités, et est utile pour entretenir et prolonger les effets d'une cure. Des sels sont recueillis pour faire des bains à domicile.

ACTION PHYSIOLOGIQUE. — BAINS. — Les bains de la source Gontard, pris en général à 32°, 33° et 35°, ne produisent ni rougeur à la peau, ni dilatation vaso-motrice ; ils sont plutôt lénitifs, décongestionnants, comme s'ils avaient une action élective sur les éléments glandulaires de la peau, en même temps qu'une action sédative des extrémités nerveuses cutanées, se traduisant par une diminution du prurit. Les bains agissent comme un topique doux, onctueux, décongestionnant, ne provoquent pas de poussée et sont supportés par des malades qui ne pouvaient tolérer même un bain d'amidon.

Ces propriétés si remarquables dépendent évidemment de la minéralisation de l'eau, de son état électrique et d'autres facteurs peu connus ; mais surtout, peut-être, de sa thermalité qui se rapproche de celle du corps humain.

Les bains de la source du Torrent, sans produire une excitation appréciable à la peau, pris aux mêmes températures, déterminent cependant à la longue un effet substitutif, dû à la légère sulfuration de l'eau, et utilisé avec grand profit sur des dermatoses peu irritables, ou qui ont besoin d'un coup de fouet.

Les pulvérisations sont aussi sédatives et décongestionnantes ; elles peuvent être graduées, comme les bains, selon les cas, au moyen des sources Gontard et du Torrent. Leur action est remarquable sur un eczéma subaigu, et sur les affections des muqueuses vaso-pharyngiennes.

b) BOISSON. — I. *Source Gontard.* — Facilement absorbée, bien supportée à jeun surtout, l'eau de cette source ne détermine, au moment de la prise, aucun phénomène appréciable : ni lourdeur, ni spasme gastrique ; elle ne gêne pas les fonctions digestives, même à fortes doses, au moins dans la grande majorité des cas. Les doses habituelles varient entre 200 et 1.500 centimètres cubes par jour, pris lentement, et avec des intervalles réglés. Bientôt l'action de l'eau se manifeste par un effet *laxatif* plus ou moins prompt, plus ou moins accentué, survenant tantôt après un ou deux jours, tantôt plus tard, caractérisé parfois par une simple facilité à aller à la selle, d'autres fois par une vraie purgation se maintenant quelques jours, ou persistant tout le temps de la cure, et même au delà. Aucune cause ne rend compte de ces variations ; la dose semble presque indifférente tandis que la répétition fréquente de faibles doses paraît plus active.

En même temps survient, dès le début, une augmentation de l'appétit : l'eau est *eupeptique* et *apéritive*. Comme toutes les eaux chlorurées sulfatées, l'eau de Saint-Gervais stimule les sécrétions gastriques chez les hypopeptiques, aidant la nature à rétablir des sécrétions normales, diminuant les fermentations anormales, agissant sur la muqueuse stomacale plutôt comme un sérum naturel que comme eau chlorurée.

D'autre part, activant les sécrétions intestinales et diminuant les fermentations, l'eau de la source Gontard combat les congestions des organes abdominaux, du foie en particulier, et surtout l'hypertension portale.

Cependant, après l'effet laxatif, et à moins qu'il ne soit trop accusé, survient de la *diurèse*, qui peut aller de 2 à 4 litres d'urine par jour. Si l'effet laxatif tarde quelquefois et peut même manquer, il n'en est pas de même de l'effet diurétique qui se produit toujours : les urines abondantes, claires d'abord, se chargent de sables si les reins en sont embarrassés, et rapidement accusent une notable augmentation de l'acidité totale. Puis les sables disparaissent et la diurèse s'accentue, alors même souvent que la quantité d'eau ingérée a diminué. C'est que les analyses pratiquées à cette période révèlent une constante augmentation d'*urée*, une diminution notable du taux de l'*acide urique, urates*, puis peu à peu le retour graduel de l'acidité totale aux environs du taux normal, tout en lui restant longtemps supérieur.

II. *Source du Torrent.* — L'eau de cette source, prise en boisson aux mêmes doses journalières que la précédente, produit également une action *laxative* un peu plus accentuée peut-être, mais elle détermine une légère excitation des muqueuses et des sécrétions gastro-intestinales; elle active un peu la circulation, les échanges respiratoires, comme toutes les eaux sulfureuses, mais d'une manière si discrète que les excitables et névropathes peuvent la supporter sans fièvre ni poussée congestive. Elle produit aussi la *diurèse*, si bien qu'elle remplace l'eau Gontard, ou alterne avec elle, surtout chez les enfants qui ont besoin d'être remontés et tonifiés.

INDICATIONS. — *a)* DERMATOSES. — Par sa qualité de topique antiphlogistique, par son action sédative nerveuse locale, l'eau de la source Gontard est des plus utiles dans le traitement de toutes les dermatoses irritables, prurigineuses, de l'*eczéma* en particulier, du *psoriasis* irrité, des lichens séborrhéides qui s'eczématisent facilement, des prurigos, des dermatites. Par son action sur les fonctions gastro-intestinales, par l'élimination des toxines et la diminution des fermentations, par la suractivité donnée aux échanges nutritifs, elle modifie en même temps le terrain qui a été un des facteurs de la production de ces dermatoses, et cette diathèse héréditaire ou acquise qu'on a appelée l'*arthritisme*.

Par sa faible sulfuration la source du Torrent est utilisée dans les dermatoses qui ont une tendance à la chronicité, et surtout celles qui, justiciables des eaux sulfureuses, ont à craindre une trop vive excitation par sulfuration élevée. On l'utilise encore dans le traitement des acnés, des séborrhées, du pityriasis.

b) NÉVROPATHIES. — Les névrosés, les surmenés neuro-arthritiques, les *neurasthéniques* sont traités à Saint-Gervais,

tirant grand profit de la double action calmante et sédative
des bains et du climat, aidée par une hydrothérapie appropriée, le massage, le régime, les exercices raisonnés.

c) MALADIES VISCÉRALES. — Les dyspeptiques *hyper-
chlorhydriques* avec fermentations acides, pyrosis, gastrosu-
corrhée, trouvent dans l'eau de la source Gontard un élément
tempérant, et les *hyposthéniques* trouvent dans l'eau faiblement chlorurée et sulfurée du Torrent un élément d'excitation
des sécrétions gastriques. Le soulagement s'accentue surtout
dans les dyspepsies douloureuses, spasmodiques, neurasthéniques, par effet sédatif.

Les *dyspepsies intestinales*, constipation, entérites douloureuses, diarrhées dysentériformes des pays chauds sont justiciables des eaux de Saint-Gervais, dont l'action élective sur la
pléthore abdominale étend ses indications aux congestions et
engorgements hépatiques, lithiases, hémorrhoïdes ; aux dysménorrhées hystériques, neurasthéniques en terrain goutteux, aux
aménorrhées nerveuses, aux catarrhes et congestions utérines
des jeunes filles, de la ménopause ; enfin à toutes les manifestations de l'arthritisme, qu'elles se traduisent du côté des voies
respiratoires (nasopharynx, larynx, bronches) par des poussées congestives, des accès d'asthme, ou du côté des organes
génitaux ou du côté des organes de la circulation.

d) MALADIES GÉNÉRALES. — *Goutte*. — Ce sont surtout les
goutteux dyspeptiques et gros mangeurs qui s'en trouvent le
mieux. *Impaludisme* surtout lié à l'anémie tropicale. Ici le
climat de montagne produit de rapides effets de guérison
complète.

Enfin les cures de Saint-Gervais forment un ensemble éminemment favorable pour faire une *station de puériculture*,
s'adressant aux enfants dégénérés et débilités qu'une hérédité
chargée voue aux déviations fonctionnelles viscérales et nerveuses.

CONTRE-INDICATIONS. — La cure de Saint-Gervais ne
convient qu'aux malades qui ont besoin de sédation d'une
part et de reconstituants d'autre part ; aux congestifs. Eviter
d'y envoyer les dermatoses atones, qui ont besoin d'excitation ;
les bacillaires avancés, les cardiaques asystoliques, les affaiblis qui ont besoin de stimulation. Les nerveux déprimés de-

vront éviter la cure thermale. L'âge avancé n'est une contre-
indication, que si la vieillesse s'accompagne de dépression des
forces, d'adynamie.

Saint-Gervais, chef-lieu de canton du département de la Haute-
Savoie, 1.900 habitants.

A 591 kilomètres de Paris. Ligne Paris-Lyon par Bourg, Culoz.
Prix de Paris: 77 fr. 60; 52 fr. 35; 34 fr. 10.

Durée du trajet (train express) : 12 heures.

Trois courriers par jour pour Paris, Lyon et le Midi. Télégraphe, téléphone au village et au Fayet.

Climat de montagne, mais abrité des vents excitants du nord.
Température tempérée le jour, fraîche la nuit.

Aspect général du pays : Montagneux, grandes forêts, alternant
avec pâturages et cultures.

11 hôtels. Prix variant de 7 à 16 francs par jour.

Distractions : Casino, promenades variées, parc magnifique, Chamonix et chemin de fer électrique, Mont-Blanc, glaciers, courses
de montagnes nombreuses, guides, mulets, voitures.

Saison du 1er juin au 30 septembre.

Médecins:

MM. Bastian*, Guéridaud*, Roux.

SAINT-HONORÉ

(Nièvre)

Sulfurées sodiques, arsenicales, thermales

Saint-Honoré possède quatre sources qui, par leur thermalité et leur composition, peuvent se réunir en deux groupes. Le premier est formé de la *Crevasse* et de l'*Acacia* ; le deuxième comprend la *Marquise* et les *Romains*. La *Crevasse* est la source la plus abondante et la plus souvent employée. Ces deux groupes forment deux degrés d'une minéralisation identique qui sont fort utiles pour nuancer le traitement.

Le débit total de ces sources est d'environ 900.000 litres par 24 heures. Cette abondance permet d'employer exclusivement l'eau au sortir des griffons, sans en faire des réserves.

Une cinquième source, la *Grotte*, est froide ; elle est beaucoup moins minéralisée que les autres. On l'emploie peu.

CARACTERES PHYSIQUES ET CHIMIQUES. — L'eau de Saint-Honoré est tiède (+ 27° pour l'*Acacia et la Crevasse*, + 31° pour la *Marquise* et les *Romains*). Ainsi, l'eau la plus faible est la plus chaude. Elle est incolore et limpide dans le verre et légèrement bleuâtre quand elle est vue en masse. Elle dégage, aussitôt puisée, de l'azote, de l'acide carbonique et de l'hydrogène sulfuré en faibles proportions. Ce dernier gaz donne à l'eau un goût et une odeur caractéristiques mais peu prononcés : de telle sorte qu'elle n'est pas désagréable à boire. Les enfants même l'acceptent facilement.

Sa composition est très complexe. Elle comprend des carbonates, chlorures, bromures, iodures, sulfates, arséniates, borates, phosphates et azotates de sodium, calcium, potassium, lithium, magnésium, fer et manganèse, mais ce qui domine et caractérise ces eaux c'est la présence simultanée des composés *sulfureux* et *arsenicaux* et des *chlorures*.

Le résidu total est de o gr. 50 par litre pour le premier groupe et o gr. 39 pour le second.

MODES D'EMPLOI. — On utilise ces eaux : 1º en *bois-son*, à la dose de 100 à 600 et même 800 grammes, divisée en plusieurs prises dans la journée; 2º en *inhalation* des gaz, sans mélange d'excès de vapeur d'eau naturelle ou artificielle, dans des salles dont la température ne dépasse guère 25 degrés; 3º en *pulvérisations, douches nasales, gargarismes ;* 4º en *bains* tièdes, chauds ou de vapeur, en bains de piscine à la température moyenne des sources (28º); 5º en *douches* générales ou locales. Parmi ces dernières nous signalerons les douches de pieds graduées et très chaudes (jusqu'à 50º) qui sont d'un grand usage et rendent des services appréciés.

L'établissement comporte également un service hydrothérapique.

ACTION PHYSIOLOGIQUE. — L'eau de Saint-Honoré, au début du traitement ou si l'on emploie des doses trop fortes, est un peu excitante. On peut et, suivant nous, on doit éviter cette excitation inutile et non sans inconvénients qui, sous le nom de poussée thermale, était autrefois recherchée. Elle porte sur les muqueuses principalement des voies respiratoires et y détermine de la congestion et de l'hypersécrétion, sur le système nerveux et cause de l'insomnie, de l'agitation, sur les fonctions digestives en stimulant l'appétit et la digestion.

Après quelques jours ou si, ce qui est préférable, on a agi avec prudence, au lieu de la poussée, on observe une sédation profonde, nerveuse et circulatoire, qui va en s'accentuant. Une seule fonction, la digestion, ne participe pas à ce calme, mais il est probable que le changement d'existence, la vie au grand air, l'exercice plus accentué sont pour quelque chose dans l'appétit et la facilité de digestion qui se manifestent alors. Cette stimulation de l'estomac dépasse même quelquefois la mesure, et, quand elle réveille une hypersthénie latente, elle devient intolérable, causant des troubles dyspeptiques. Elle est donc à surveiller ; quoi qu'il en soit l'organisme est mis au repos d'une part et réduit à son minimum de dépenses pendant que sa ration augmente d'autre part.

En outre de ces effets, Saint-Honoré produit encore les résultats suivants : la tension artérielle diminue 82 fois sur 100 dans la première moitié du traitement surtout, et tombe très bas chez certains sujets qui sont alors très déprimés. Les échanges généraux se réduisent : le résidu fixe de l'urine baisse, l'urée diminue dans 70 cas sur 100, et le chlorure de sodium dans 63 cas sur 100. L'action d'épargne est donc bien manifeste dans la majorité des cas. Elle se traduit d'ailleurs par l'augmentation de l'oxyhémoglobine du sang et par le ralentissement de son activité de réduction. Elle est sérieusement aidée, par le surcroît d'apport nutritif dû à la stimulation des fonctions digestives, dans son œuvre de rénovation organique.

Ainsi ces eaux sont essentiellement sédatives, antidéperditrices, stimulantes de la digestion et par suite reconstituantes. Leur action élective sur les muqueuses et la peau s'exerce sur les éléments cellulaires, les glandes et la circulation, décongestionnant et décapant ces téguments.

Ajoutons que la petite excitation nerveuse du début est promptement remplacée par une sédation profonde rendant tout travail intellectuel ou physique pénible. Ce repos complet imposé par les eaux à tant de surmenés est un de ses plus grands bienfaits.

Toutes ces actions diverses, mais concourant au même but, sont facilement explicables par la composition de l'eau. L'arsenic, partie constitutive de la cellule vivante, est un agent d'épargne, son intervention heureuse sur la peau et les muqueuses est bien connue, enfin il est décongestionnant. Le soufre serait un excitant s'il était à dose massive, mais à Saint-Honoré il agit surtout comme modificateur. Enfin on sait l'action des chlorures sur la nutrition et sur le système lymphatique.

INDICATIONS. — Ce sont les maladies des voies respiratoires qui fournissent la principale clientèle de Saint-Honoré. Cependant ces eaux conviennent à d'autres affections que nous énumérerons brièvement. Mais avant de les indiquer, comme ces maladies sont susceptibles d'être traitées par d'autres eaux sulfureuses ou arsenicales, nous désirerions faire bien saisir la note spéciale de Saint-Honoré de façon à préciser ses indications.

Comme nous l'avons vu, ce qui distingue ces eaux c'est que, tout en réunissant d'une façon peut-être unique des éléments constitutifs importants, elles ont, grâce à leur minéralisation modérée, une action douce, parfaitement tolérée, tout en étant profonde, et que, par suite, elles conviennent éminemment aux malades déprimés, aux organes délicats, aux affections facilement irritables. Aussi, dans les diverses indications que nous allons faire connaître, on choisira d'autres stations pour les cas rebelles et torpides, et on réservera, pour Saint-Honoré, les cas qui demandent une thérapeutique prudente. Il existe d'ailleurs toute une catégorie de malades pour lesquels Saint-Honoré semble avoir été créé. Ce sont les enfants. Nous nous en occuperons spécialement.

1° Voici les maladies *des voies respiratoires des adultes* tributaires de Saint-Honoré :

a) Le *coryza chronique ;*

b) Les *pharyngites chroniques granuleuses* des fumeurs, des orateurs, des arthritiques ; l'*hypertrophie des amygdales;*

c) La *laryngite catarrhale*, la *susceptibilité laryngée ;*

d) La *trachéite, la trachéo-bronchite* chronique, affections souvent tenaces, mais qui finissent par céder au traitement thermal.

e) La *bronchite chronique*, la *susceptibilité bronchique* éteinte pendant l'été, mais qui se réveille à l'automne pour durer pendant tout l'hiver et le printemps suivant.

f) L'*asthme* lié à du catarrhe bronchitique, mais non l'*asthme sec*. Ce dernier donne des résultats incertains, tandis que le précédent est presque toujours heureusement influencé par Saint-Honoré.

g) La *convalescence* des *bronchites, pneumonies* et *pleurésies*.

h) Nous nous arrêterons un instant sur la *tuberculose pulmonaire*, car Saint-Honoré est particulièrement indiqué pour son traitement. Il modifie la bronchite et les congestions péri-tuberculeuses, et tend à améliorer le terrain. D'autre part il n'occasionne pas d'états congestifs, d'hémoptysies, ne provoque pas de poussées. Loin de là, les petites hémoptysies d'origine congestive ne sont pas un obstacle à son emploi, car elles cèdent en quelques jours et ne se renouvellent plus. Une légère élévation thermique vespérale n'est pas une contre-indication.

Pour profiter des eaux le tuberculeux doit porter en lui des éléments de résistance à la maladie. Si son organisme n'offre pas de ressources, si l'invasion bacillaire progresse sans peine et que l'organisme se laisse pénétrer de ses toxines, la lutte est impossible. Si, au contraire, les lésions se localisent, ne s'étendant que lentement et quand des imprudences ou des fautes thérapeutiques les y autorisent, si l'infection est arrêtée dans ses tentatives d'empoisonnement général, le cas est excellent et l'espoir de la guérison est permis. Les eaux y aident beaucoup, quelle que soit la période de la maladie. Cependant les cas de début sont toujours préférables parce que les lésions sont moins larges et la destruction moins profonde. Les arthritiques, les gens sobres, ceux qui ne sont pas astreints à un travail excessif, qui ont une bonne alimentation, qui ne subissent pas de fréquents refroidissements et peuvent vivre en plein air, ceux, en un mot, pour lesquels la tuberculose est un accident et qui peuvent se défendre contre elle, tels sont les tuberculeux qu'il faut envoyer aux eaux. Mais le médecin a souvent la main forcée, les eaux sont le suprême espoir de phtisiques qui ont laissé la maladie évoluer jusqu'à des limites avancées ou d'autres qui sont dénués de tout élément de défense. Chez eux encore, Saint-Honoré, très prudemment donné, pourra rendre des services. Cependant il faut en détourner les cas fébriles et à hémoptysies par érosion.

Mais le meilleur moyen de ne pas mourir de tuberculose c'est, avant d'en être atteint, de traiter la *prédisposition* que l'on a pu acquérir par l'hérédité, les maladies, les privations, l'alcoolisme, le surmenage, etc., et que l'on reconnaît facilement par l'examen des échanges respiratoires dont l'exagération la caractérise avec la déminéralisation organique. Est-il besoin d'insister sur l'avantage qu'il y a de s'attaquer à des troubles fonctionnels généralement curables plutôt qu'à des lésions acquises, à un bacille qui a pris possession d'un territoire ? Les eaux minérales, dont l'action pénètre plus intimement, plus profondément que les autres agents thérapeutiques, ont là un rôle tout tracé et Saint-Honoré, qui règle si bien les fonctions de nutrition, est tout désigné pour modifier le terrain tuberculisable.

2º A côté de ces indications principales de Saint-Honoré, citons encore en première ligne l'*eczéma* et l'*impétigo;* le *catarrhe utérin,* et les *phlébites.*

3º Saint-Honoré convient admirablement aux *enfants,* qui peuvent y venir dès la deuxième enfance. L'eau bien administrée ne déterminera aucun trouble chez eux. Passons rapidement en revue les maladies infantiles pour lesquelles cette station est désignée :

A toutes les affections des voies respiratoires et autres que nous avons citées ci-dessus il faut ajouter les *végétations adénoïdes*, l'*adénopathie trachéo-bronchique*, la *convalescence* des *complications broncho-pulmonaires* des *fièvres éruptives*, de la *coqueluche*, etc., et l'*asthme* toujours humide chez les enfants. Dans toutes ces maladies Saint-Honoré donne d'excellents résultats. Est-il besoin d'ajouter que c'est, avant tout, chez les enfants qu'il faut surveiller la menace de la tuberculose et la traiter.

CONTRE-INDICATIONS. — Saint-Honoré est contre-indiqué par les maladies du foie, des reins, de la vessie et du cœur. Pour ces dernières cependant il y a lieu de distinguer : une affection bien compensée n'est pas un obstacle absolu à une cure thermale, elle oblige seulement à des précautions. L'artério-sclérose modérée n'est pas non plus une contre-indication formelle.

L'hypersthénie gastrique permanente accompagnée de phénomènes douloureux et obligeant à un régime strict ne permet pas d'administrer la boisson qui ne serait pas tolérée et exaspérerait l'estomac. La diarrhée est aussi augmentée par les eaux à l'intérieur. Ces accidents permettent le reste du traitement.

Nous avons déjà indiqué les formes de la tuberculose qu'il ne faut pas envoyer à Saint-Honoré, ajoutons-y les hémoptysies des cavitaires.

RESSOURCES HYGIENIQUES. — Saint-Honoré est situé au milieu d'une magnifique campagne couverte de forêts, par conséquent peu peuplée. En dehors de l'agglomération du village, les habitations sont isolées. La cure d'air peut donc s'y faire dans d'excellentes conditions.

Saint-Honoré (Nièvre), 1.800 habitants, est à 302 kilomètres de Paris, par Laroche et Auxerre et à 317 par Nevers. Deux stations : Vandenesse-St-Honoré et Remilly.

Prix de Paris : 35 fr. ; 24 fr. ; 15 fr.

Durée minima du trajet : 1re classe, par Nevers, 6 h. 41 ; 2e et 3e classes, par Laroche, 7 h. 51.

Deux courriers par jour pour Paris, télégraphe, téléphone.

Altitude : 275 et 300 mètres.

Orientation principale : Ouest.

Climat de plaine modifié par le voisinage des montagnes et les forêts; refroidissement nocturne marqué par des changements brusques de température.

Constitution géologique du sol: la plaine est formée de calcaires jurassiques, la montagne de roches éruptives: porphyre, granite, granolite.

Aspect général du pays: superbe paysage très accidenté (Le Morvan), petites montagnes, ne dépassant guère 900 mètres, couvertes d'immenses forêts, magnifiques pâturages dans les vallées.

Prix des hôtels: 5 à 15 francs; tout compris.

Distractions: Casino-théâtre, manège, tir, promenades faciles dans les montagnes, routes excellentes.

Saison: du 1er juin au 1er octobre.

Médecins:

MM. Maurice Binet*, Breuillard*, Comoy, Comte, Odin*.

SAINT-NECTAIRE-LE-BAS

(Puy-de-Dôme)

Eaux thermales et gazeuses

Chlorurées sodiques et bicarbonatées mixtes

SOURCES. — CARACTERES PHYSIQUES ET CHIMIQUES DES EAUX. — Saint-Nectaire-le-Bas possède les sources de : *Saint-Césaire* (40°), *Boette* (42°), qui alimentent le *Grand Etablissement* (bains à eau courante, piscines, hydrothérapie, douches locales) ; la source du *Gros-Bouillon* (35°) qui alimente les *Bains Romains :* l'acide carbonique qu'elle dégage en abondance est utilisé en douches et bains gazeux. Ces trois sources d'un débit total d'environ 200.000 litres et les quatre sources froides : *Coquille, Dames, Sainte-Marie, André*, sont prises en boisson.

Ces eaux sont des *chlorurées sodiques bicarbonatées mixtes, gazeuses* (CO_2). Leur formule chimique possède un noyau essentiel composé de chlorure de sodium (2 gr. 50), de bicarbonates alcalins (2 gr. 50 à 3 gr.) auquel viennent se rattacher certains sels (de fer, de lithine, arséniates) dont la prédominance constitue une caractéristique pour chaque source.

MODES D'EMPLOI. — Le bain, à Saint-Nectaire-le-Bas, se prend de courte durée, à eau courante, de 34° à 40°. Outre les installations hydrothérapiques complètes, il convient de mentionner les *douches vaginales carbo-gazeuses*, à température native.

L'eau se boit en quantité modérée, par doses factionnées, dans l'intervalle des repas.

ACTION PHYSIOLOGIQUE. — Cette « *lymphe minérale* » agit tout d'abord à la manière d'un sérum remontant : elle produit une excitation légère qui, si on outrepasse la dose utile, peut devenir de l'agitation, avec inappétence, insomnie, etc. Sous l'influence de cette stimulation générale, la contractilité musculaire se réveille, le travail des glandes s'accélère, le pouls se relève, les exsudats pathologiques se résorbent.

Chimiquement, l'analyse des urines indique un *accroissement des mutations nutritives;* une transformation plus complète, une élimination plus abondante des produits azotés, une augmentation des réserves minérales. Les rapports d'échanges déviés tendent vers la normale.

INDICATIONS. — On pourrait dire, d'une façon très générale, que certaines indications découlent des propriétés physiques de l'eau, et d'autres, de ses qualités salines : Les premières s'adressant à un état local, les secondes à un processus nutritif. Les deux influences peuvent se combiner pour agir sur les éléments nerveux et la circulation périphérique.

Par sa thermalité accrue de l'action du gaz carbonique, l'eau agit efficacement : *a)* dans les formes musculaire, articulaire, névralgique (sciatique) du rhumatisme ; *b)* dans les *arthropathies traumatiques*, les *épanchements synoviaux et péri-articulaires; c)* dans les *inflammations torpides utérines* et *péri-utérines*, avec œdème et mollesse du col; *d)* dans les *dyspepsies* à type *hypopeptique*, accompagnées d'asthénie musculaire sans gastrectasie notable, et de fermentations secondaires. Dans tous ces états, l'eau excite directement la vitalité des tissus au contact desquels on l'amène.

Par sa formule qui la rapproche de celle du sérum sanguin l'eau de Saint-Nectaire-le-Bas est très indiquée toutes les fois où l'on veut solliciter sans brusquerie mais avec continuité les fonctions amoindries, stimuler les réactions de défense ou de réparation. Nous revendiquons le traitement de tous les *hypotendus, de tous les asthéniques :*

a) Des *enfants débiles*, porteurs de tares d'avant-garde du lymphatisme (éruptions d'ordre vaso-moteur, chapelets ganglionnaires, sécrétions catarrhales des muqueuses sensorielle, aérienne, digestive), alors surtout que l'intestin fragile contre-indique telle cure arsenicale trop active ;

b) Des *anémies* de tous ordres : *scolaire*, avec dépression nerveuse, céphalée ; *toxiques; secondaires;*

c) Des *chloro-anémiques;*

d) Des *lymphadéniques;*

e) Des *albuminuriques :* que l'albuminurie vienne du rein primitivement touché; qu'elle résulte du fonctionnement imparfait d'une glande ou d'un organe digestifs, ou plus largement d'une cause dyscrasique, l'albuminurie relève du traitement de Saint-Nectaire-le-Bas, sous condition des réserves formulées d'autre part.

Dans ce groupe, je citerai d'abord les albuminuries *de croissance* (pré-goutteuse, cyclique, orthostatique), s'accompagnant d'hypotension, de phénomènes nerveux, de troubles vasculaires surtout localisés au niveau du système porte ; les albuminuries *digestives* liées à une élaboration incomplète ou vicieuse des albumines alimentaires, à des fermentations provoquant la résorption de produits toxiques ; les albuminuries *résiduales* d'origine *toxi-infectieuse* ou encore les albuminuries liées à un *processus dégénératif* actuel. Dans les deux cas, les échanges nutritifs plus complets et le regain de vitalité des éléments nobles permettent à ceux-ci de se réparer, en subissant au minimum le passage nocif de produits de désassimilation mieux élaborés.

CONTRE-INDICATIONS. — Celles-ci résultent de la connaissance des actions physiologiques. Saint-Nectaire-le-Bas ne peut convenir aux *névropathes irritables*, aux *sthéniques*, aux *pléthoriques artériels*, aux *hypertendus* (au-dessus de 22 Potain), aux *fébricitants* qui ne feraient pas les frais de combustions plus actives, aux néoplasiques chez qui il n'y a pas lieu d'activer les formations cellulaires.

Parmi les albuminuries, nous devrons exclure l'albuminurie suite d'*infection trop récente*, alors que l'on peut craindre un retour offensif de l'inflammation rénale. L'albuminurie chez les brightiques dont le *cœur* ou le *foie* sont manifestement *insuffisants*. L'albuminurie chez les bacillaires.

Saint-Nectaire-le-Bas, arrondissement d'Issoire (Puy-de-Dôme).

A 450 kilomètres de Paris, ligne Paris-Nîmes, arrêt des express à Coudes (22 kilomètres) et Issoire (24 kilomètres).

3 courriers par jour.

Télégraphe et téléphone avec Paris.

Altitude : 700 mètres.

Bonnes routes perméables.

Bois de sapins ; flore marine curieuse.

Prix des hôtels : de 5 à 15 francs tout compris.

Distractions : Casino-théâtre, promenades faciles, pêche de lacs et de rivière (truites, écrevisses).

Saison : du 1er juin au 1er octobre.

Médecins :

MM. Ducrohët*, Geneix, Porge*.

****

SAINT-NECTAIRE-LE-HAUT

(Puy-de-Dôme)

Chlorurées, bicarbonatées mixtes, thermales

Dix sources minérales et thermales naturelles alimentent la station de Saint-Nectaire-le-Haut ou Mont-Cornadore.

1° La source du Mont-Cornadore, débit 80.000 litres en 24 heures, thermalité 41° c. — 2° La source du Rocher, 151.000 litres, 43° c. — 3° La source Intermittente, ou source des Garçons, rivale de la célèbre Bubeuquelle d'Ems, 33° c., et 1 gr. 400 d'acide carbonique, utilisée comme douche *naturelle ascendante* vaginale.

Le service balnéaire se fait sans aucune pompe ni mécanique ou chauffage artificiel : les eaux arrivent *directement* et *naturellement* des griffons dans les baignoires.

BUVETTES. — 1° La petite source Rouge, 18° c., ferrugineuse ; 2° la source Romaine, 10° c., acide carbonique libre (1,3656) et arsenic (0,0053) ; 3° la source du Parc, spéciale des maladies des voies urinaires et surtout de l'*albuminurie* ; 4° la Grande source Rouge, 18° c., traitement de la chloro-anémie ; 5° et 6° les sources de la Vallée et Baudoux ; 7° la source Morange, concourant au traitement des affections gastriques.

CARACTERES PHYSIQUES ET CHIMIQUES. — Les eaux de Saint-Nectaire-le-Haut sont chlorurées-sodiques, iodurées, bi-carbonatées, ferrugineuses, arsenicales, mercurielles, lithinées (0 gr. 260), très gazeuses: 1 gr. 760. Leur température varie de 8 à 43 degrés, ce qui permet de les utiliser à l'état naissant.

Limpides et transparentes à leur point d'émergence, elles prennent à l'air une couleur légèrement louche. Onctueuses au toucher elles forment une espèce de savon au contact de la peau. Leur analyse révèle les principes minéraux les plus riches et les plus variés.

EAUX DE SAINT-NECTAIRE MONT-CORNADORE. — Bicarbonate de soude, bicarbonate de chaux et bicarbonate de magnésie : 2 gr. 01 ; chlorure de sodium : 2 gr. 06 ; sulfate de soude : 0 gr. 16 ; potasse carbonatée : 1 gr. 06 ; phosphate de soude : 0 gr. 25 ; phosphate de chaux : 0 gr. 66 ; fer carbonaté : 1 gr. 015. — Total : 7 gr. 215.

SÉRUM SANGUIN. — Bicarbonate de soude, lactate de soude, bicarbonate de chaux, bicarbonate de magnésie : 5 gr. ; chlorure de sodium, chlorure de potassium, chlorure d'ammonium : 5 gr. 50 ; sulfate de soude, sulfate de potasse : 1 gr. ; phosphate de soude, phosphate de magnésie, bicarbonate de soude : 0 gr. 50. — Total : 12 gr.

MODES D'EMPLOI. — Ces eaux froides ou chaudes sont utilisées en bains, douches, douches écossaises ou boisson, suivant leur température et leur minéralisation. Grâce à leur nombre et à leur variété les médecins traitants ont à leur disposition ce qu'on a si justement appelé : « la Gamme hydrologique ». L'abondance des sources permet de donner des bains à eau courante ; le massage est pratiqué comme traitement adjuvant de la cure thermale.

ACTION PHYSIOLOGIQUE. — Les eaux de Saint-Nectaire-le-Haut, véritable *lymphe minérale*, sont les plus rationnelles dans les cachexies, les anémies, les mauvais états généraux qui supportent difficilement les traitements médicinaux ordinaires, puisqu'elles infusent directement dans les veines, par leur absorption immédiate, les principes minéraux qui font défaut à l'organisme débilité : *c'est le lavage naturel du sang.*

INDICATIONS. — Les eaux de Saint-Nectaire-le-Haut sont un des plus puissants médicaments contre les engorgements de la matrice, les leuchorrées atoniques, l'état lymphatique des adultes, et particulièrement des enfants. Leur efficacité est reconnue contre les différentes formes de la scrofule, l'atonie des voies digestives, la goutte, les rhumatismes, et surtout la sciatique.

ESTOMAC. — Des expériences faites à la station en 1893 il résulte que : Les eaux du Mont-Cornadore, à la dose de 280 cc., prises avant le repas, diminuent l'acidité gastrique fixe. L'action de l'eau est d'autant plus active que sa prise a été plus rapprochée du repas d'épreuve. L'action est d'autant plus marquée que la quantité absorbée est plus considérable.

REINS. — L'eau *du Parc* est remarquable pour la guérison des *albuminuries* phosphaturiques puisqu'elle abaisse le chiffre de l'acide phosphorique excrété et diminue sensiblement son rapport à l'azote total de l'urine. Elle occupe le premier rang dans le traitement des *albuminuries* qui dépendent d'une viciation nutritive ou d'un surmenage du système nerveux. Cette cure est indiquée aussi dans les *albuminuries* de croissance et dans celles qui suivent la scarlatine, la fièvre typhoïde ou la diphtérie. Ces eaux seront aussi conseillées aux *albuminuriques* dont les fonctions hépatiques sont languissantes, et à ceux qui ont des fermentations intestinales anormales ou exagérées.

CHLORO-ANÉMIE. — L'eau de la *Grande source Rouge* agira efficacement dans les anémies par déperdition d'origine anoxémique, dyspepsique, ou par épuisement nerveux, dans les anémies diathésiques ou toxiques, dans celles des convalescents, et dans la chlorose (Jeunes filles et enfants).

MÉTRITES. — Les eaux de Saint-Nectaire-le-Haut employées en bains avec le spéculum grillagé, ou mieux au moyen de la célèbre douche *ascendante naturelle* ou Source Intermittente, guérissent les flueurs blanches, les engorgements péri-utérins, suites de couches, métrites chroniques. ulcérations chroniques.

RHUMATISMES. — On les utilise avec succès en bains et en douches dans les rhumatismes aigus et chroniques et surtout dans la névralgie sciatique.

CONTRE-INDICATIONS. — Dans les cardiopathies, les affections pulmonaires, — les états congestifs divers — chez les névropathes — dans les affections rénales étendues — dans l'artério-sclérose.

Saint-Nectaire-le-Haut, commune du Puy-de-Dôme, 540 habitants.

440 kilomètres de Paris, ligne du Bourbonnais, gare de Coudes à 21 kilomètres de la station. Durée minima du trajet : 9 heures.

Postes, télégraphe, téléphone.

Altitude : 784 mètres, climat tempéré, sec, terrain volcanique (orgues basaltiques).

Admirable pays de sites et d'excursions.

Hôtel du Mont-Cornadore, très vaste et très étendu, avec couloir conduisant à l'Etablissement, disposition unique dans la région ; nombreuses villas.

Eglise romane XI⁰ siècle, château de Murols, dolmen, cascades, lacs. Voitures et omnibus de la gare de Coudes à la station. (Ecrire ou télégraphier.)

Saison du 1ᵉʳ juin au 1ᵉʳ octobre.

Médecins :

MM. Ducrohet*, Porge*, A. Versepuy.

SAINT-SAUVEUR

(Hautes-Pyrénées)

Sulfurées sodiques, thermales

Il y a deux sources à Saint-Sauveur, toutes deux d'émergence naturelle. L'une, la *Source des Dames*, très ancienne, affectée exclusivement pour ainsi dire au service des malades ; l'autre, la *Source de la Hontalade*, accessoirement utilisée, surtout en boisson.

Le débit de la source des Dames est de 12.000 litres en 24 heures.

CARACTÈRES PHYSIQUES ET CHIMIQUES. — L'eau de la source des Dames est tempérée (+ 34°). Claire, limpide, transparente, elle tient en suspension, sous forme de flocons multiples, une notable proportion de barégine. Sa saveur est hépatique, son odeur légèrement sulfhydrique. Elle doit à sa forte minéralisation alcaline, à la grande quantité de matières organiques et d'azote pur qu'elle renferme, de produire une sensation particulière d'*onctuosité*. On dit qu'elle est *douce* au toucher. Au point de vue chimique c'est une *sulfurée sodique* forte (22 mill. de sulfure de sodium par litre).

MODES D'EMPLOI. — La balnéation et l'hydrothérapie forment la base de la cure hydro-minérale. On tire toutefois un excellent parti d'une importante installation de douches rectales et vaginales, de l'eau en boisson et du massage.

ACTION PHYSIOLOGIQUE. — Les eaux de Saint-Sauveur, éminemment *sédatives* et *reconstituantes*, ont en plus une *action élective* sur l'appareil utéro-ovarien.

L'action *sédative* ne peut s'expliquer par la composition chimique des eaux. Celle-ci est analogue à celle des autres sources sulfureuses, qui toutes sont excitantes. Et cependant les effets des bains se traduisent par une lassitude agréable, le bien-être, le calme. Le climat lui-même est sédatif.

L'action *reconstituante* se manifeste :
1º Localement par une tonicité plus grande des organes génitaux urinaires ; 2º par une modification sensible de l'état général qu'on reconnaît au bon aspect des malades et au retour intégral de leurs fonctions physiques ; 3º par une remarquable modification de la richesse du sang. Sous l'influence d'une seule cure la teneur en hémoglobine et la valeur globulaire peuvent s'accroître d'un tiers.

Non moins intéressante est l'action *élective* sur l'appareil utéro-ovarien. Une femme bien portante n'a pas d'habitude plus conscience de son utérus que de son foie ou de son cœur. Quelques bains suffiront pour qu'elle éprouve des épreintes, des sensations vagues, qu'en un mot elle *sente* sa matrice. Plus prolongée la balnéation pourra produire l'*hydrorrhée thermale*, d'observation fréquente à Saint-Sauveur et qui témoigne d'un excès de tension dans les capillaires de la muqueuse utérine. Inutile de multiplier les exemples. Ces faits attestent d'une façon suffisante l'action spéciale que les eaux exercent sur les centres génitaux.

INDICATIONS. — De ce qui précède, on peut inférer que Saint-Sauveur est le type des eaux thermales *sédatives*. Là est le caractère clinique de la station. Depuis longtemps, l'expérience et la tradition ont consacré l'importance de son rôle thérapeutique dans la pathologie nerveuse et utérine.
Ces eaux trouvent leur indication et leur spécialisation dans :

1º LES FAUSSES MÉTRITES. — Par fausses métrites il faut entendre l'*aménorrhée*, la *dysménorrhée*, la *leucorrhée*, les *catarrhes simples*, l'*engorgement*, la *congestion*, l'*hypertrophie chronique*, l'*hyperplasie*, la *subinvolution*, les déviations et les prolapsus. Toutes ces affections dérivent d'une nutrition défectueuse créée et entretenue par des maladies constitutionnelles.

2º LES MÉTRITES CHRONIQUES VRAIES.

3º LES PHLEGMASIES PÉRI-UTÉRINES OU DU BASSIN. — Ce groupe comprend les *salpingites*, les *ovarites*, la *cellulite*, les *pelvi-péritonites*.

4º L'*ovaralgie et l'hystéralgie.* — Ces hyperesthésies diffusécs sur tout le système génital sont rarement le fait d'un trouble fonctionnel isolé de l'ovaire ou de l'utérus. Elles ont très souvent pour point de départ des lésions très diverses : de la muqueuse utérine (cicatrices, déchirures) ; du paramétrium (nodules cicatriciels, fausses membranes) ; du péritoine (adhérences) ; des ovaires (adhérences, prolapsus, kystes, sclérose, etc.) ; des ligaments (œdème, inflammation chronique) ; des muscles du vagin, etc. Toutes ces lésions jouent le rôle d'épines au sein des tissus. La médication à la fois résolutive et sédative leur convient à merveille.

5° LA STÉRILITÉ. — Dans tous les cas, qu'elle relève d'une diathèse, d'un trouble fonctionnel ou d'une lésion inflammatoire, la stérilité disparaît sous l'action spéciale, pathogénétique, qui, au siècle dernier, a fait qualifier les eaux de Saint-Sauveur d'*engrosseuses*.

6° LES ACCIDENTS DE LA PUBERTÉ ET DE LA MÉNOPAUSE. — Ces accidents sont le plus souvent sous la dépendance de diathèses (herpétisme, arthritisme) qui ressortissent particulièrement à la cure de Saint-Sauveur.

7° LES FAUSSES COUCHES. — L'unique cause des fausses couches à répétition réside parfois dans une névropathie exagérée.

8° LES AFFECTIONS NERVEUSES EN GÉNÉRAL. — A signaler dans le nombre celles où la cure se montre très efficace : la *neurasthénie* dans ses formes cérébro-spinale, cardialgique et gastro-intestinale ; l'*hystérie* dans ses formes spasmodique, vaporeuse, hyperesthésique ; les *névralgies* (intercostales, tic douloureux de la face) ; ces états particuliers désignés sous le nom d'*irritabilité, impressionnabilité, nervosisme ;* le *rhumatisme dit nerveux* ; la névropathie urinaire chez l'homme.

CONTRE-INDICATIONS. — Une cure à Saint-Sauveur est contre-indiquée dans : les affections pelviennes *aiguës* ou *néoplasiques ;* les *lésions nerveuses*, les *fibromes interstitiels* ou *sous-muqueux ;* les affections *rénales* et *cardiaques avancées*, le *rhumatisme articulaire*.

HONTALADE. — Cette source sulfurée sodique faible, bitumineuse, légèrement arsenicale, très analogue à la source vieille de Bonnes, est surtout employée en boisson dans les affections des bronches, les dyspepsies nervo-motrices et l'*entérite chronique* des pays chauds.

Saint-Sauveur, station dépendant de la commune de Luz.

A 878 kilomètres de Paris, ligne par Bordeaux, Pau, Lourdes, Pierrefitte : de là chemin de fer électrique jusqu'à Luz (10 kil.) ; trajet par l'express : 15 h. 24 ; trajet par train de luxe (2 fois par semaine), 14 h. 32. Prix de Paris : 98 fr. 35 1re classe.

Toutes les gares délivrent des billets avec arrêt facultatif à Lourdes.

Pour Paris, 2 courriers par jour. Télégraphe. Téléphone.

Altitude : 750 mètres. Climat tempéré.

Aspect général du pays : grande montagne, bois, prairies, excellentes routes.

Prix des hôtels : 7 à 20 francs ; tout compris.

Distractions de la station : Casino, promenades faciles. Excursions : cirques de Gavarnie et de Troumousse, brèche de Roland, Gèdre, Héas, pics de Bergous, Viscos, Midi, Mont-Perdu, etc., lac d'Ardiden, etc.

Pour tous renseignements de tourisme s'adresser au *Comité d'initiative* des Hautes-Pyrénées (siège à Tarbes).

Saison du 1er juin au 1er octobre.

Médecins :

MM. Druène*, Macrez*, Sabail*.

SALIES-DE-BÉARN

(Basses-Pyrénées)

Chlorurées, bromo-iodurées fortes, sodiques, froides

Quatre sources salées : *le Bayaa*, *le Griffon* et les deux puits d'*Oraas*. Ceux-ci émergent à 5 kilomètres de la ville et l'eau qu'ils fournissent est surtout employée pour l'extraction du sel, tandis que le Bayaa et le Griffon, situés à Salies même, sont presque exclusivement utilisés à l'établissement thermal. Le Bayaa, qui est la source médicinale de Salies par excellence, débite 50 mètres cubes par vingt-quatre heures.

L'*eau-mère*, ou résidu de la fabrication du sel aux Salines, trouve également à Salies un large emploi thérapeutique.

CARACTERES PHYSIQUES ET CHIMIQUES. — L'eau du Bayaa est limpide, d'une saveur fortement salée, avec arrière-goût amer. Vue sous une certaine épaisseur, elle présente une belle couleur ambrée, dorée, rougeâtre. Sa densité varie de 22° à 24° à l'aréomètre de Beaumé. Sa température est de 15°. Elle est neutre au papier de tournesol. Son poids spécifique élevé tient à l'énorme proportion de sels dissous, 258 gr. par litre, dont 250 gr. de chlorure de sodium.

Il s'ensuit que le malade tend à surnager dans le bain, d'où la nécessité de l'y maintenir à l'aide de courroies. Lorsqu'il sort du bain ou de la douche, sa peau reste couverte de fins cristaux de sel. De même tous les objets mis au contact de l'eau minérale s'altèrent et se corrodent rapidement et profondément. Depuis longtemps on a adopté les baignoires de bois comme seules inaltérables et propres à conserver le mieux à l'eau du Bayaa ses qualités physiques, son électricité et sa composition chimique intégrale.

L'eau du Bayaa est surtout riche en chlorures de sodium, de calcium, de magnésium, en sulfates de soude et de magnésie, et beaucoup moins en bromures et en iodures. C'est une eau *chlorurée sodique forte, bromo-iodurée,* qui contient aussi une matière organique appréciable.

Ce dernier élément fait défaut dans l'eau d'Oraas qui présente par suite plus de rudesse au toucher et qui ne donne pas les mêmes effets thérapeutiques, quoique sa composition chimique et notamment sa richesse en sel semblent les mêmes.

Si on chauffe l'eau de Salies elle se concentre par évaporation, et le chlorure de sodium se dépose en grande partie ; on le recueille et il reste un résidu d'eau encore fortement salée, que l'on peut amener par le chauffage jusqu'à 26, 28, 35 degrés de concentration. On obtient ainsi les diverses sortes d'eaux-mères utilisées médicinalement. Ce sont, ainsi que les sels secs qu'on en retire, des produits transportables, utilisables loin des sources, et qui font l'objet d'un important commerce d'exportation.

Les eaux-mères contiennent du chlorure de sodium, une plus forte proportion de chlorures de potassium, magnésium, lithium, calcium, et surtout une proportion plus forte encore de bromure, iodure de magnésium et de sulfate de magnésie. Ce sont des eaux *bromo-iodurées.*

MODES D'EMPLOI. — En combinant ces deux variétés d'eaux, on a donc à sa disposition un médicament très puissant et qui offre cette particularité d'amener, suivant les cas et la façon dont on l'administre, une sédation parfaite ou une excitation notable.

L'eau du Bayaa est presque exclusivement employée en bains. Ceux-ci sont plus ou moins coupés d'eau douce et additionnés d'eaux-mères. La proportion d'eau douce et d'eau-mère ajoutée à l'eau minérale naturelle de Salies varie absolument au gré du médecin qui dirige la cure, et les effets obtenus diffèrent selon l'âge, le tempérament, la constitution, la nature, la forme et la phase de l'affection dont le malade est atteint.

L'eau d'Oraas est également utilisée en bains.

En seconde ligne vient l'emploi de l'eau de Salies en douches générales, en douches locales données ou non en baignoire, en irrigations vaginales, nasales, mitigées, rectales ; de plus, l'application locale de compresses imbibées d'eau-mère joue dans la cure de Salies un rôle important.

ACTION PHYSIOLOGIQUE. — Toutes choses égales, l'intensité des effets du bain n'est nullement proportionnelle à son degré de concentration. La nature même de ces effets varie sensiblement selon la teneur en sel et la composition.

Le bain dit au quart, — contenant 6 % de sels, — par exemple, augmente l'activité de réduction de l'oxyhémoglobine dans les tissus, tandis que le bain dit entier ou d'eau salée pure — 24 % de sels — la diminue.

D'une façon générale, voici ce qu'on observe : les échanges généraux, les échanges azotés, l'oxydation des produits de la désassimilation des matières albuminoïdes sont activés ; le taux de la désassimilation des tissus riches en phosphore ou riches à la fois en azote et en phosphore diminue ; les chlorures sont augmentés et cette augmentation est durable. Ces résultats ont confirmé ceux qu'avaient obtenus antérieurement Voit. Les recherches de cet auteur ont en effet démontré que le chlorure de sodium active les échanges nutritifs puisqu'il donne lieu à une augmentation de la quantité d'urée excrétée.

Ces heureux effets sur la nutrition élémentaire se traduisent organiquement de la façon suivante : *augmentation de la tonicité* des fibres musculaires lisses sous-cutanées ; modification de la tonicité des muscles de Reissessen et des phénomènes mécaniques de la respiration ; augmentation de la contractilité des fibres musculaires lisses de l'estomac, de l'intestin et surtout de l'utérus et de ses annexes. Du côté des reins, excrétion urinaire augmentée de 200 gr. à 500 gr. en vingt-quatre heures, après quelques jours de balnéation, sans diminution sensible de la densité des urines. Les fonctions de la peau sont activées. La surcharge graisseuse des organes s'atténue et disparaît. La force musculaire augmente. La richesse du sang en oxyhémoglobine augmente dans des proportions variables mais toujours sensibles. L'activité de réduction de l'oxyhémoglobine dans les tissus est également augmentée.

En résumé, les eaux salées naturelles de Salies-de-Béarn sont *toniques, reconstituantes,* excitantes du système nerveux.

Les eaux-mères bromo-iodurées, toniques encore, sont particulièrement calmantes, *sédatives* du système nerveux, *résolutives* pour les inflammations chroniques avec exsudats plastiques. Mais c'est là déjà une action thérapeutique.

Il va sans dire que l'action physiologique varie beaucoup en intensité, suivant les individus, suivant les âges, — les enfants supportent relativement mieux que les adultes la balnéation intensive, — et que les données précédentes sont toutes générales.

INDICATIONS THERAPEUTIQUES. — L'action et,

partant, les actions thérapeutiques de ces eaux dérivent de leur action physiologique. Un médicament qui active les mutations nutritives doit être indiqué partout où la nutrition est ralentie et a besoin d'un coup de fouet. Et, de fait, les eaux de Salies font merveille dans le *lymphatisme*, la *scrofule* ou *scrofulo-tuberculose* et leurs aboutissants les *tuberculoses externes, suppurées ou non*, comme dans maintes manifestations de l'arthritisme.

La nomenclature des affections créées par ces deux diathèses bradytrophiques est longue; bornons-nous, pour préciser, aux indications suivantes :

Tuberculoses cutanées, lupus; adénites tuberculeuses du cou, des bronches et autres; *synovites tendineuses; ostéo-arthrites tuberculeuses (coxalgie, mal de Pott); tuberculose de l'appareil génital et urinaire; rachitisme;* et parmi les manifestations arthritiques : l'*obésité*, les *fibromyomes utérins* sur lesquels nous allons revenir et que nous n'hésitons pas à ranger dans le cadre de l'arthritisme.

La cure saline, avons-nous dit, amène en deuxième analyse l'augmentation de la richesse du sang, la résorption des exsudats inflammatoires plus ou moins anciens, la rénovation du système musculaire lisse et strié, et la toni-sédation du système nerveux.

Il s'ensuit que les *anémies*, la *chlorose*, les *périmétrites, salpingo-ovarites, paramétrites*, les *hémorrhagies* (plus ou moins liées à une affection utérine), certaines *ptoses viscérales et déviations d'organes*, certains états paralytiques (*paralysie infantile*), ataxiques (ataxie, chorée), névralgiques, sont pleinement justiciables de Salies.

Enfin l'eau chlorurée sodique forte bromo-iodurée de Salies exerçant une action tonique locale, à la fois caustique et antiseptique, favorise la cicatrisation rapide des foyers de suppuration plus ou moins profonds avec lesquels on la met en contact et amène la guérison des ulcères strumeux et des catarrhes de même nature (nasal, utérin, etc.).

La fibromatose utérine, préparée par des causes morales agissant sur un tempérament neuro-arthritique et développée plus ou moins rapidement sous leur influence, accompagnée ou non de troubles variés — phénomènes de compression, douleurs, hémorrhagies, — est remarquablement améliorée et parfois guérie par la cure saline bien conduite et suffisamment prolongée.

Chez les malades d'une certaine condition sociale, l'indéniable efficacité de cette cure toute hygiénique et médicale des fibromes utérins justifie pleinement son adoption dans la plupart des cas, à l'exclusion de toute intervention chirurgicale non formellement motivée.

Le résultat heureux de la cure se fait généralement sentir avant la fin de celle-ci : remontement nerveux notable, allégement abdominal, atténuation ou disparition des douleurs, des hémorrhagies, des phénomènes de compression. Certains fibromes disparaissent même complètement ; les cures doivent être réitérées et quelquefois très prolongées. Le résultat ne devient problématique que dans les cas de très gros fibromes plus ou moins anciens, occupant tout l'abdomen.

La durée et le détail du traitement thermal, dont la balnéation forme la base, varient avec chaque cas particulier.

CONTRE-INDICATIONS. — La cure balnéaire de Salies est contre-indiquée chez les malades aux prises avec des affections ou des poussées aiguës, fébriles ou non, des lésions organiques du cœur mal compensées. Elle est encore contre-indiquée chez les hépatiques, chez les paludéens en puissance ou en instance d'accès, chez les albuminuriques avec anasarque, chez les tuberculeux pulmonaires avérés, chez les herpétiques porteurs de manifestations étendues, chez les cancéreux, chez les malades atteints d'entérite ou qui y sont sujets, exception faite pour l'entéro-colite membraneuse.

Salies-de-Béarn, chef-lieu de canton du département des Basses-Pyrénées (arrondissement d'Orthez), 6.000 habitants.

A 770 kilomètres de Paris, sur les lignes d'Orléans et du Midi par Bordeaux, Dax, Puyoo ; gare de Salies-de-Béarn. Prix de Paris : 90 fr., 60 fr., 40 fr.

Durée minima du trajet : 9 h. 1/2 de Paris à Puyoo et *vice versa*, sans changement de voiture, par le Sud-Express quotidien Paris-Pau ; 45 minutes de Puyoo à Salies (7 kil.) en voiture particulière. Durée du trajet Paris-Salies et *vice versa* par le train rapide de nuit : 13 heures. Par autres trains de jour et de nuit, durée moyenne : 16 heures.

Deux courriers par jour pour Paris ; télégraphe, téléphone avec Paris, Bordeaux, Toulouse, etc.

Altitude : 60 mètres, variant, dans un rayon de quelques kilomètres autour de Salies, entre 45 et 200 mètres.

Orientation vers l'Ouest. Disposition au fond d'un cirque de collines boisées et couvertes de vignobles, ouvert du côté de l'océan.

Climat doux, tempéré, sédatif; absence de vent; température moyenne hivernale : 8°. Printemps souvent pluvieux; été parfois très chaud, mais nuits toujours fraîches: automne — saison de choix — très prolongé et presque toujours très beau; hiver doux et ensoleillé.

Constitution géologique du sol: pointements de roches éruptives (ophites), trias et autres étages du terrain secondaire; couches d'alluvions et de sable.

Aspect général du pays : région accidentée, vallonnée, montueuse, très pittoresque. Du haut des coteaux peu élevés qui entourent Salies, on découvre de gracieux paysages dont les Pyrénées, visibles sur une étendue qui représente le tiers occidental de la chaîne (du pic du Midi de Bigorre à l'océan) forment le fond.

Prix des hôtels : 5 à 14 fr.; nombreuses villas et installations meublées de tous prix.

Distractions de la station: casino-théâtre, orchestre, chasse au sanglier, tennis, promenades et excursions nombreuses et faciles; cinq routes excellentes, voitures caoutchoutées. Proximité de Pau, Lourdes, Fontarabie, Saint-Sébastien.

Saison : L'établissement thermal, chauffé l'hiver, est ouvert toute l'année ainsi que les hôtels; mais la station est surtout fréquentée du 1er mars au 30 novembre.

Médecins :

MM. Dufourcq, Lafont (Pierre), Lafont (Félix), Lissonde, Marcadé, René Matton*, de Musgrave-Clay, Petit, Raynaud, Vigneau.

SALINS-DU-JURA

Chlorurées sodiques bromurées, froides

Il existe à Salins une grande quantité de sources dont les eaux contiennent des quantités très variables de chlorure de sodium ; quelques-unes en sont même saturées, et sont employées par l'industrie pour la fabrication du sel de cuisine.

La seule jusqu'à ce jour utilisée pour l'usage thérapeutique est la source dite du puits à Muire. Elle est située dans l'établissement thermal même, immédiatement au-dessous des baignoires, à une profondeur de seize mètres ; son débit est de 140.000 litres par 24 heures, sa température de 12 à 13 degrés.

Mais l'Etablissement n'utilise pas seulement les eaux de la source. Il emploie, pour renforcer la teneur saline du bain, ou en modifier la composition, les eaux-mères de la saline. Il faut donc étudier séparément l'eau de la source. Les eaux-mères de la saline et enfin les sels d'eaux-mères.

CARACTERES PHYSIQUES ET CHIMIQUES. — L'eau de la source est froide, 12 à 13°. Claire et limpide ; en masse elle a la couleur vert bleu des eaux de la mer ; sa saveur est franchement salée, avec un arrière-goût amer ; sa densité à 8° est de 1.207. Elle a une odeur légèrement sulfureuse. A l'analyse elle présente la composition suivante pour 1.000 grammes.

Chlorure de sodium : 23.75712 ; chlorure de magnésium : 0,87013 : chlorure de potassium : 0,25652 ; bromure de potassium : 0,03065 ; sulfate de chaux : 1,41667 et des traces d'iodure de sodium, de carbonate de chaux et de magnésie.

Donc, eau chlorurée sodique bromurée.

Les eaux-mères de la saline sont le résidu de la fabrication du sel de cuisine. Evaporée à feu nu dans des bassins, l'eau des sources abandonne d'abord le sel qui, cristallisé, est enlevé, laissant un liquide jaunâtre, onctueux, sans odeur, d'une saveur amère et désagréable.

1.000 grammes contiennent :

Chlorure de sodium : 168,0400 ; chlorure de magnésium : 60,0084 ; bromure de potassium : 2,8420 : sulfate de potasse : 65,5856 ; sulfate de soude : 22,0600 et des traces d'iodure de sodium et de peroxyde de fer.

Les sels d'eaux-mères sont produits en évaporant à siccité l'eau-mère en vase clos, ils représentent le tiers environ de l'eau employée. Leur composition est analogue à celle des eaux-mères. Etant très hygrométriques, ils doivent être tenus en vases clos.

Leur usage est d'ailleurs limité au traitement à domicile pour les malades dans l'impossibilité de se déplacer pour la cure à la source.

MODES D'EMPLOI. — L'eau de la source était utilisée autrefois en boisson, à petite dose. L'expérience a démontré que, d'une ingestion difficile et d'un effet discutable, l'eau était mal supportée. C'est donc à l'extérieur seulement qu'elle est employée, en bains, douches de tout genre, générales ou locales ; avec tous les perfectionnements de l'hydrothérapie moderne, et l'adjonction de massages à sec, ou sous la douche.

Les bains sont pris soit dans la baignoire, soit dans la piscine. La piscine, une des plus vastes qui existent, contient 86.000 litres d'eau de la source entretenue à une température de 28 à 30°. Sa profondeur est assez grande pour qu'on y puisse nager ; de larges degrés de marbre en permettent l'accès même aux plus jeunes enfants. Les bains, d'une durée de 20 à 50 minutes, sont donnés avec l'eau de la source additionnée ou non d'eaux-mères dans une proportion qui varie de 11 à 12 %. Les eaux-mères sont utilisées seules en compresses quand il s'agit d'exercer une action prolongée, sur un point déterminé de l'organisme.

ACTION PHYSIOLOGIQUE. — Les eaux de Salins se montrent très nettement comme reconstituantes. Employées exclusivement pour l'usage externe, elles stimulent énergiquement le système nerveux périphérique, et par son intermédiaire les échanges nutritifs. Elles accélèrent la circulation, la stimulent, augmentent l'appétit. Employées en compresses elles exercent une action locale très énergique, produisant de la rubéfaction lorsque l'application est suffisamment prolongée. Ces effets sont accentués lorsqu'elles sont additionnées

d'eaux-mères. Certains tissus comme le tissu cellulaire hypertrophié, le tissu utérin, le réseau capillaire superficiel subissent, au contact de l'eau de la source de Salins, **une** sorte de
constriction, pouvant provoquer parfois de l'hypertension artérielle.

INDICATIONS. — Les maladies traitées à Salins sont
toutes celles qui reconnaissent pour origine un trouble dans
la nutrition. Les engorgements ganglionnaires, les adénites
cervicales et viscérales, hypertrophie des ganglions **mésenté-
riques** (Carreau), les scrofulides de la peau. Les engorgements des muqueuses du nez, des oreilles, les amygdales volumineuses, la surdité par suite du catarrhe de la trompe
d'Eustache, ou une inflammation de la muqueuse de l'oreille
moyenne. Les manifestations plus prononcées de la scrofule ;
les tuberculoses osseuses, tumeurs blanches, périostites, caries
osseuses. Le rachitisme. Le lymphatisme, les paralysies infantiles atrophiques, les tumeurs adénoïdes, les rhinites, etc. Les
anémies, chloro-anémies avec retard dans l'établissement de
la menstruation, les dysménorrhées. Sont justiciables aussi
du traitement salin : les hérédo-tuberculeux, les hérédo-sy-
philitiques, qui trouvent là un adjuvant dans la défense de
l'organisme.

MALADIES DES FEMMES. — En raison de l'action décongestionnante et constrictive que nous leur avons reconnue,
les eaux de Salins ont une action considérable sur les engorgements du tissu cellulaire, les hypertrophies du tissu utérin,
les fibromes utérins, que ces fibromes soient extra-utérins,
interstitiels, intra-utérins, à évolution lente ou à évolution
rapide ; les métrites, les endo-métrites anciennes, catarrhales
ou pseudo-membraneuses, sous la domination d'une diathèse
arthritique ou goutteuse ; les lésions des annexes, **non aiguës**,
les exsudats plastiques des muqueuses ; les métrites.

La forte bromuration des eaux la fait indiquer surtout
lorsque les lésions sont accompagnées de phénomènes de
nervosisme, d'exagération de la sensibilité, d'hystéralgie.

Il en est de même pour les engorgements chroniques de
l'utérus, les salpingites, les métrites catarrhales, parenchymateuses, les lymphangites, etc.

Les maladies générales, comme le diabète, l'obésité.

CONTRE-INDICATIONS. — La cure par les eaux de

Salins est contre-indiquée pour les tuberculeux à lésions pulmonaires confirmées, avec des cavernes, et qui sont sujets aux hémoptysies.

Dans tous les cas où l'affaiblissement est trop prononcé et où il y a de la fièvre.

Dans tous les cas de tumeurs malignes, cancers, sarcomes.

Toutes les fois qu'il y a tendance aux hémorrhagies : métrites hémorrhagiques ; fibromyomes à tissu lâche, avec pertes abondantes ; fongosités du col, etc.

Il faut en éloigner les cardiaques, les vieillards artério-scléreux, les albuminuriques, les arthritiques avec poussées aiguës, les herpétiques avec manifestations cutanées.

LA CURE D'AIR. — La situation même de la station dans un pays de montagnes, à une altitude élevée, permet de compter beaucoup sur le résultat d'un séjour, dans une atmosphère pure, et où des exercices progressivement augmentés sont un adjuvant précieux au traitement thermal, surtout pour des enfants lymphatiques, anémiques, avec atonie générale des tissus et de la paresse digestive.

Salins-du-Jura est un chef-lieu de canton de l'arrondissement de Poligny (Jura), de 6.000 habitants.

A 354 mètres d'altitude, dans une vallée dominée immédiatement par le mont Poupet, altitude 853 mètres, les monts Saint-André et Belin, altitude 600 mètres.

Le climat est tempéré ; pendant les mois de la saison, moyenne : 20°,7. L'été est sec, les chaleurs extrêmes rares.

Pays magnifique, paysages alpestres, grandes forêts de sapins. La ville elle-même, très ancienne, présente de nombreux monuments : les salines, l'église St-Anatole (XIIe siècle).

Aux environs, les sources du Lizon, la grotte Sarrazine, le creux Billard, le pont du Diable, le gour de Conches sont des buts d'excursions faciles. L'ascension du Poupet (853 mètres) fait partie de ces excursions, ainsi que la visite au plateau d'Alaise.

Salins est à 400 kilomètres de Paris, ligne Paris-Lyon-Méditerranée ; trajet en 7 heures, trains express ; 10 heures, trains directs.

Postes, télégraphe, téléphone relié au réseau général.

Prix du voyage au départ de Paris : 45 fr., 35 fr., 20 fr.

Prix des hôtels : de 6 à 20 francs par jour. Nombreuses maisons meublées et chambres garnies.

Saison : du 1er juin au 1er octobre.

Casino-théâtre, théâtre municipal, parc et jardins publics des Cordeliers et de la Barbarme.

Médecins :

MM. Bourny, Compagnon*, Loustaud-Chatenet*, Germain.

SANTENAY

(Côte-d'Or)

Chlorurées et sulfatées sodiques

Il existe trois sources à Santenay ; la plus ancienne, la *Fontaine Salée*, se fait issue naturellement à la surface du sol. Les deux autres, la *Source Lithium* et la *Source Carnot*, ont été mises à jour par des forages artésiens.

La *Fontaine Salée* possède une buvette, la *Source Lithium* quelques baignoires et une buvette ; seule la *Source Carnot* est dotée d'un véritable établissement thermal. C'est donc de cette dernière source qu'il sera principalement question.

Le débit de la Fontaine Salée est de 2.000 litres, celui de la Source Lithium de 65.000 litres, celui de la Source Carnot de 84.000 litres.

CARACTERES PHYSIQUES ET CHIMIQUES. — L'eau de Santenay est froide (+ 10°,5 Fontaine Salée, + 18° pour les autres sources). La différence de température entre les sources vient de ce que la première se refroidit au contact des couches superficielles du sol, tandis que les autres sont amenées directement à la surface. La densité est de 1010.

Sa saveur est salée et un peu amère ; elle se rapproche de celle de l'*eau d'huîtres*. Elle n'est donc pas agréable au goût au début, mais on s'y habitue vite. Au griffon, elle a une odeur légèrement sulfhydrique. Elle est limpide, mais, après quelque temps de puisement, elle laisse un dépôt ferrugineux.

Cette eau est composée de bicarbonates, de sulfates et de chlorures formant un résidu fixe de 9 gr. 19 par litre. Ce qui la caractérise, c'est la présence du *chlorure de sodium* (5 gr. 5), du *chlorure de lithium* (0 gr. 09), du sulfate de chaux (0 gr. 86) et du sulfate de soude (2 gr. 15). Elle n'est pas gazeuse, bien qu'elle émette un peu d'acide carbonique et d'hydrogène sulfuré.

Toutes les sources ont la même composition.

MODES D'EMPLOI. — Le principal usage de l'eau de Santenay est la boisson. Cependant les bains et les douches y sont beaucoup employés, concurremment avec le massage.

ACTION PHYSIOLOGIQUE. — L'eau de Santenay n'était autrefois employée que comme purgatif, mais actuellement on lui a reconnu d'autres propriétés.

A *forte dose* (4 à 6 verres seulement) elle a des effets purgatifs, mais à *dose modérée* (un ou deux verres par jour), elle est *laxative*, *apéritive* et *digestive*. Ce triple effet est dû à la présence des chlorures et des sulfates. Cette action stimulante de l'*estomac* et de l'*intestin* s'exerce également sur le *foie* et sur les *reins* en provoquant une abondante diurèse.

La circulation générale et le système nerveux sont aussi suractivés ainsi que les phénomènes de nutrition. Les combustions intimes s'élèvent, une oxydation plus intense et plus parfaite des matériaux azotés et ternaires se produit.

L'usage modéré de l'eau de Santenay peut être longtemps continué. Nombre de personnes en font usage comme eau de table depuis plusieurs années. Bien que cette pratique ne puisse être approuvée, elle donne la preuve de la parfaite tolérance de ces eaux.

Les bains de Santenay, malgré que la minéralisation n'atteigne pas 1 pour 100, ont une action légèrement révulsive produisant une petite sinapisation de la peau. Ils agissent comme décongestionnants des viscères et résolutifs locaux, en même temps qu'ils augmentent concurremment avec la boisson les échanges azotés, diminuent la formation d'acide urique et accroissent la désassimilation des organes riches en phosphore (système osseux et nerveux), activent l'élimination des matériaux organiques, particulièrement des chlorures.

Cette action bien que modérément éréthisante doit être surveillée, car, dans un certain nombre de cas, par exemple, chez les déprimés et les goutteux, elle pourrait dépasser la mesure.

INDICATIONS. — 1º Les MALADIES DE L'APPAREIL DIGESTIF. — Les maladies des voies digestives caractérisées par l'atonie sont tributaires des eaux de Santenay. Nous citerons les suivantes :

a) L'*atonie intestinale*, la *constipation*, qui sous l'action
stimulatrice de l'estomac, du foie et de l'intestin déterminée
par cette eau, sont rapidement modifiées. D'ailleurs la possibilité d'en prolonger l'usage sans fatigue en fait un médicament de choix pour une affection aussi tenace. Il en est
de même dans les dyspepsies dues à l'insuffisance intestinale.

b) L'*insuffisance gastrique*. — Grâce à l'action légèrement
irritante de l'eau de Santenay, qui se manifeste sur les
tuniques musculaires de l'estomac et détermine un meilleur
brassage des aliments en même temps qu'une plus grande
abondance d'acide chlorhydrique se forme, la digestion est
plus rapide, il y a moins de stase et par suite moins de fermentations anormales.

On réservera pour Santenay l'*hyposthénie gastrique* due au
fonctionnement insuffisant du foie, celle des chlorotiques,
des anémiques, des déprimés par épuisement nerveux, celle
des cardiaques par défaut d'irrigation (affections aortiques,
ou congestion de la muqueuse gastrique (affections mitrales),
celle due à l'entéroptose. Dans ces deux dernières affections
le massage et la gymnastique suédoise sont des adjuvants
de premier ordre. Dans le cas de gastrite chronique Santenay
convient également très bien.

c) L'*état saburral* des voies digestives, l'*embarras gastrique*, le *pyrosis*, la *pituite*, tous ces phénomènes corollaires des fermentations anormales sont parmi les meilleures indications de Santenay.

2° AFFECTIONS DU FOIE. — *a)* Les *engorgements du foie*.
— D'une façon générale Santenay convient à toutes les
congestions hépatiques. Cependant cette station est plus
spécialement désignée pour les congestions d'origine gastro-
intestinale en rapport avec l'insuffisance gastrique ; pour
celles des goutteux, des paludéens, des diabétiques et des
cardiaques.

b) La *cirrhose*. — Dans la période préascitique, surtout
chez les arthritiques et les dyspeptiques.

3° AFFECTIONS LITHIASIQUES. — Les qualités lithontriptiques des eaux de Santenay sont depuis longtemps appréciées ; on les rattache à sa teneur exceptionnelle en *lithine*.

a) La *lithiase biliaire*. — A titre de préventif des coliques hépatiques et pendant les crises. L'expulsion des calculs est favorisée par l'hypercholie que provoquent ces eaux qui relèvent les forces du malade et lui conservent l'appétit.

b) La *lithiase rénale*. — Santenay s'oppose à la formation des calculs, tend à les désagréger et favorise leur expulsion. On peut la recommander dans la lithiase oxalique ou urique.

4° Les ALBUMINURIES. — Nous citerons parmi les albuminuries sans lésion rénale, les seules qui conviennent à Santenay : *a)* Les *albuminuries d'origine dyspeptique* dues à l'atonie gastro-intestinale avec constipation et engorgement du foie.

b) Les *albuminuries uricémiques* des obèses, des goutteux, des arthritiques.

5° La GOUTTE. — Traitement préventif et curatif de la goutte chronique surtout pour les malades uricémiques, déprimés et obèses en état d'insuffisance gastrique.

6° L'OBÉSITÉ. — Dans le cas de ralentissement de la nutrition.

7° Le DIABÈTE. — Quand les échanges nutritifs, au lieu d'être exagérés comme c'est le cas le plus habituel, sont ralentis et que le système nerveux est déprimé.

8° INDICATIONS SECONDAIRES. — Le *lymphatisme*, la *scrofule*, le *rhumatisme chronique*, l'*anémie*, les *métrites*, les *fibromes utérins*.

CONTRE-INDICATIONS. — On écartera de Santenay :
1° Les névroses, la neurasthénie par exaltation nerveuse ;
2° La dyspepsie hypersthénique, les états aigus de l'appareil digestif, la diarrhée, etc..
3° Les affections des voies respiratoires.
4° Les néphrites, etc.

RESSOURCES HYGIÉNIQUES. — La gymnastique suédoise, la cure de terrains, la cure de raisin.

Santenay (Côte-d'Or), 1.600 habitants, situé dans la zone des grands vins de Bourgogne.

A 371 kilomètres de Paris, ligne de Chagny à Nevers, gare de Santenay.

Prix de Paris : 41 fr. ; 28 fr. ; 18 fr.

Durée minima du trajet : 6 h. 54 (toutes classes). La station de Santenay est desservie par une automobile qui prend les voyageurs en gare de Chagny (4 kilomètres), chaque fois qu'il y a un arrêt prolongé dans cette ville.

Deux courriers par jour pour Paris ; télégraphe.

Altitude : 218 mètres.

Orientation principale : Sud-Est.

Climat de la Bourgogne. La chaleur est tempérée par le voisinage de la rivière et du canal. La station est abritée des vents du nord par des montagnes de plus de 500 mètres d'altitude.

Constitution géologique du sol : Les sources sortent d'un terrain pliocène (sables de Chagny), elles tirent leur origine des gisements triasiques.

Aspect général du pays : Pays vignoble, par suite, dépourvu d'arbres, sauf dans la vallée et sur les hauteurs, très vert, malgré cela, pendant l'été. Les collines sont surmontées de plateaux rocailleux ou boisés. Très grande richesse du sous-sol, en sables vitrifiables, houille, minerai de fer, gypse, etc.

Prix des hôtels : 8 à 15 francs, tout compris.

Distractions de la station : Casino-théâtre.

Promenades faciles et excursions aux villes de Beaune, Chalon, Dijon, Autun, Le Creusot, à tous les centres industriels ou miniers et aux grands crus de Bourgogne.

Saison : du 15 mai au 1er octobre.

Médecins :

MM. Debize, Lhuillier, Thenoz.

THONON-LES-BAINS

(Haute-Savoie)

Bicarbonatées mixtes, froides

Les eaux minérales de Thonon proviennent de deux sources : *source St-François, source des Romains*. La première est la plus importante et ce qui suit se rapporte à elle.

CARACTERES PHYSIQUES ET CHIMIQUES. — L'eau de Thonon, source Saint-François, est froide (11°). Son débit est de 115.000 litres par 24 heures. Minéralisation par litre : 0,529. C'est une eau claire, limpide et avec une légère odeur balsamo-résineuse. Ce qui caractérise essentiellement l'eau de Thonon au point de vue de sa composition, c'est la présence de bicarbonates de chaux, de magnésie, de soude et de potasse, et d'une quantité appréciable de matière balsamo-résineuse. En résumé : eau bicarbonatée calcique, alcaline et benzoïque.

MODES D'EMPLOI. — C'est à la fois une eau de table grâce à sa pureté, à sa conservation, à sa faible minéralisation et une eau douée de propriétés thérapeutiques grâce à l'heureuse proportion de ses éléments constituants.

On l'utilise donc surtout en boisson ; l'hydrothérapie est un adjuvant précieux du traitement interne ; son alcalinité en fait une eau particulièrement indiquée en bains pour les organismes débilités.

ACTION PHYSIOLOGIQUE. — L'eau de Thonon est d'abord une eau digestive : elle favorise les processus chimiques de la digestion et agit mécaniquement pour entraîner les résidus alimentaires.

C'est une eau diurétique ; elle possède une action très manifeste sur la diurèse et la fonction rénale.

Enfin la présence de principes résineux lui donne une action en quelque sorte élective sur les muqueuses des voies urinaires et des voies biliaires et sur le revêtement cutané.

INDICATIONS. — Des propriétés physiologiques nous déduirons donc trois sortes d'indications.

1° Dyspepsies acides, fermentation, dilatation modérée d'estomac, atonie digestive.

2° Gravelle urique, goutte, diathèse arthritique. L'eau de Thonon provoque un véritable lavage du sang et de tout l'organisme qui entraîne toutes les toxines des arthritiques.

3° Catarrhe des voies urinaires et biliaires ; l'action sur la muqueuse urinaire est très remarquable et a été observée par tous les médecins qui ont étudié les effets de l'eau de Thonon.

Du côté de la peau les tendances aux manifestations érythémateuses sont traitées avec avantage par les bains.

CONTRE-INDICATIONS. — Dilatation considérable de l'estomac et ulcère ; hypertension artérielle.

Thonon est une petite ville ancienne de 6.000 habitants bâtie au bord d'un plateau qui domine à pic le lac de Genève.

Les propriétés curatives de ses eaux sont connues depuis les Romains.

Altitude : 436 mètres. Climat doux et tempéré, non humide, participant à la fois du climat de montagne et de celui de plaine. Centre de promenades magnifiques dans la Savoie française (massif du Mont-Blanc, vallée de Chamonix) et dans la Suisse (haute vallée du Rhône).

Thonon est à 32 kilomètres de Genève, et à 650 kilomètres de Paris ; 12 heures en chemin de fer, trains directs pendant toute la saison. Prix : 75 fr. ; 50 fr. ; 32 fr.

Etablissement thermal, casino.

Hôtels : de 7 à 15 francs par jour. Vie calme.

Saison : du 1ᵉʳ juin au 1ᵉʳ octobre.

Médecins :

MM. Blanchard, Boccard, Denarié, Genoud, Lochon, de Prade*, Vauthier.

THORENC

(Alpes-Maritimes)

*Station climatérique d'été,
près Nice, près Cannes, près Grasse*

A 1.200 mètres d'altitude, à 4 heures de Cannes et à 3 h. 1/2 de Grasse, la station estivale de Thorenc présente un ensemble de conditions climatériques exceptionnellement favorables à la cure d'altitude.

La vallée de Thorenc s'étend de l'Est à l'Ouest, sur une longueur de 8 kilomètres ; le versant habité est exposé en plein midi, et l'insolation est de durée particulièrement prolongée.

Il n'y a jamais de brouillard ; la sécheresse de l'air est constante (68 à l'hygromètre pendant la saison d'été). Les oscillations thermiques présentent une régularité exceptionnelle, et l'écart entre les températures maxima et minima ne dépasse pas 11° à 12° centigrades.

La température moyenne de l'été atteint 16° environ, moins élevée par conséquent que Leysin (1.450 mètres), que Davos (1.545 mètres), voisine de St-Moritz (1.800 mètres).

Le massif de Bleyne (1.650 mètres) au Nord, le Baurous à l'Ouest, le Cheiron à l'Est barrent au vent l'accès direct de la vallée, et l'absence de glaciers dans le voisinage la protège contre tout refroidissement brusque de l'atmosphère.

Bien que la Riviera ne soit distante que de 18 kilomètres à vol d'oiseau, la vallée de Thorenc ne souffre point des mois de sécheresse énervante du littoral ; elle échappe aussi aux interminables périodes de mauvais temps observées chaque été dans les Alpes centrales. La pluie se présente en courts orages de quelques heures, à la suite desquels la sécheresse hygrométrique de l'air se rétablit presque aussitôt.

INDICATIONS. — Menaces de phtisie, débuts de tuberculose, reliquats pleurétiques, bronchites chroniques, surmenage physique et intellectuel, neurasthénie, dyspepsie, entérite chronique, anémies symptomatiques, etc.

CONTRE-INDICATIONS. — Albuminurie, tuberculose avancée ou à forme hyperpyrétique, artério-sclérose et affections cardiaques avec asystolie.

Thorenc (Alpes-Maritimes). A 35 kilomètres de Grasse (3 h. 1/2 de voiture). A 4 heures de Cannes.

Voiture particulière de Grasse à Thorenc : 25 francs. Deux courriers par jour. 5 francs par personne.

Poste. — Deux courriers par jour pour Paris. Télégraphe, téléphone.

Terrain jurassique. Couches alternées de calcaires et de marnes bleues. Prairies arrosées par la Lane. Grand bois de pins, de sapins et de hêtres. Grands pâturages. Excellentes routes dont une route plate de 4 kilomètres. Dix lieues de sentiers à pentes diverses permettant au promeneur de graduer ses efforts. Sun-boxes, kiosques-abri.

Prix des hôtels : 7 à 15 fr. Pension de famille. Villas et chalets. Appartements meublés.

Distrations : Promenades dans le parc de l'Hôtel Climatérique. Excursions à pied ou en voiture au col de Bleyne, au Castellaras, aux gorges de Saint-Aubaÿ, à Castellane. Sports, chasse, pêche.

Services religieux.

Saison : du 14 mai au 1er novembre.

Médecins :

MM. Muleur, Rumpelmayer.

URIAGE

(Isère)

Chlorurées sodiques sulfureuses, tempérées

Les sources d'Uriage sont au nombre de deux : *la source chlorurée sodique sulfureuse* et *la source ferrugineuse*.

I. SOURCE CHLORUREE SODIQUE SULFUREUSE. — CARACTÈRES PHYSIQUES ET CHIMIQUES. — Au moment où elle jaillit des fissures rocheuses, cette eau est toujours parfaitement limpide et incolore ; elle se trouble au contact un peu prolongé de l'air et dépose du soufre à l'état de division extrême entièrement soluble dans le sulfure de carbone et incristallisable. L'eau a, au toucher, une réelle onctuosité due à la présence de conferves. Son odeur est franchement sulfureuse ; sa saveur est dite hépatique, puis très manifestement salée et un peu amère. La température au griffon de la source est de 27°,2 ; à la buvette de 23°,4 ; densité 1,084. Son débit est de 3.000 hectolitres en 24 heures.

Les éléments chimiques prédominants sont les suivants : chlorure de sodium (6 gr. par litre) ; sulfate de sodium (1 gr. 5) ; sulfate de calcium (1 gr. 05) ; sulfate de magnésium (0 gr. 48) : arsenic, à l'état d'arséniate (0 gr. 0001).

L'hydrogène sulfuré y est équivalent à environ 7 volumes pour mille. La sulfuration de l'eau d'Uriage serait due à de l'hydrogène sulfuré libre, peut-être avec un peu de sulfure de sodium. Le principe sulfuré paraît très stable. En résumé, eau chlorurée sodique sulfureuse.

MODES D'EMPLOI. — L'eau d'Uriage est utilisée en boisson, bains, pulvérisations, gargarismes, irrigations naso-pharyngiennes, irrigations vaginales et douches de toutes sortes.

L'établissement thermal possède tous les éléments d'une balnéothérapie complète. Il y a notamment deux grandes salles pour les pulvérisations contenant chacune 25 appareils et plusieurs cabines pour pulvérisations spéciales ; l'installation a été faite de manière à pouvoir graduer la température de l'eau pulvérisée suivant l'indication du médecin. Toutes les salles de bains ou de douches sont revêtues de plaques de faïence.

On associe presque toujours le massage avec les douches. A Uriage, le malade est placé sur une table inclinée pendant la douche donnée par un seul masseur ; dans cette position, les muscles étant à l'état de relâchement, le massage est plus facile et plus complet.

La douche massage a été installée à Uriage en 1838 par V. Gerdy ; *douche massage Gerdy ou douche massage d'Uriage.*

ACTION PHYSIOLOGIQUE. — Prise à la dose d'un ou deux verres (100 à 200 gr.), l'eau d'Uriage est apéritive ; elle exerce une légère stimulation sur la muqueuse digestive et, par suite, imprime une activité plus grande aux fonctions gastro-intestinales ; elle favorise et régularise les mutations organiques. A dose plus élevée, de trois à six verres, par exemple, elle purge et détermine des évacuations, en général copieuses, mais sans coliques. Sous l'influence de l'eau prise en boisson et des bains, il se produit une diurèse assez abondante, avec, fréquemment, élimination de sables urinaires.

L'eau d'Uriage active, en outre, les fonctions de la peau, provoque des sueurs souvent abondantes et favorise ainsi l'expulsion des déchets de l'organisme. Les bains et les douches ont une action reconstituante prononcée qui se traduit par un *relèvement* général de l'organisme affaibli ou déprimé.

Les sujets nerveux, facilement excitables, supportent d'ordinaire assez mal l'usage interne de l'eau en boisson.

INDICATIONS. — Les eaux d'Uriage conviennent au traitement d'états pathologiques nettement spécifiés.

MALADIES DE LA PEAU. — La clinique a, depuis longtemps, démontré l'efficacité de l'eau d'Uriage dans le traitement des maladies de la peau, en particulier de l'eczéma, surtout dans ses formes humides, et principalement chez les lymphatiques, les scrofulo-tuberculeux, les arthritiques, les sujets affaiblis

ou anémiés ; chez les premiers elle agit comme antidiathé-
sique, chez les autres comme reconstituante ; elle a, en outre,
une action topique sur les lésions cutanées. L'eau d'Uriage
aura encore une influence salutaire chez les eczémateux à
alternances morbides, emphysémateux, bronchitiques, etc.

Les acnés — acné vulgaire, acné rosée — sont à plusieurs
titres justiciables du traitement d'Uriage. Localement, il
régularise le mode circulatoire des surfaces envahies, en
éloignant les poussées congestives et indirectement en ac-
tionnant la circulation générale et en exerçant une dérivation
sur l'acné télangiectode si fréquente à la ménopause. Ou
encore par une action à longue portée, mais certaine, il
modifie aussi favorablement le lymphatisme et l'anémie,
rétablit les fonctions intestinales. Enfin la cure d'Uriage
s'applique encore d'une manière très précise aux séborrhéides,
à la furonculose, à l'urticaire chronique, à l'herpès récidi-
vant des parties génitales, à la scrofulo-tuberculose de la
peau et à plusieurs dermatoses passées à l'état chronique, invétérées, telles que les prurigos et le psoriasis.

Dans le *lymphatisme* et la *scrofulose*, tout particulièrement
chez les enfants, les eaux d'Uriage constituent de *véritables
bains de mer sulfureux en montagne*. Les enfants lymphatiques trouvent ici toute une gamme d'agents curateurs destinés à les stimuler, à les remonter, à reconstituer leur
organisme débilité. Parmi les manifestations du lymphatisme
et de la scrofulose, celles qui sont avant tout justiciables des
eaux d'Uriage sont les suivantes : l'état morbide produit par
le ralentissement de la nutrition, état qui est souvent le point
de départ de maladies chroniques très différentes. Les eaux
d'Uriage sont encore indiquées chez tous les enfants dont le
lymphatisme se revèle par une face pâle, bouffie, parfois co-
lorée par des plaques rouges disséminées, des lèvres volumineuses, épaisses, fendillées, le nez est gros, tuméfié, les
fosses nasales croûteuses, le naso-pharynx atteint par des
végétations qui gênent la respiration, des chairs flasques, les
extrémités articulaires saillantes.

Ces enfants lymphatiques, anémiés, *délicats*, ont, très fréquemment, une disposition marquée aux bronchites. La cause
en est dans un fonctionnement défectueux de la peau ; ces
enfants transpirent facilement et sont par suite très exposés
aux refroidissements. Uriage réussit dans ces cas en régula-
risant les fonctions de la peau et en relevant les forces de

l'organisme. La plupart des enfants qui sont envoyés à cette station sont des enfants des grandes villes, surmenés par leurs études, exposés à des excitations nerveuses d'ordres divers, etc. et chez lesquels la thérapeutique hydrominérale interviendra utilement pour remonter ces organismes débilités, entachés de lymphatisme ou de diathèses héréditaires. C'est à ce titre de médication spécialement adaptée au lymphatisme qu'Uriage est une *station d'enfants*.

AFFECTIONS CHRONIQUES DES VOIES RESPIRATOIRES. — Les affections chroniques de plusieurs muqueuses, principalement celles de l'appareil respiratoire ; le coryza des enfants lymphatiques, la pharyngite granuleuse avec amygdales hypertrophiées, les végétations adénoïdes non justiciables d'une intervention opératoire, la blépharite ciliaire, la conjonctivite phlycténulaire, la vulvite des petites filles dans ses formes torpides et chroniques. Toutes affections si fréquentes chez les enfants lymphatiques et chez lesquels l'état général est à modifier.

LES AFFECTIONS RHUMATISMALES : Rhumatismes musculaires, névralgies rhumatismales, articulaires, sciatique chronique, arthrites, raideurs articulaires sont aussi justiciables du traitement thermal d'Uriage.

CERTAINES AFFECTIONS UTÉRINES : Métrites ou endométrites chroniques, écoulements leucorrhéiques, érosions, aménorrhée, dysménorrhée quand ces lésions sont sous la dépendance du lymphatisme.

NÉVROSES. — Le traitement externe d'Uriage convient aux névropathes affaiblis ou anémiés ainsi qu'aux convalescents de maladies aiguës et aux malades débilités par toutes les variétés de surmenage.

SYPHILIS. — Les eaux d'Uriage constituent un auxiliaire énergique du traitement spécifique de la syphilis. La médication chlorurée sodique sulfureuse d'Uriage permet, dans les formes graves de la syphilis, d'élever notablement le taux de la mercurialisation, de soumettre les malades à un traitement intensif qui seul peut alors avoir raison de lésions rebelles à un traitement ordinaire. Le tabès, dans la période préataxique, la syphilis cérébrale, toutes les variétés de myélites syphiliti-

ques sont justiciables du traitement mixte hydrominéral et spécifique, tel qu'il est pratiqué à Uriage.

La syphilis héréditaire, sous toutes ses formes, est aussi
justiciable des eaux d'Uriage ; chez les enfants lymphatiques,
débilités, le traitement associé peut donner les meilleurs résultats.

Sous l'influence des frictions ou des injections combinées
avec la cure thermale d'Uriage, la nutrition s'améliore, l'anémie disparaît, les syphilitiques en état de cachexie reprennent des forces, il y a augmentation de poids et la disparition
des accidents spécifiques coïncide avec le retour à la santé.
Quant au traitement dit d'épreuve, alors même que les résultats en seraient négatifs, ce qui est de beaucoup le cas le plus
usuel, il n'a qu'une valeur relative et ne saurait offrir de sérieuses garanties.

CONTRE-INDICATIONS. — Le traitement d'Uriage ne
convient ni aux malades atteints d'affections aiguës ni à ceux
atteints de dégénérescences organiques.

Il est contre-indiqué dans les maladies du foie, des reins,
de la vessie et de la prostate ;

Dans les affections chroniques du cœur (mal compensées) et
des gros vaisseaux ; cependant les endocardites, de nature
rhumatismale, sont favorablement modifiées par ce traitement,
surtout chez les enfants.

Dans les affections de l'estomac, à part la dyspepsie atonique avec constipation habituelle ; dans les affections subaiguës
de l'utérus et des annexes, la ménopause compliquée d'hémorrhagie, les fibromes utérins avec tendance hémorrhagique ;

Dans la tuberculose pulmonaire ;

Dans l'hystérie, la chorée récente.

Enfin les sujets à tempérament sanguin, pléthorique, prédisposés aux accidents dus à l'exagération même de leur constitution, tels qu'une tendance aux congestions, aux inflammations aiguës, aux fluxions actives, ne sont pas tributaires
des eaux d'Uriage.

II. SOURCE FERRUGINEUSE. — Les principaux éléments minéralisateurs sont : le bicarbonate de chaux
(o gr. 10), le bicarbonate de fer (o gr. 024), le sulfate de chaux
(o gr. 09), le sulfate de magnésie (o gr. 058). Cette eau em-
prunte ses principes minéralisateurs aux couches les plus superficielles du sol ; elle est employée uniquement en boisson.

RESSOURCES HYGIENIQUES. — L'établissement
d'Uriage ne fait point partie d'un village ; c'est une agglomération de bâtiments, tous construits en vue de l'utilisation des
eaux ainsi que des besoins des baigneurs. Tous ces bâtiments
sont situés au milieu d'un parc. La vallée alpine d'Uriage
avec son climat salubre, le voisinage d'immenses forêts de
châtaigniers et de sapins, des promenades d'altitudes variées,
un air pur, représente une des plus remarquables stations oxy-
génantes permettant de faire en même temps la cure hydrominérale et la *cure d'air* nécessaires toutes les deux aux malades
affaiblis ou anémiés, aux convalescents d'affections aiguës et
aux débilités par toutes les variétés de surmenage.

Notons encore que les eaux potables sont des eaux de source
captées dans la montagne et amenées à l'établissement dans
des conduites fermées. Un réseau d'égoûts très complet.
Enfin la station d'Uriage possède depuis longtemps les appareils nécessaires (Geneste et Herrscher) pour permettre, le
cas échéant, la désinfection complète des locaux et des objets qui auraient été contaminés.

Uriage, commune du département de l'Isère, 2.000 habitants.
A 634 kilomètres de Paris ; réseau P.-L.-M., ligne du Dauphiné
jusqu'à Grenoble, de là tramway électrique (12 kilomètres) ; une
gare spéciale, Uriage-les-Bains, dessert la station.
Prix de Paris à Uriage : 71 fr. 90 ; 48 fr. 85 ; 31 fr. 80.
Durée minima du trajet jusqu'à Grenoble (trains rapides) :
10 h. 37 ; durée moyenne (trains directs) : 12 h. 57.
Durée du trajet de Grenoble à Uriage (trains directs) :
35 minutes.
A 357 kilomètres de Marseille, par Valence.
Prix de Marseille à Uriage : 39 fr. 85 ; 26 fr. 55 ; 17 fr. 25.
Durée minima du trajet jusqu'à Grenoble (trains rapides),
6 h. 14 ; durée moyenne (trains directs), 8 h. 52.
Quatre courriers par jour : deux pour Paris, deux pour la pro-
vince et le midi. Télégraphe, téléphone avec Paris, etc.
Altitude : 414 mètres.
Orientation principale : Sud-Ouest.
Climat tempéré. Vallée très ensoleillée, abritée des vents du nord,
nuits fraîches pendant les mois les plus chauds.

Constitution géologique du sol : la vallée d'Uriage est constituée par des schistes argilo-calcaires du lias recouverts de terre végétale ; le lias forme un sol frais et fertile ; terrains quaternaires ou diluviens avec blocs erratiques. Les calcaires du lias sont en couches inclinées.

Aspect général du pays : montagneux, boisé, vallée entourée de montagnes et de bois.

Prix des hôtels : 8 à 15 fr. ; tout compris.

Distractions de la station : Casino-théâtre, promenades et ascensions nombreuses et faciles.

Uriage est un centre d'excursions pour tout le massif de Belledone, celui de la Grande-Chartreuse et la vallée du Graisivaudan.

Saison : du 25 mai au 15 octobre.

Médecins :

MM. Chatin, A. Doyon*, Jourdanet*, Maritoux, E. Teulon-Valio, F. Teulon-Valio.

USSAT

(Ariège)

Bicarbonatées et sulfatées calciques, thermales

Il y a deux groupes de sources situées sur les deux rives de l'Ariège. Celles de la rive gauche sont plus minéralisées et moins chaudes que celles de la rive droite. Le débit total est d'environ 800.000 litres par 24 heures.

CARACTERES PHYSIQUES ET CHIMIQUES. — La température varie, suivant les sources, de 32°,50 à 40°,20. Elles renferment par litre : o gr. 699 de carbonate de chaux, o gr. 192 de sulfate de chaux, o gr. 179 de sulfate de magnésie, etc. ; au total : 1 gr. 276.

MODES D'EMPLOI. — Bains à eau courante, douches, piscines.

ACTION PHYSIOLOGIQUE. — Elle est nettement sédative.

INDICATIONS. — Ussat est spécialement indiqué dans les *affections gynécologiques*, chez les utérines névropathes, dans les aménorrhées de causes nerveuses, les dysménorrhées de l'hystérie ou de la neurasthénie, les métrites douloureuses chroniques, les métrites avec ténesme vésical, prurit vulvaire.

Parmi les autres indications signalons les dyspepsies douloureuses, les *hyperesthésies cutanées*, les *névroses* (chorée, paralysies par action réflexe), le *rhumatisme chronique*.

CONTRE-INDICATIONS. — Ussat sera contre-indiqué chez les sujets qu'il y aura lieu de tonifier et lorsque les inconvénients d'une sédation trop accentuée seront à redouter.

Saison du 1er juin au 15 septembre.
Station de la ligne de Toulouse à Ax (chemin de fer du Midi).
Médecin :
M. Cénac.

VALS

(Ardèche)

Bicarbonatées sodiques, froides

Les eaux de Vals sont des eaux alcalines qui, selon les sources, renferment une quantité plus ou moins considérable de bicarbonate de soude. Sources très nombreuses, plus ou moins riches en principes minéraux. Aussi en résulte-t-il un avantage immense : le malade qui a besoin de faire usage d'une eau alcaline est assuré de trouver à Vals celle qui lui convient, quelle que soit sa susceptibilité stomacale. Il n'y a pas, comme on l'a dit avec raison, d'estomac rebelle aux eaux de Vals.

Ces eaux sont alcalines, acidulées gazeuses ; elles contiennent de l'acide carbonique qui les rend pétillantes et agréables à boire. Leur température, en sortant des sources, varie de 13 à 16° ; elles se conservent très bien et sont susceptibles d'être transportées dans tous les pays.

A côté des sources qui fournissent des eaux essentiellement caractérisées par le bicarbonate de soude et l'acide carbonique qu'elles renferment, il en est d'autres qui contiennent en outre du fer ou de l'arsenic, ou bien de la magnésie. Ces principes surajoutés modifient évidemment les propriétés des eaux dont il s'agit. Il est donc nécessaire de donner quelques détails sur chacune des principales sources en particulier.

La source *Saint-Jean* fournit une eau gazeuse qui ne contient par litre que 1 gr. 430 de bicarbonate de soude. C'est l'eau par excellence des dyspeptiques qui ont seulement l'estomac fatigué. Eau de table des plus agréables, elle facilite la digestion et convient particulièrement pour dissiper les malaises qui surviennent à la suite d'excès de table.

Les sources *Précieuse*, *Magdeleine* et *Désirée* sont les plus riches de Vals en principes alcalins. Elles renferment de la magnésie qui vient joindre son effet à celui du bicarbonate de soude.

La source *Rigolette* est plus chargée en bicarbonate de soude (5 gr. 800 par litre).

La source *Dominique* contient par litre 0 gr. 003 d'arsénite de soude.

Les eaux minérales administrées en boisson ne sont pas la seule ressource thérapeutique de Vals.

Un établissement de bains et douches y est ouvert aux malades ; bien tenu, servi par des employés habiles, il répond aux besoins et à toutes les exigences.

On y trouve bains alcalins, bains arsénico-ferrugineux, bains de siège à eau courante, bains médicamenteux, etc., salles d'inhalation de gaz acide carbonique, douches locales de ce gaz, etc.

Grâce à des salles de douches, il est possible d'associer l'hydrothérapie sous toutes les formes au traitement par les eaux minérales, et d'arriver ainsi à des résultats thérapeutiques excellents.

Enfin, une source d'eau vive d'un débit considérable est élevée à une centaine de mètres au-dessus du Grand Etablissement de Bains et du Grand Hôtel des Bains ; le service des bains, des douches et de l'hôtel présente donc des conditions parfaites de salubrité et de confort.

Le Grand Etablissement thermal est ouvert du 15 mai au 1er octobre.

Il se compose de trois corps de bâtiments, dont deux sont consacrés à la balnéation et l'autre à l'hydrothérapie.

L'établissement balnéaire se compose de 57 cabinets, dont cinq sont spécialement affectés aux bains ferro-arsenicaux de la source *Saint-Louis*.

Les baignoires sont alimentées par les eaux de la source *Alexandre*, source bicarbonatée sodique forte, qui jaillit dans la cour même des Bains.

Dans chaque cabine se trouvent trois robinets : un d'eau minérale, deux autres d'eau douce froide et chaude, permettant d'obtenir ainsi pour le bain un mélange dans les proportions les plus variées et les plus précises.

· La grande quantité de gaz acide carbonique que dégage naturellement cette belle source a permis d'organiser une salle d'inhalation de ce gaz pour les affections des voies respiratoires. Des douches vaginales de ce gaz sont installées dans un des vestiaires de l'institut hydrothérapique.

Institut hydrothérapique. — L'Etablissement thermal

balnéaire de Vals, fondé en 1845, a été complété, en 1885, par l'annexion d'un institut hydrothérapique installé d'après les plus récents perfectionnements de cette branche importante de la thérapeutique.

Il ne le cède sous aucun rapport aux établissements les plus renommés.

Nous devons signaler les salles de sudation à coupoles byzantines, de 36 mètres de surface et 8 mètres d'élévation, richement décorées à l'orientale.

Ces salles, d'un véritable luxe architectural, contiennent tous les appareils hydrothérapiques désirables : douches écossaises, en jet, en lame, en cercle, en pluie, en poussière, en colonne, etc., et enfin des bains de vapeur.

Nous l'avons dit, l'eau employée est l'eau de cette source abondante qui descend d'une hauteur de plusieurs atmosphères.

Il existe enfin un service de massage, confié à des mains compétentes, et que le médecin peut, du reste, lui-même surveiller et diriger, s'il le juge utile.

ACTION PHYSIOLOGIQUE. — L'eau de Vals a une action excitante sur la sécrétion et la motilité gastriques, elle provoque la sécrétion de la bile, décongestionne le foie, augmente la diurèse. Par son acide carbonique, elle a une action anesthésiante et apéritive.

Elle excite les combustions organiques et, par la présence de l'oxyde de fer, a une action tonique.

INDICATIONS. — Affections de l'ESTOMAC : dyspepsie nervo-motrice avec atonie ; forme intermittente de l'hyperchlorhydrie ; gastrite et catarrhe muqueux, gastralgie.

Affections du FOIE : Lithiase biliaire (après la crise hépatique) ; congestions hépatiques.

Affections du REIN : Lithiase rénale, colique néphrétique.

DIABÈTE. — Le diabète gras, arthritique, ressent de bons effets de la médication alcaline et ferro-arsenicale ; il en est de même des anémies, consécutives à l'impaludisme, de la chloroanémie.

La goutte, le rhumatisme chronique, l'obésité se trouvent bien de la cure de Vals.

CONTRE-INDICATIONS. — Ulcère et cancer de l'estomac ; diarrhée chronique d'origine tuberculeuse ; sclérose rénale, tendances apoplectiformes ; tuberculose pulmonaire.

CLIMAT. — TOPOGRAPHIE. — La station de Vals est située à ce point précis où deux natures se heurtent au seuil des montagnes, à l'orée des vallées resserrées de l'Ardèche et de la Volane. Dès l'extrémité de la bourgade, sur le tournant d'une route, l'ardente chanson du Midi éclate dans le fourré luisant des chênes verts, dans les oliviers et les cyprès, moines gris, moines noirs, penchés sur les treilles joyeuses. A l'autre extrémité, les maisons s'étagent sous les châtaigniers qui tapissent les coteaux ; il ne faut guère s'élever pour atteindre des fermes encloses entre un verger de pommiers et une prairie où paissent des chèvres suspendues sur les ravines des torrents. Il y a quelques centaines de pas entre cette Italie et cette Savoie. Selon que le vent souffle, il apporte de là-bas le baume des lavandes et tous ces encens brûlants que la garigue distille au soleil, de là-haut le frais parfum des bruyères, des fougères. La petite ville est charmante, au fond de la gorge qui s'évase sur le confluent des deux rivières, avec ses toits rouges noyés dans ces verdures sombres ou tendres, toute ruisselante d'eaux qui se précipitent, suintent aux parois des roches, jaillissent des vasques en fontaines intermittentes. La plupart de ces sources arrivent minéralisées du sous-sol volcanique ; les gens du pays en avaient reconnu l'efficacité depuis des siècles ; l'observation médicale y a découvert une gamme extrêmement étendue, adaptée au traitement de nombreuses affections.

Le climat de Vals. — La position de Vals-les-Bains, à 243 mètres d'altitude, retranchée à la base des hautes montagnes du Mézenc, du Gerbier des Joncs et de la chaîne du Coiron, au cœur d'un groupe de montagnes pittoresques et verdoyantes arrosées par de nombreux petits torrents, en fait une station privilégiée.

Le soleil comme la pluie ou les amas d'eau souterrains, comme le sol et les vents et toutes les causes, en un mot, qui concourent simultanément à la constitution climatérique d'une contrée, offrent à Vals les conditions les plus favorables à la salubrité.

Le sol y est sain, comme la roche feldspathique sur laquelle il repose, et, presque partout déclive, il ne permet pas à l'eau de s'y amasser sous forme de lac, d'étangs ou de marais ;

qu'elle vienne des sources ou des ruisseaux, elle s'écoule rapidement pour se jeter dans la Volane, elle aussi sans flaques ni méandres.

Largement pourvue d'arbres de haute futaie, la vallée de Vals assure une agréable fraîcheur pendant les mois les plus chauds, juillet et août, tandis que, grâce au climat doux de l'Ardèche, les mois de mai, juin, septembre et octobre continuent à en faire un séjour exceptionnellement favorable au touriste et au malade. Ce dernier trouve à sa disposition, jusque fin octobre, les bains, les douches et l'eau minérale en boisson.

Vals, importante commune du département de l'Ardèche, 4.025 habitants.

Quatre courriers par jour pour Paris; télégraphe, téléphone avec Paris, etc.

Prix des hôtels: 7 à 15 francs, tout compris.

Distractions de la station : casino-théâtre, magnifiques excursions. Très beau parc.

Médecins :

MM. Chabannes*, Charvet, Gaucherand, Lagarde, Ollier.

VERNET-LES-BAINS

(Pyrénées-Orientales)

Sulfurées sodiques, thermales et hyperthermales

Les douze sources sulfurées sodiques que l'on trouve à Vernet se divisent en deux groupes : l'un, sur la rive gauche de la rivière Cady, *Thermes du Vernet*, l'autre sur la rive droite, *Thermes Mercader*, composés sensiblement des mêmes éléments à l'analyse, et néanmoins d'action physiologique et thérapeutique différente.

Les eaux de la rive gauche de thermalité plus élevée (40° à 60°) ont des propriétés plutôt excitantes ; celles de la rive droite moins chaudes (35° à 40°) contiennent une quantité plus grande de glairine et sont remarquablement sédatives. Leur débit total est d'environ 200.000 litres par jour.

CARACTERES PHYSIQUES ET CHIMIQUES. — A part la source Comtesse (14°) les eaux de Vernet varient comme thermalité de 35° à 66°; claires et limpides même sous un grand volume, et indépendamment des accidents météorologiques ; leur odeur est celle de l'acide hydro-sulfurique disséminé dans l'air ; leur saveur rappelle celle des œufs durcis et laisse un arrière-goût douceâtre et salin, non désagréable ; sur la peau, ces eaux donnent une impression d'onctuosité comme savonneuse.

Elles dégagent en quantités appréciables de l'acide hydro-sulfurique et de l'azote ; les analyses les plus récentes donnent: alcalinité 0,0715, sulfure de sodium 0,0188, hyposulfite de sodium 0,0056, silicate de sodium 0,0301, bicarbonate de sodium 0,0616, bicarbonate de fer, traces, sulfate de sodium 0,0319, matière organique (glairine) 0,0120.

MODES D'EMPLOI. — Les eaux de Vernet s'emploient surtout pour l'usage externe (bains, douches, sudations) ; à l'intérieur elles se prennent en inhalations ou pulvérisations ;

les sources Elisa et Buvette de Santé sont seules employées en boisson.

INDICATIONS. — Les eaux du Vernet s'adressent principalement aux différentes manifestations des diathèses rhumatismale et herpétique ; rhumatisme chronique et convalescence de rhumatisme articulaire aigu, angines, laryngites et bronchites chroniques, maladies de la peau. A côté de ces indications fondamentales, citons : la dyspepsie gastro-intestinale et hépatique (source Comtesse) ; les inflammations péri-utérines chroniques (source du Parc), etc.

CONTRE-INDICATIONS. — Les périodes pyrétiques des maladies, l'éréthisme, la tendance aux congestions.

VERNET STATION CLIMATÉRIQUE, SANATORIUM DU CANIGOU. — Le Vernet jouit, en outre, d'une réputation déjà très ancienne de station climatérique.

Le calme de l'atmosphère, la pureté du ciel, la limpidité de l'air, la beauté du site, la protection admirable contre les vents due au massif du Canigou à l'Est, aux monts de Cerdagne au Nord, le climat exceptionnel, y ont fait créer, il y a une douzaine d'années, un sanatorium important, connu sous le nom de « Sanatorium du Canigou », établissement essentiellement médical, destiné à la cure rationnelle de la tuberculose pulmonaire ; le sanatorium est placé sous la surveillance constante et l'autorité absolue du médecin-directeur.

INDICATIONS. — Tuberculose pulmonaire chronique, surtout 1er et 2e degrés.

CONTRE-INDICATIONS. — Formes aiguës, localisations viscérales extra-pulmonaires.

Vernet-les-Bains, 1.500 habitants, arrondissement de Prades. Gare : Villefranche-de-Conflent (chemin de fer du Midi) à 5 kilomètres. Voitures à tous les trains. Bureau de poste et télégraphe, téléphone.

Altitude : 700 mètres. Climat de montagne.

Hôtels confortables, villas, etc., le tout à des prix modérés.

Saison thermale : juin-octobre. Climatérique : toute l'année.

Casino, magnifique parc, belles promenades.

Médecins :

MM. Giresse* et Massina*.

VICHY

(Allier)

Bicarbonatées sodiques fortes, thermales et froides

LES SOURCES DE VICHY sont au nombre de onze ; trois sont chaudes : le *puits Chomel*, 44° ; la *Grande-Grille*, 42° ; l'*Hôpital*, 34° ; une est tiède : *Lucas*, 28°,4 ; les autres sont froides : *Lardy*, 24°,2 ; *Prunelle*, *Mesdames* 16°,5 ; le *Parc*, *Larbaud*, *Dubois* et les diverses sources des *Célestins*, 13° à 15°.

Les sources chaudes et tièdes et les Célestins sont *naturelles* et l'époque de leur apparition est inconnue ; les autres ont jailli après un forage. Le débit total de ces sources dépasse 350 mètres cubes par 24 heures.

CARACTERES PHYSIQUES ET CHIMIQUES. — L'eau de Vichy est le type le plus parfait des eaux alcalines fortes ; elle a un goût différent suivant qu'elle provient d'une source chaude, tiède ou froide ; mais sa composition chimique est à peu près identique : elle est gazeuse et contient 4 gr. 50 à 5 gr. 25 de *bicarbonate de soude*, o gr. 50 de *chlorure de sodium*, o gr. 40 de *bicarbonate de chaux*, o gr. 30 de *sulfate de soude*, des traces d'*arséniate de soude* et de *lithine* et de o gr. 75 à 2 gr. d'*acide carbonique libre*.

L'eau des sources Lucas, Prunelle et du Parc est légèrement *sulfureuse*, celle de Lardy et de Mesdames est *ferrugineuse*.

Par sa composition, l'eau de Vichy est à peu près « isotonique » avec le sérum sanguin dont elle se rapproche par la composition.

Il existe en outre plus de 80 puits artésiens appelés sources du « bassin de Vichy ». Ils sont situés sur les communes de Cusset, Abrest, Saint-Yorre, Saint-Priest, Bramefant, Hauterive et Vesse. Les eaux de la plupart d'entre eux sont froides ; cependant des forages récents à une grande profondeur donnent de l'eau à 61° et 42°. Les sources de Cusset, à trois kilomètres de Vichy, sont les seules qui alimentent un établissement thermal ; les autres sont jusqu'ici uniquement employées pour le traitement à domicile.

MODES D'EMPLOI. — L'eau minérale en boisson est celle dont l'usage est le plus général et le plus important. Les malades de Vichy sont des « *buveurs d'eau* » plutôt que des baigneurs. L'eau coule directement du griffon des sources dans les verres et est absorbée sans être refroidie ni évaporée.

Les *établissements thermaux*, avec première, deuxième, troisième classes et service de luxe, sont au nombre de sept, et, parmi eux, les plus importants, inaugurés en 1903, renferment les aménagements les plus modernes. Ils utilisent l'eau de Vichy sous toutes ses formes : bains généraux ou locaux, en baignoires ou en piscines, collectives ou individuelles, douches de toute nature, douches ascendantes (douches intestinales pouvant se prendre assis ou couché), douches vaginales, nasales, auriculaires, douches en baignoires, etc., gargarismes, pulvérisations, lavages d'estomac, bains, douches et humages d'acide carbonique, etc., etc.

Ces établissements thermaux, auxquels s'ajoutent les installations d'instituts hydrothérapiques, dont plusieurs sont dirigés par des médecins, mettent en œuvre toutes les ressources thérapeutiques tirées de l'emploi de l'eau simple, de la vapeur, de la chaleur, de la lumière, de l'électricité, de la gymnastique suédoise et de la mécanothérapie. Ils possèdent plus de 500 baignoires, 50 salles de douches, 30 douches massages, 60 douches ascendantes. L'on peut prendre à Vichy des irrigations, des douches ou des bains simples ou médicamenteux, dés bains de vapeur, d'air chaud ou thermo-résineux, des bains hydro-électriques, des bains de lumière, des douches de vapeur, des bains russes, turco-romains, des humages de toutes les eaux minérales ou médicamenteuses. Enfin l'on peut employer l'électricité sous toutes ses formes.

ACTION PHYSIOLOGIQUE ET THERAPEUTIQUE. — L'eau de Vichy est gazeuse et alcaline ; son ingestion à la source produit dans l'estomac une sensation de dégagement de gaz, qui remontent dans l'œsophage et s'échappent par le nez en causant un léger picotement. Son acide carbonique anesthésie légèrement la muqueuse stomacale, diminue ou arrête les fermentations intestinales. Ses sels alcalins saponifient les graisses et les rendent solubles. L'eau dilue le contenu intestinal et facilite son absorption. Ainsi l'*eau miné-rale* ranime l'appétit et les forces digestives de l'estomac, favorise l'assimilation, et son action sur la dernière portion de l'intestin se traduit plus souvent au début par une constipation légère que par la diarrhée ; au cours de la cure les selles augmentent plus ou moins suivant les quantités et la nature de l'eau absorbée.

L'*acide carbonique* se dégage partiellement par la respiration et donne quelquefois au début du traitement une légère sensation de vertige ou d'ébriété analogue à celle que cause le champagne.

L'eau alcaline fait subir aux éléments anatomiques une véritable lixiviation, elle débarrasse les cellules de leurs granulations graisseuses ou pigmentaires et précipite dans la circulation les produits excrémentitiels accumulés dans les tissus, en produisant une suractivité de la circulation : par suite le pouls devient large, plein, les mouvements respiratoires plus amples, la bile plus fluide et plus abondante. Les sécrétions salivaires, gastriques et intestinales sont régularisées dans leur composition et leur volume, les urines accusent également un accroissement de volume et de tous leurs éléments normaux, tandis que la peau, presque toujours moite, fonctionne activement.

Le *bain de Vichy*, la douche et surtout la douche dite « douche de Vichy » (douche en jets fins et nombreux reçue dans une baignoire spéciale pendant le massage) sont les procédés habituels de l'emploi de l'eau minérale à l'extérieur. Le gargarisme, la douche intestinale et vaginale, le lavage d'estomac sont les moyens ordinaires de porter l'eau au contact des muqueuses. Dans toutes ces opérations, l'eau de Vichy appliquée sur la peau ou les muqueuses saponifie l'enduit graisseux superficiel, dissocie les lamelles épidermiques, décape la peau et dissout les mucosités plus complètement que ne le fait l'eau simple ; l'acide carbonique a un effet sédatif et légèrement anesthésique.

En résumé, l'eau minérale a pour effet d'accroître la nutrition dans ses deux termes : assimilation et désassimilation, et elle supplée à l'insuffisance des sécrétions alcalines.

L'eau de Vichy n'est pas une simple solution de bicarbonate de soude ; elle n'en a ni le goût ni les effets. Ses divers éléments interviennent à la fois pour coopérer à son action et les conditions physiques auxquelles ils sont soumis créent un état moléculaire spécial, impossible à reproduire, qui fait de l'eau de Vichy un véritable médicament vivant. Au moment de l'émergence, à l'état naissant, ce médicament possède son maximum d'énergie.

La *cure thermale* a pour effet d'augmenter l'appétit, d'accroître l'activité et de procurer une sensation de bien-être qui persiste souvent jusqu'au départ.

A la fin de la première semaine survient parfois un peu de malaise, de pesanteur générale, de fatigue et d'insomnie. Les urines diminuent, la constipation apparaît, des douleurs anciennes sont réveillées : cet état de « poussée ou fièvre thermale » disparaît après quelques jours pour ne plus revenir. Les urines conservent un volume supérieur à la normale, à moins de diarrhée ou de sueur abondante ; leur réaction acide disparaît et devient neutre ou même alcaline après les repas.

INDICATIONS. — Les principales affections traitées actuellement à Vichy sont, par ordre de fréquence, les dyspepsies, les calculs du foie et des reins, le diabète, la goutte, l'obésité, les troubles gastro-hépatiques consécutifs aux infections et aux intoxications, la neurasthénie et certaines maladies de la peau et des organes génitaux. Mais à voir le nombre et la variété considérable des malades, ainsi que la façon dont ils se soignent sans conseil médical, le public pourrait croire que presque tous les symptômes des maladies sont tributaires des eaux : au puits Chomel ils vont soigner leurs voies respiratoires, à la Grande Grille leur foie, à l'Hôpital leur estomac, aux Célestins leurs reins, à Lucas, leur peau, à Mesdames ou Lardy, leur anémie.

Dans l'esprit de ces buveurs, chaque source a sa spécialisation et ses indications absolues.

En dépit de ces traditions, les indications des eaux de Vichy sont nettement déterminées, le médecin fixe le choix des sources non d'après l'affection elle-même ou de minimes différences dans la composition et la température de ces sources, mais d'après les symptômes présentés au début de la cure. C'est le malade et non la maladie qui fait décider du traitement.

Les états morbides généraux qui rentrent le mieux dans la sphère des eaux de Vichy sont les infections, les intoxications et surtout les maladies dites arthritiques ou par ralentissement de la nutrition. Les maladies infectieuses telles que la *grippe*, l'*impaludisme*, la *dysenterie épidémique*, la *diarrhée de Cochinchine* laissent après elles un état de faiblesse et de malaise qui s'améliore rapidement à Vichy, et des examens répétés ont montré que dans le paludisme et l'anémie des pays chauds le nombre des globules rouges du sang augmentait rapidement. Aussi une saison thermale est-elle un complément habituel d'un séjour un peu prolongé dans les régions tropicales; elle doit être modérée et les sujets éviteront avec grand soin le surmenage et les refroidissements, qui provoquent parfois le retour d'accidents anciens.

L'*alcoolisme* et le *morphinisme* sont les deux intoxications où le traitement thermal donne les résultats les plus rapides par suite du retour de l'appétit et de l'activité des fonctions digestives, qui permettent au malade de se soustraire à la cause morbide. Les états constitutionnels arthritiques justiciables de Vichy sont le rhumatisme chronique, la goutte, le diabète gras, l'obésité et les affections calculeuses.

Le *rhumatisme chronique*, qui fournissait autrefois à Vichy une clientèle très importante, est favorablement influencé dans ses manifestations articulaires ou viscérales par les effets généraux de l'eau minérale auxquels viennent s'ajouter les puissantes actions du traitement externe.

La *goutte* se soigne à toutes ses périodes et sous toutes ses formes : qu'il s'agisse d'une simple prédispositon, d'un accident précoce, d'une fluxion cutanée, muqueuse, articulaire ou viscérale. Le goutteux a d'autant plus de chance de prévenir son mal et de s'en défaire qu'il se traite plus tôt. Il voit parfois reparaître pendant le séjour aux eaux des accidents aigus, de peu de durée, qui reconnaissent presque toujours pour cause une imprudence ou un écart de régime.

Le *diabète gras* s'améliore dès les premiers jours du traitement. Sous l'influence de l'eau, des bains ou des douches, la soif, la sécheresse de la bouche, la fatigue des jambes, l'irritabilité nerveuse et l'insomnie disparaissent tandis que la glycosurie tend à décroître et que l'azoturie toujours exagérée se rapproche du taux normal. Le sucre disparaît d'ordinaire dans les cas récents et s'il persiste, ou même par exception s'il vient à augmenter dans les cas anciens, le bien-être et les forces n'en reparaissent pas moins pour se maintenir ensuite pendant longtemps si l'hygiène est convenable.

Le diabète phosphatique secondaire aux inflammations catarrhales de l'intestin ou à des accidents nerveux est favorablement modifié par l'eau minérale et l'hydrothérapeutique thermale.

L'*obésité* diminue toujours à Vichy ; mais l'importance du résultat dépend beaucoup du sujet lui-même et celui-ci consent rarement à continuer régime et traitement pendant un temps suffisant quand il se sent plus vif, plus alerte et moins lourd de quelques kilogrammes.

Les sources de Vichy ont dans les affections calculeuses une réputation incontestée et leurs effets bienfaisants s'expliquent aujourd'hui par une action directe sur l'économie et la vitalité du foie et des reins beaucoup plus encore que par leur puissance dissolvante ou expulsive sur les concrétions de ces organes.

Dans les formes simples de la *lithiase biliaire* avec douleurs gastralgiques passagères, dans les crises hépatiques frustes avec subictère des conjonctives et taches jaunes du visage elles sont à la fois préventives et curatives : comme les résultats sont d'autant plus heureux que la maladie est moins ancienne il convient de les prendre dès les moindres crises de gastralgie, prodrome habituel de la maladie calculeuse.

Quand les coliques hépatiques sont caractérisées et répétées le traitement doit être mis en œuvre dès que le sujet est transportable : les eaux de Vichy, loin de provoquer des crises comme on le croit généralement, arrêtent souvent les accès à répétition et si les malades sont dociles et obéissants ils souffrent rarement d'accidents aigus pendant la cure.

S'il survient des complications telles qu'arrêt du calcul, angiocholite ou cholécystite, la cure thermale doit encore être conseillée, elle peut faire cesser les accidents, elle constitue en tous cas une ressource qu'on ne doit pas négliger avant l'intervention chirurgicale. Elle met d'ailleurs les patients dans les meilleures conditions pour supporter l'opération. Enfin chez les opérés elle est un complément des plus utiles en prévenant la production de nouveaux calculs et en favorisant l'expulsion de ceux qui sont restés dans les ramifications des conduits biliaires.

La *gravelle urique* se réclame, elle aussi, de la cure alcaline de Vichy qui prévient la formation de l'acide urique dans les tissus et son dépôt sous forme de poussières dans les reins et les uretères. Les eaux tout en favorisant l'émission des calculs calment les douleurs et éloignent les crises de coliques néphrétiques.

Les troubles fonctionnels accompagnés de congestion et catarrhe chronique de l'appareil digestif et de ses annexes, de l'appareil génito-urinaire, et quelques maladies cutanées sont tributaires des sources de Vichy au même titre que les états infectieux, toxiques ou constitutionnels dont les réactions répétées leur ont donné naissance. Telles sont par exemple les pharyngites et les rhinites diabétiques ou arthritiques qui s'améliorent rapidement aux eaux.

Les *dyspepsies* douloureuses ou hypersthéniques simples ou compliquées d'hyperchlorhydrie, de gastro-succorrhée et d'ulcère stomacal, les dyspepsies flatulentes atoniques ou hyposthéniques avec ou sans dilatation d'estomac et vomissement sont généralement guéries ou modifiées heureusement par une cure, qui agit d'autant mieux que les symptômes sont plus récents et plus aigus.

La *dyspepsie gastro-intestinale* avec alternative de constipation et de diarrhée, les embarras gastriques à répétition, les entérites simples ou muco-membraneuses, les congestions et catarrhes de l'intestin avec typhlite subaiguë sont toutes du ressort de la cure de Vichy dont les actions locales associées aux effets généraux stimulent les fonctions digestives et les contractions intestinales.

Les *congestions* paludéennes, arthritiques ou alcooliques *du foie* subissent toujours aux eaux une notable régression et bien des menaces d'abcès hépatique paludéen se sont dissipées au cours du traitement. Il n'est pas jusqu'aux cirrhoses dont l'élément congestif diminue ou disparaît qui n'éprouvent une amélioration ; de telle sorte que si la sclérose ne guérit pas, le malade n'en ressent pas moins un soulagement et un bien-être qui équivalent à la guérison, s'il continue à suivre un régime convenable.

Les *catarrhes biliaires* récents ou anciens avec ou sans jaunisse comme dans l'ictère catarrhal ou l'ictère familial se trouvent particulièrement bien de l'emploi des eaux.

Les *congestions rénales*, les catarrhes de la vessie, les affections des organes génitaux de la femme se modifient heureusement ou se guérissent par la cure alcaline.

Les *affections utérines*, avec ou sans dysménorrhée, étaient autrefois très nombreuses à Vichy ; elles se sont faites plus rares, mais commencent à revenir depuis quelques années.

Ces maladies éprouvent d'ordinaire une exacerbation légère après laquelle tous les symptômes douloureux diminuent et disparaissent, tandis que les sécrétions morbides se tarissent définitivement par suite de la modification des humeurs et du retour à leur composition normale.

Un certain nombre d'*affections cutanées* telles que : le prurigo, l'urticaire, l'acné, la coupcrose et certaines formes d'eczéma subissent fréquemment à Vichy des modifications favorables ; clles guérissent même parfois, si, comme dans le diabète ou l'ictère, elles sont sous la dépendance d'un état général sur lequel les eaux de Vichy font puissamment sentir leurs effets thérapeutiques.

La CURE HYDRO-MINÉRALE ne dure jamais moins de trois semaines, *elle doit souvent être prolongée un temps beaucoup plus long.* Dans les congestions hépatiques, elle ne doit être cessée qu'après la disparition complète des phénomènes morbides.

Les dilatations d'estomac, l'entérite muco-membraneuse et l'obésité sont les maladies qui retiennent le plus longtemps les malades à Vichy.

Les affections des reins se trouveront particulièrement bien d'une cure avant ou après les chaleurs ; c'est-à-dire au début ou à la fin de la saison officielle.

Les paludéens et les habitants des pays chauds qui sont si sensibles aux refroidissements devront, au contraire, venir en juillet et août. Enfin le début de la saison est indispensable à ceux qui doivent faire deux traitements la même année. Une seule cure ne suffit pas à bien des malades et beaucoup doivent revenir plusieurs années. Il n'y a rien de fixe à cet égard, l'évolution de la maladie peut seule servir de guide.

CONTRE-INDICATIONS. — Le cancer et la tuberculose contre-indiquent formellement Vichy ; cependant le diabétique gras atteint de phtisie à forme atonique ou scléreuse se trouve bien de la cure, mais il doit s'abstenir s'il a tendance aux hémorrhagies et aux congestions vives.

Les anévrismes aortiques, l'artério-sclérose avancée, les phlébites récentes et l'asystolie fournissent un autre ordre de contre-indications.

Les fièvres continuelles, les hémorrhagies fréquentes et abondantes, l'apoplexie, la péritonite, les crises urémiques doivent faire ajourner le traitement au même titre que les crises épileptiques ou hystéro-épileptiques, à moins que celles-ci ne soient d'origine toxi-alimentaire.

Le rachitisme, la scrofule et la syphilis ne se soignent pas à Vichy mais n'empêchent pas le traitement ; il en est de même d'un grand nombre d'autres affections telles que les varices ou les hernies.

La très grande majorité des malades sont des adultes mais il y a aussi des enfants et surtout des vieillards.

Les règles, la grossesse, l'allaitement et la ménopause ne contre-indiquent pas les eaux ; elles sont même souvent une cause apparente ou occasionnelle de maladies traitées à Vichy : telles sont par exemple les congestions hépatiques et le catarrhe biliaire qui provoquent les taches hépatiques du visage pendant la grossesse, ou les congestions du bas-ventre et du petit bassin observées à la ménopause.

Vichy, chef-lieu de canton du département de l'Allier, 14.000 habitants, reçoit chaque année 70.000 baigneurs au moins depuis 1895.

Poste, télégraphe, téléphone, gare du chemin de fer de Paris à Lyon par le Bourbonnais, à 365 kilomètres de Paris et 170 kilomètres de Lyon. Nombreux express avec Paris et Lyon, correspondance directe avec Paris, Lyon, Marseille, Genève, Bordeaux, Tours, Nantes, Dijon, Toulouse, etc. Rapide sur Paris : 6 heures.

La ville a une altitude de 260 mètres, est située sur la rive droite de l'Allier au confluent du Sichon, elle est orientée du nord au sud comme le cours de la rivière et est protégée à l'est et à l'ouest par les derniers contreforts des monts de la Madeleine et de la chaîne des Puys.

Le climat est doux, tempéré, sédatif plutôt qu'excitant ; le sol, formé d'alluvions, est sablonneux avec sous-sol formé de calcaire bleu perméable et la pluie est rapidement absorbée par la terre. L'eau potable abondante et excellente provient soit des sources de la Fout-Fiolant, qui sont calcaires, soit des drains filtrants aménagés avec le plus grand soin dans les sables de l'Allier en amont de Vichy. Les eaux usées sont emmenées, par le système du tout à l'égout, à des champs d'épandage à quatre kilomètres au nord des limites de la ville.

Le pays vallonné et accidenté est riche de cultures variées, et fournit d'abondants approvisionnements de légumes, fruits et fleurs. Les routes magnifiques sont planes le long de l'Allier et accidentées dans la direction est-ouest.

Prix des hôtels : de 5 à 25 francs par jour. Nombreux hôtels, villas, maisons et appartements meublés, logeant l'étranger et, dans plusieurs, tables spéciales dites de régime.

Hôpital thermal civil pour les indigents de la France entière. Hôpital thermal militaire.

Deux églises et plusieurs chapelles catholiques, temple protestant, synagogue israélite.

Distractions : casino, 2 théâtres, concerts nombreux, parcs étendus, jeux de tennis et autres jeux de plein air, promenades sur les deux rives de l'Allier, canotage et rivières poissonneuses recherchées des pêcheurs.

Concours hippique, courses internationales de chevaux et de vélocipèdes, régates internationales, tir aux pigeons, jeux et concours de boules.

Saison : du 15 mai au 1er octobre, mais sources et établissement ouverts toute l'année.

Trois sociétés médicales : Société des sciences médicales de Vichy : 45 membres ; Société des médecins de l'Hôpital civil thermal : 10 membres ; Société des médecins de l'Hôpital civil : 9 membres.

Bibliothèque médicale de la Société des Sciences Médicales de Vichy, sise dans l'établissement thermal de première classe, ouverte aux médecins et étudiants en médecine de passage à Vichy (entrée boulevard National).

Médecins :

MM. Alban, Audhoui, Beaudonnet*, Bernard, Berthomier, Bienfait, Biernawski, Bignon, Bouet (Mlle), Brassac, Brulard*, Caillet, Cahen*, Carles, Chabrol, Champagnat, Charnaux, Chopart, Clerc, Cohadon, Combalat, Combet, Cormack, Cornil, Cornillon, Cotar, Dauge, de Lalaubie, Deléage*, Desmaroux, Dufourt, Durand-Fardel*, Escorne, Fau, Faucher, Fournier, Fournier fils, Frémont*, Gannat, Glénard, Grellety, Guinard, Haller, Jacquemart, Jardet*, Jouannet, Kauffmann, Lagrange, Lejeune, Linossier*, Maire, Margnat, Martin, Massier, Millet-Lacombe, Nicolas, Nicolau-Barraqué, Nivière*, Pariset, Puistienne, Rambert, Raymond, Salignat, Santelli, Semen, Sollaud*, Therre, Thorain, Treille, Vauthey, Veillon, Versepuy, Willemin*.

Plus 6 médecins militaires attachés à l'Hôpital militaire thermal.

VITTEL

(Vosges)

Sulfatées, bicarbonatées calciques et magnésiennes, froides

SOURCES. — Elles sont nombreuses. Quatre seulement sont utilisées pour les usages médicaux. 1º *La Grande Source* (Source spéciale des reins) ; 2º *La Source Salée* (Source du foie), assez improprement nommée ainsi, sa saveur n'étant nullement salée, au sens propre du mot ; 3º *La source Marie* (source de la vessie) ; 4º *La source des Demoiselles* (ferrugineuse tonique). Ces deux dernières sources répondent à des indications thérapeutiques plus restreintes.

DÉBIT. — Invariable, quels que soient la température et le degré de sécheresse ou d'humidité de l'atmosphère ambiante : 129.000 litres en moyenne par 24 heures pour la Grande Source, 100.000 pour la source Salée, 72.000 pour la source Marie, 17.200 pour la source des Demoiselles.

CARACTERES PHYSIQUES. — Eau froide (+ 11 à + 12º), incolore, transparente, limpide, inodore, de saveur fraîche, de réaction neutre.

COMPOSITION CHIMIQUE. — Sulfatées, bicarbonatées calciques et magnésiennes, ces eaux ne diffèrent entre elles que par les proportions des éléments minéralisateurs et la somme totale de minéralisation. La Grande Source présente 1 gr. 739 de minéralisation totale, avec 0 gr. 440 de sulfate de chaux, 0 gr. 440 de sulfate de magnésie, des bicarbonates des mêmes bases, du fer, de la lithine. La source Salée offre 2 gr. 9226 de minéralisation totale, avec 1 gr. 4215 de sulfate de chaux, 0 gr. 8216 de sulfate de magnésie, des bicarbonates des mêmes bases, des traces de lithine, absence de fer. La source Marie est plus magnésienne, la source des Demoiselles est plus ferrugineuse.

MODES D'EMPLOI. — L'eau est employée : 1º En boisson ; 2° En bains et douches générales et locales. Il y a une installation balnéothérapique très complète. Disons cependant que la cure est essentiellement une cure de boisson. Bains et douches sont contre-indiqués dans la goutte.

DOSES. — Variables suivant les cas et les effets recherchés. La dose moyenne est de 1.200 à 2.000 grammes, par fractions de verres ou verres entiers de quart d'heure en quart d'heure, dans le cours de la matinée à jeun. Les malades ont une tendance naturelle à exagérer les doses prescrites par le médecin, ce qui n'est pas sans présenter des inconvénients nombreux, voire des dangers. C'est ainsi qu'ils risquent d'augmenter singulièrement la tension artérielle, fort élevée déjà chez un très grand nombre des malades qui fréquentent la station, des candidats à l'artério-sclérose, sinon chlore des artério-scléreux confirmés et avancés. Disons toutefois que si la diurèse s'établit franchement à mesure que l'eau est absorbée, s'il y a concurremment des évacuations intestinales abondantes, le danger disparaît ; la tension au contraire s'abaisse. On sait aussi que l'excès d'acide urique et des corps divers de la série xantho-urique dans le sang est une des causes les plus puissantes de l'hypertension.

Or, l'eau de Vittel, puissamment diurétique, amène une élimination abondante de ces corps et abaisse la tension.

ACTION PHYSIOLOGIQUE. — I. EUPEPTIQUE. — L'eau semble exercer véritablement sur la tunique musculaire de l'estomac une action *tonique, névrosthénique*, qui, loin de favoriser la dilatation stomacale, la diminuerait plutôt. L'eau ne séjourne d'ailleurs que fort peu de temps dans l'estomac. On a constaté aussi expérimentalement l'augmentation de l'HCL ; tout ceci explique l'activité accrue de l'appétit et de la digestion.

II. DIURÉTIQUE. — Variable nécessairement avec les doses et le mode d'administration de l'eau, variable aussi dans l'état de maladie, suivant le degré de perméabilité plus ou moins facile des reins, la diurèse se produit en général dès que les doses dépassent 600 à 700 gr., espacées de quart d'heure en quart d'heure.

L'urine émise pendant et immédiatement après l'absorption de l'eau est limpide, presque incolore; sa densité tombe à 1002, à 1001 ; l'urée à 3, à 2 gr o/oo. La densité, le chiffre de l'urée remontent ensuite, et deviennent supérieurs à la normale. L'acide urique, après une courte période d'exagération de fabrication et d'excrétion, et quelques oscillations à des moments variables de la cure, diminue de façon durable. Il y a dépuration urique, véritable saignée urique, comme on l'a écrit, en d'autres termes action stimulante de l'eau sur la nutrition en général.

III. LAXATIVE. — Cette action est produite principalement par la source Salée, qui stimule à la fois les sécrétions intestinales et biliaires, d'où des selles nettement bilieuses en nombre variable. Quelques malades se montrent cependant réfractaires à cette action. En outre l'eau fluidifie la bile et précipite son cours.

Pour être complet, signalons l'action d'abord excitante puis sédative de l'eau sur la vessie, dont la puissance contractile augmente simultanément, rappelons l'hypertension artérielle plus ou moins accusée des débuts de la cure, qui explique en partie les vertiges présentés alors par les malades, et qui s'atténue puis disparaît avec la diurèse et les évacuations alvines.

INDICATIONS. — D'une manière générale, toutes les maladies, tous les symptômes morbides liés à l'arthritisme, sont justiciables de la cure de Vittel.

I. GOUTTE. — L'indication ressort de ce que nous avons dit de l'action stimulante de l'eau sur les sécrétions *rénale, intestinale, hépatique*, et de son rôle comme agent de la *dépuration urique* et *xantho-urique*. Elle convient à toutes les périodes (le cas des accès aigus excepté) et à toutes les manifestations de la maladie. Dans les phases prémonitoires, elle retarde l'éclosion des accidents de la maladie confirmée. A la période des accès articulaires, elle éloigne le retour de ceux-ci, et en diminue l'intensité et la durée. Enfin, elle ralentit la marche du mal, et retarde l'apparition des complications et des lésions irrémédiables (engorgements goutteux, tophus, raideurs articulaires, etc.).

Spécialisation. — Sans être expressément contre-indiquée dans aucun cas, la cure de Vittel est nettement spécialisée dans les cas de goutte chronique, à la période des accidents viscéraux, dans les formes torpides où les eaux alcalines fortes sont dangereuses, dans les formes florides chez les sujets qui n'ont d'un tempérament sanguin que les apparences, chez les *congestifs, constipés, graveleux* ou *diabétiques intermittents.*

II. Lithiase urinaire. — En activant la diurèse, en décongestionnant les voies urinaires, en lavant pour ainsi dire les canaux dont elle fait cesser le spasme irritatif, l'eau mobilise, balaye et chasse devant elle les dépôts de toute nature, *sédiments, sables, graviers* et *calculs,* cause habituelle des accès de colique néphrétique. Si ceux-ci éclatent en cours de cure, ou quelque temps après, ils sont généralement atténués dans leur intensité. En améliorant d'une façon intime et durable l'état des voies de l'urine et celui de la nutrition générale, la cure diminue définitivement les chances de retour des crises néphrétiques, en atténue la violence et la durée quand elles se reproduisent, et enfin retarde ou empêche les complications (néphrites, pyélo-néphrites, cystites chroniques, pierre vésicale). Toutes les variétés de gravelles, les *diathésiques, primitives* (urique, oxalique, plus rarement phosphatique niée par certains auteurs), les *catarrhales, secondaires* (phosphatique, alcaline) sont traitées avec succès à Vittel. D'une manière générale, ce sont surtout les gravelles *irritables* (irritabilité rénale ou vésicale) auxquelles Vittel convient surtout, et c'est là sa spécialisation la plus remarquable, dans la lithiase urinaire.

III. Pyélites, pyélo-cystites et cystites subaiguës et chroniques. — L'indication découle ici de l'action diurétique de l'eau, et de ses effets à la fois modificateurs et sédatifs sur la muqueuse des voies urinaires, que ces affections soient ou non d'origine calculeuse. De là aussi l'utilité de la cure de Vittel après l'opération de la pierre.

IV. Lithiase biliaire. — Signalée dès les débuts de la station, cette action de l'eau de Vittel, de la source Salée spécialement, sur la lithiase biliaire, est connue aujourd'hui par tous les médecins. Ici encore l'action thérapeutique s'explique par l'action physiologique. 1° En stimulant les sécrétions intestinales et biliaires, en fluidifiant la bile, en activant son cours, en améliorant le catarrhe des voies biliaires, en faisant cesser le spasme des canaux, dont la lumière se trouve ainsi élargie, en sollicitant même la contractilité de leurs fibres, l'eau de la source Salée lutte déjà contre quelques-unes des causes les plus habituelles de la lithiase hépatique, et elle favorise l'expulsion des concrétions produites. Les sables, les graviers, de petits calculs même peuvent être ainsi éliminés sans douleurs vives. Les calculs plus volumineux, rendus en cours de cure ou quelque temps après, s'accompagnent ordinairement des phénomènes propres à la colique hépatique, mais souvent alors les crises sont moins violentes et plus courtes. 2° En améliorant d'une façon durable l'état local des voies biliaires et la nutrition, en modifiant le fond diathésique, la source Salée a encore pour effet de diminuer les chances de reproduction des calculs, et des crises hépatiques qui en sont la conséquence.

Spécialisation. — Les constipés, à pléthore sanguine abdominale, les goutteux et les graveleux, c'est-à-dire tous les uricémiques, tels sont, parmi les lithiasiques, ceux qui sont tributaires de la cure de Vittel.

V. Glycosuries et Diabètes arthritiques. — Dans le diabète en général, quand il y a contre-indication des eaux alcalines fortes (azoturie peu marquée, azoturie des périodes avancées, hypo-azoturie avec amaigrissement et anémie, etc.) et surtout dans les différentes variétés de diabète goutteux avec constipation, la cure de Vittel est particulièrement indiquée.

VI. Albuminuries. — Les albuminuries goutteuses, celles liées à l'irritation des voies urinaires par élimination abondante et répétée d'acide urique, quelques albuminuries infectieuses même, sans néphrite profonde, seront traitées avantageusement à Vittel.

CONTRE-INDICATIONS. — Tous les processus aigus, les cancers en général, l'artério-sclérose avancée, surtout avec cardio-sclérose, les cardiopathies non compensées, l'hyperazoturie absolue, les ectasies gastriques considérables avec estomac forcé ou sténose pylorique, la dyspepsie des liquides, l'hyperchlorhydrie, les cirrhoses hépatiques et les néphrites confirmées, l'irritabilité vésicale excessive, quelle que soit sa cause, l'hypertrophie prostatique considérable, avec rétention vésicale dépassant 100 à 150 gr., la pierre vésicale, les rétrécissements très étroits de l'urèthre, autant d'affections ou d'états morbides contre-indiquant la cure de Vittel. Nous n'avons, à dessein, pas nommé l'hypertension artérielle, attendu qu'elle est souvent fonction d'uricémie, et comme telle modifiable par la cure.

Vittel, chef-lieu de canton du département des Vosges, **arron-**dissement de Mirecourt. 340 mètres d'altitude. Climat sain, tempéré, plutôt froid, nuits fraîches. Pays vallonné.

On arrive à Vittel par Paris-Belfort et Paris-Avricourt (chemin de fer de l'Est) et l'embranchement Nancy-Chalindrey. Celui-ci relie Vittel à la Belgique et à l'Allemagne au nord, à Marseille, Lyon et Dijon au sud. Train spécial, dit « des eaux », de juin à septembre (W. R.). Trajet direct de Paris (380 kilom.) en 6 heures. De Londres à Vittel en 18 heures par le Calais-Bâle. Gare de Vittel à 300 mètres de l'établissement.

Station : **Dans** une situation véritablement privilégiée, à 1 kilomètre environ du village, en pleine campagne, au milieu d'un grand parc de 14 hectares, qu'aucune limite apparente ne sépare des prairies environnantes, placée ainsi dans des conditions d'hygiène et de salubrité presque exceptionnelles. Dans l'enceinte même du parc, on trouve : les pavillons des sources, les salles de bains et douches, de vastes galeries-promenoirs, dont une entièrement fermée pouvant être chauffée en cas de mauvais temps.

Elégants magasins, église catholique.

Poste, télégraphe, téléphone (avec Paris).

Casino et dépendances, œuvre de l'éminent Ch. Garnier.

Vélodrome, plusieurs pistes de lawn-tennis et crocket, jeux de toutes espèces.

Hôtels luxueux et villas.

Musique deux fois par jour dans le parc.

Théâtre tous les soirs (comédies, opéras-comiques). Cercle.

En dehors du parc, mais dans le périmètre de l'établissement, nombreux hôtels et villas, presque tous neufs, entourés de jardins, maisons meublées, temple protestant en construction.

Prix des hôtels : 7 à 20 francs par jour, tout compris. Dans le village, hôtels plus modestes, mais bons et bien tenus.

Jolis environs, promenades variées, belles et bonnes routes.

Trains spéciaux pour Gérardmer, Domrémy, etc.

Saison du 25 mai au 25 septembre.

Médecins :

MM. Bontems, Bouloumié*, Burais, Claudel, Constant, Galland-Gleize*, Marc père et fils, Putézon.

TABLE DES MATIÈRES

BIBLIOTHÈQUE NATIONALE

ACHEVÉ D'IMPRIMER

LE 23 AVRIL 1903

PAR JEAN GAINCHE

15, RUE DE VERNEUIL, PARIS

PRINCIPALES STATIONS THERMALES ET CLIMATIQUES DE FRANCE.

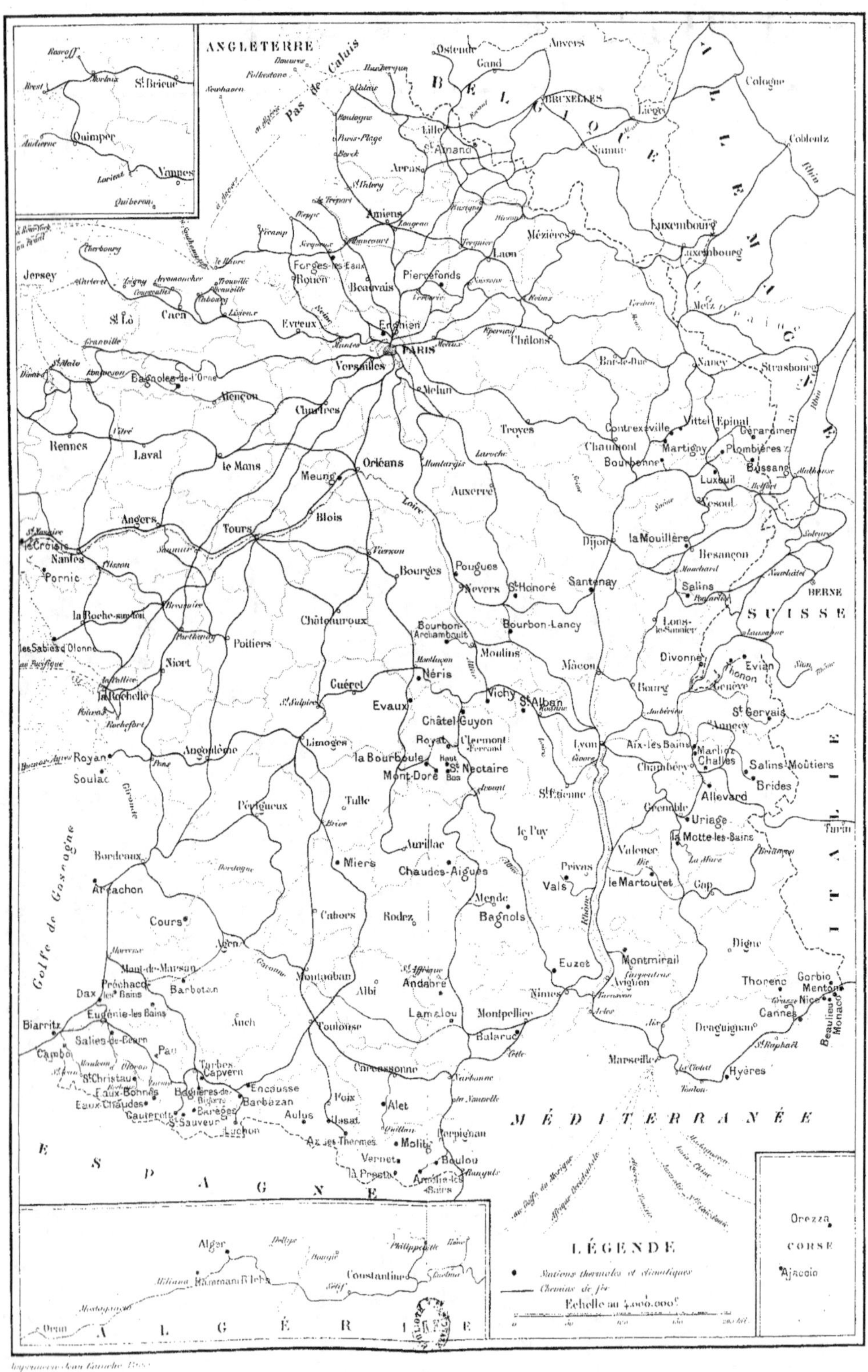